한의사 황인태의
시편을 외우면
치매가 예방된다

한의사 황인태의

시편을 외우면 치매가 예방된다

황인태 지음

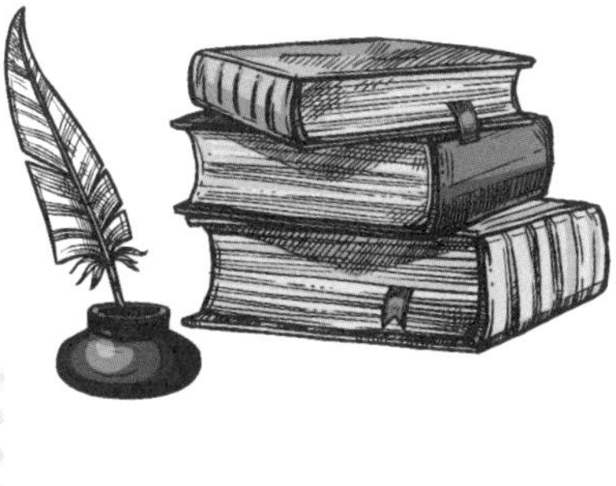

시우

머리말

- 치매 예방과 축복이 함께하는 《시편》 외우기 -

2019년 9월 23일(월요일)자 《중앙일보》에 '경도 인지장애 대처 잘해야 노년기 행복한 삶 누립니다'라는 기사가 실렸다. 9월 21일인 치매극복의 날을 맞이하여 낸 특집 기사이다. 기사에서는 '현재 의학 수준으로는 근본적으로 치매를 치료하지 못한다. 그저 진행 속도를 늦춰 중증으로 악화되는 것을 막을 뿐이다. 뇌 인지 기능이 약해지기 시작하는 경도 인지장애에서부터 예방적 관리에 주목하는 배경이다. 최근 경도 인지장애 환자를 대상으로 한 대규모 연구에서 뇌 노화를 늦춰주는 활동이 실제로도 치매 발생 위험을 줄여주는 것으로 확인됐다'라고 하여 경도 인지장애에서부터 예방하는 것을 강조하고 있다. 그 예방 방법으로 네 가지를 들고 있다. 운동, 수면, 식습관, 새로운 활동이 그것이다. 나이 60이 얼마 남지 않은 필자로서도 주목하지 않을 수 없는 내용이었다. 치매에 걸려서 죽기를 원하는 사람은 아무도 없다.

헬렌 니어링과 스콧 니어링의 《조화로운 삶》을 보면 남편 스콧 니어링(1883. 8. 6 ~ 1983. 8. 24)은 더 이상 좋아질 가망성이 없게 되자 음식을 끊음으로써 맑은 정신으로 아주 천천히 자신의 죽음을 받아들이는 대목이 나온다. 이 책을 읽은 다음부터 나는 스콧 니어링처럼 죽기를 소원했다. 이렇게 또렷한 정신으로 죽고 싶은 것은 나뿐만이 아니라 모든 사람의 소망일 것이다. 여기에 필자는 운동, 수면, 식습관 외에 새로운 활동으로 《시편》 외우는 것을 권유하고자 한다. 독자들은 지레짐작으로 어렵다고 생각할 것이다. 그러나 남들과 그리 다르지 않은 필자도 100여 일의 자투리 시간을 투자해서 이 책의 방법대로 《시편》을 한 번 다 외웠다.

《시편》(詩篇, Psalms)》은 말 그대로 시(詩) 혹은 찬송(psalms)의 의미이다. 학자들에 의하면 구약 《성경》 중에서 신약에 가장 많이 인용되었다고 한다. 누가복음 24장 44절 '내가 너희와 함께 있을 때에 너희에게 말한 바 모세의 율법과 선지자의 글과 《시편》에 나를 가리켜 기록된 모든 것이 이루어져야 하리라 한 말이 이것이라'를 보면 《시편》은 구약 중에서도 차지하는 위치가 아주 특별함을 알 수 있다. 또한 사도들의 행적을 기록한 사도행전 16장 25절에서는 '한밤중에 바울과 실라가 기도하고 하나님을 찬송하매 죄수들이 듣더라'를 보면 믿는 사람 두 사람 이상이 모이면 그 모임에서 《시편》을 노래로 부르던 관습이 있었음을 추측할 수 있다. 이와 같은 관습은 에베소서 5장 19절 '시와 찬송과 신령한 노래들로 서로 화답하며 너희의 마음으로 주께 노래하며 찬송하며'나 골로새서 3장 16절 '그리스도의 말씀이 너희 속에 풍성히 거하여 모든 지혜로 피차 가르치며 권면하고 시와 찬송과 신령한 노래를 부르며 감사하는 마음으로 하나님을 찬양하고', 야고보서 5장 13절 '너희 중에 고난당하는 자가 있느냐 그는 기도할 것이요, 즐거워하는 자가 있느냐 그는 찬송할 지니라'를 보면 더 확신할 수 있다.

중세 시대에도 《시편》으로 드리는 찬송(혹은 기도)이 드문 일은 아니었다. 김보록 신부는 《묵주기도 묵상》에서 이렇게 썼다. "그리스도교의 묵주기도는 원래 수도자들이 시작한 것이다. 수도자들은 매일 《시편》 150편을 외웠으나, 글을 읽을 줄 모르는 수도자들은 《시편》대신 주님의 기도를 구슬로 헤아려 150번 암송했었다."

종교개혁을 주도 한 마르틴 루터는 《시편》서문에서 "교부들 가운데 많은 이들은 《성경》의 다른 책들보다는 《시편》을 사랑했고 찬양하였다. ... 그리고 나의 목적이 모든 교화를 위한 책들, 성인들에 관한 전설들, 도덕 이야기들에서 가장 좋은 것을 선택하여 그것들을 모아서 가능한 가장 좋은 방식으로 제시하는 것이라면, 나는 불가피하게 《시편》을 선택하게 될 것이다. ... 《시편》은 가장 간결하고 가장 아름다운 형태로 《성경》 전체에서 발견될 수 있는 모든 것을 담고 있기 때문에 '작은 《성경》'이라고 부를 수 있는 책으로서 《성경》 전체를 통독할 수 없는 사람들이 《성경》의 거의 전체를 하나의 책자 속에 담겨 있는 요약된 형태로 갖게 하기 위하여 전체 기독교 세계와 성인들로부터 좋은 모범들을 모아놓은 책이다. ... 왜냐하면 여기에 참된 '너 자신을 알라'가 있기 때문이다. 이를 통하여 당신은 만물을 창조하신 하나님과 아울러 너 자신을 알 수 있다"고 하였다.

현대의 사람으로는 《시편》의 저자 마릴린 저스틴이 있다. 그는 이 책에서 어머니와 《시편》이 얽힌 예화를 소개하고 있다.

"제 어머니가 죽음을 앞두고 있을 때 저는 어머니께서 이 세상의 삶에서 다른 삶으로 넘어가는 그 과정을 잘 맞이하실 수 있도록 곁에서 어머니를 지켜보며 도와드리고 싶었습니다. 어머니는 죽음이 가까이 왔음을 알고 계셨지요. 어머니는 불평 없이 기다리셨고 말씀도 거의 없으셨습니다. 정신이 맑을 때도 있었지만 그렇지 않을 때도 있었지요. 그때 제가 어머니께 해드릴 수 있었던 것이 무엇이었을까요? 어머니는 《성경》을 사랑하셨습니다. 그래서 어머니께서 평소 쓰시던 《성경》을 가져와

머리말에 두었지요. 그리고 제 손으로 《성경》을 펼친 곳이 우연히도 《시편》이었어요. 어머니께서 자를 대고 빨간 볼펜으로 조심스럽게 밑줄을 친 대목들이 눈에 들어 왔습니다. 나는 그중 한 대목을 골라 '내 영혼아, 주님을 찬미하여라'하고 읽기 시작했지요. 그러자 어머니께서 곧바로 제 말을 되받아 '내 안에 있는 것들아, 그분의 거룩하신 이름을 찬미하여라. 그분께서 해주신 일 하나도 잊지 마라' 하며 그다음 구절을 읊으시는 것이 아니겠습니까! 그때 받은 감동은 저에게 이루 말할 수 없을 만큼 큰 것이었지요. 독자 여러분들도 저의 이 소중한 기억을 함께 나누고 싶다면 지금 바로 《성경》을 들고 《시편》 103편을 펼친 후 마음을 다해 우리와 함께 계시는 주님을 찬미해보세요."

한편, 하버드대학교 정신의학과 교수인 존 레이티는 《뇌, 1.4킬로그램의 사용법》에서 두뇌의 가소성에 대한 두 가지 진리를 언급 했다.

"첫 번째 진리는 함께 발화(發話)한 뉴런들은 함께 연관을 맺는다. 테니스 서브 연습부터 '구구단 외우기'같이 같은 행동과 사고를 반복하면 할수록, 우리는 특정 연결을 촉진하게 되며, 그러한 행동에 필요한 두뇌의 신경 회로는 더욱 더 굳어진다. 여기서 두 번째 진리인 사용하지 않으면 소멸한다는 결론이 자연스럽게 나온다. 두뇌 회로를 훈련하지 않으면, 연결은 적응하지 못한 채 서서히 약해지다가 결국엔 소멸한다"

그 예로 미네소타주의 시골인 만카토의 노트르담 수녀 학교에 대해 언급했다.

“수녀들의 상당수가 아흔 살이 넘었다. 놀랍게도 많은 이가 백 살까지 살았다. 평균적으로 볼 때 일반 대중보다 장수하는 편이다. 또 치매나 알츠하이머병, 두뇌 질환 등으로 고생하는 경우가 적었다. 설사 있다 하여도 증세가 경미한 편이다. 수 년간 그녀들을 연구한 켄터키대학의 교수 데이비드 스노든은 그 이유를 알아냈다. ‘게으른 마음은 악마의 장난감’이라는 믿음에 충실한 수녀들은 단어 시험, 퍼즐, 간호학 토론으로 부지런히 스스로를 단련한다. 매주 시사문제 세미나를 열고, 가끔 잡지에 글을 쓰기도 한다. 1994년 잡지 《라이프》는 수녀 마르셀라 자크만을 다루었는데, 그녀는 97세까지 수녀원에서 가르치는 일을 멈추지 않았다. 역시 《라이프》에 실린 에스더 부어도 99세까지 안내 데스크에서 일을 했다. 스노든은 만카토와 전국에 있는 수녀원의 수녀들이 사망하면서 기증한 두뇌 100구 이상을 검사했다. 그 결과에 따르면, 보통 사람이라면 나이가 들면서 감소했을 축삭돌기와 가지돌기들은 지적인 자극이 충분하다면 확장되고 새로운 연결을 이룸으로써 일부 통로가 끊어진다 해도 대신할 수 있는 더 큰 보완 시스템을 제공한다는 것이다.”

《동의보감》에서는 ‘태상양신 기차양형(太上養神 其次養形)’이라고 하여 ‘가장 좋은 것은 신을 기르는 것이고, 그 다음이 형을 기르는 것이다’라는 문구가 있다. 육체를 단련하는 것도 좋지만 정신을 바로잡는 것이 더 중요하다는 것이다. 이 책은 한방 신경정신과를 공부하고 양신(養神)하는 방법의 하나로써 《시편》을 외운 방법과 신문에서 얘기했던 여러 방법에 대해 나름대로 정리한 것이다. 특히 《시편》을 외운 방법은 고등학교 2학년 때 성경 암송 대회(로마서 12장)에 나가서 1등을 했던 방법이기도 하다. 환갑이 가까운 지금도 설교 중에 로마서 12장의 구절이 나오면 나머지 내용을 다 외울 수 있다. 때문에 이 '《시편》 외우기'는 치매를 예방하는 데 도움이 될 것이다. 이것도 있지만 《시편》은 여호와의 얼굴 곧 주님의 얼굴을 찾는 큰 축복이 있을 것이라고 약속하고 있다.

여호와여 내가 소리 내어 부르짖을 때에 나를 부르시고
또한 나를 긍휼히 여기사 응답 하소서
너희는 내 얼굴을 찾으라 하실 때에
내가 마음으로 주께 말하되
여호와여 내가 주의 얼굴을 찾으리라 하였나이다.

(《시편》 27장 7-8절)

차 례

1장

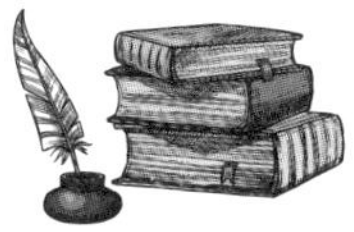

치매를 예방해주는 세 가지 실천법

01
건강한 식습관이 치매를 예방한다

"식습관, 무엇을 먹고 마시느냐도 뇌 노화와 관련이 크다. 매일 과일, 채소, 견과류 등을 챙겨 먹고 오메가3 지방산이 풍부한 꽁치, 고등어 같은 등푸른 생선은 일주일에 두 번 정도 먹는다. 뇌를 공격하는 술은 삼간다. 과도하게 술을 마시면 뇌 속 신경세포의 신호 전달 시스템을 망가뜨려 무슨 일이 있었는지 아무런 기억이 나지 않는다. 블랙아웃 현상이다. 이런 일을 자주 경험하면 치매로 발전할 가능성이 크다."

(9월 23일자 《중앙일보》)

필자는 이 책을 쓰기 이전에 《食客에서 만나는 건강한食》이라는 책을 썼다. 허영만 화백의 명성에 누를 끼치면 안 되었기에 우리나라에서 나오는 대부분의 관련 서적을 읽었다. 그 결과 가급적 피해야 할 대표적인 음식으로 설탕을 꼽을 수 있었다. 허 화백도 그것을 알았는지 설탕에 대한 그림은 없다. 필자도 그것을 표현하기 위하여 본문 중간 네 쪽에 빈 공간을 남겨 두기를 원했지만 최종 편집 단계에서 인쇄 사고(?)처럼 보일까 걱정하는 실무자들에 의견에 따라 빈 공간 없이 인쇄를 하였다. 다음 내용도 설탕에 대한 이야기이다.

2005년 브라운 의과대학 연구진은 설탕의 과다 섭취와 뇌 기능에 대해 연구하였다. 그 결과, 알츠하이머 환자의 뇌에 인슐린이 적다는 것을 발견하고 '뇌당뇨병'을 최초로 보고하였다. 동 연구진의 수잔 몬데가 처음으로 치매를 '제3형 당뇨병'으로 명명한 이래 치매에 관한 일반 서적에서도 치매가 제3형 당뇨병이라는 표현이 심심치 않게 등장하고 있다. 또한 당뇨병 환자는 알츠하이머 치매에 걸릴 위험이 2~5배 높다고 보고되고 있다.

알츠하이머가 당뇨병의 일종이라는 사실은 다소 이상하게 들릴지 몰라도 전혀 그 유래가 없는 것은 아니다. 당뇨병은 뇌를 포함한 몸 전체 신경에 역기능을 하는 것으로 오래전부터 알려져 왔다. 연구에 의하면, 당뇨병을 가지고 있는 사람은 뇌 용량 크기가 상당히 작은 것으로 나타났다. 뇌세포가 죽는 것에 기인한다. 또한 당뇨병을 가진 사람의 뇌는 일찍 노화한다. 보스턴대학교의 신경학자인 수디아 세사드리는 말하기를, "당뇨병을 가진 사람의 뇌는 그렇지 않은 사람의 것보다 10년 정도 더 늙어 있다. 직접적인 원인이 아니라 할지라도, 당뇨병은 알츠하이머병의 임상적 증상을 빠르게 나타나게 하는 데, 뇌가 보다 빠르게 쇠퇴하기 때문이다"라고 하였다.

《알츠하이머의 종말》의 저자 데일 브레드슨도 인슐린 저항을 알츠하이머의 가장 큰 원인으로 꼽고 있다.

“다행히 인슐린 저항을 해결할 방법은 많다. 가장 효과적인 것은 식단, 운동, 잠, 스트레스 조절이다. 이 네 가지는 인지 기능에 더할 나위 없이 중요하다. 여기에 약간의 약을 복용하면 인슐린 저항은 해결할 수 있다”

그러면서 그는 알츠하이머의 예방은 물론이고 알츠하이머로 인한 인지 기능의 후퇴도 어느 정도 가능하다고 분명하게 말할 수 있다고 하였다.

데일 브레드슨은 얼마 전 EBS에서 방영했던 ‘알츠하이머 보고서 1부 시간을 삼킨 뇌의 비밀’(유튜브‘EBSDocumentoru’ 채널에서 볼 수 있음)에서 새로운 치료법을 소개했던 권위 있는 의학자이다. 총 45분의 시간 중 15분(치료자 경험 포함)이 소개되었다. 데일 브레드슨이 권장하는 식단은 ‘케토플렉시 12/3’이다.

첫째로 케토플렉스 12/3의 첫 단추는 간이 지방을 분해해서 케톤체(아세토아세테이트, 베타하이드록시뷰티레이트, 아세톤)라는 화학물질을 생산하는 과정인 케토시스다. 이 과정은 몸의 에너지원인 탄수화물이 부족할 때 나타난다. 약한 케토시스 작용은 베타하이드록시뷰티레이트가 뉴런과 시냅스를 만드는 분자인 BDNF(뇌신경성장인자)의 생성을 늘려 최적의 인지 기능 상태를 만들어낸다.

필자가 ‘탄수화물 제한식’에 관한 책 중 가장 처음 본 것은 에베 고지가 쓴《당뇨병엔 밥 먹지 마라》였다. 이후 같은 작가의《내 몸에 독이 되는 탄수화물》을 보면서 ‘밥이 보약!’이라는 신념이 허물어지고 탄수화물, 지방, 단백질 등 영양학을 다시 공부했다. 공부하면서 인슐린의 부작용을 알게 되었고《50세부터는 탄수화물 끊어라》라는 책을 보고 나서는 2018년 3월 1일부터 탄수화물을 끊는 식사를 하게 했다. 이후 암에 관해서는《암은 대사질환이다》라는 책을 읽고 나서는 더욱 자신감을 가지고 탄수화물 제한식을 하고 있다.

두 번째는 채식 위주의 식단이다. 특히 전분을 섭취하지 않도록 한다. 샐러드와 같은 익히지 않는 채소와 익힌 채소 모두 먹도록 하며, 가능한 다양한 색깔의 채소를 먹는다. 생선, 닭, 고기를 약간 먹는 것은 괜찮지만, 고기가 주가 되어서는 안 된다. 만약 몸무게가 70킬로그램이 라면 70그램의 단백질을 먹도록 한다. 60그램짜리 생선에는 약 20그램의 단백질이 들어 있다. 몸무게에 비해 너무 많은 단백질을 먹으면 단백질이 탄수화물로 바뀌어서, 인슐린 저항의 원인이 된다. 단백질의 양뿐만 아니라 종류도 중요하다.

필자가《食客에서 만나는 건강한食》을 쓰면서 가장 고민을 많이 했던 부분도 이 부분이었다. 채식만으로도 충분히 건강하다는 많은 책을 보면서 중심을 잡기가 어려웠기 때문이다. 그러나 마이클 폴란의《잡식동물의 딜레마》에서 '잡식'이라는 단어에 호감이 갔고, 역사상 가장 건강한 사람은 구석기시대 사람이라는 생각이 들자 채식도 하나의 편식이라는 생각이 들었다. 때문에 '채식'이 아니라 '채식 위주'의 식단이 '건강한 식'이라는 생각이다. 단백질을 많이 먹으면 탄수화물로 변하는 현상을 에베고지는 '포도당 신생합성'으로 설한다.

세 번째는 공복 시간이다. 공복은 케토시스를 유도하고 인슐린 저항을 개선하기 위한 효율적인 방법이다. 따라서 인지 기능에 있어서 상당히 중요하다. 케토플렉스 12/3에서 12는 저녁을 먹은 후 다음 날 첫 끼를 먹을 때까지의 공복 시간이 12시간이 되어야 한다는 뜻이다. ApoE4 유전자가 있는 사람은 최대 16시간으로 잡아야 한다. 저녁 8시에 식사를 하고 잠을 잔 다음, 다음 날 아침은 오전 10시에 먹어야 한다는 뜻이다. 한편 12/3에서 3은 저녁 식사를 하고 나서 적어도 3시간은 지난 후 잠자리에 들어야 한다는 뜻이다. 앞의 예처럼 8시에 저녁을 먹었다면 잠자리에 드는 시간은 11시가 된다. 저녁 식사는 8시에 마치고, 이후 간식은 먹지 않는다. 잠자기 전에 인슐린 수치가 높아지면 멜라토닌과 성장 호르몬 분비에도 좋지 않다. 즉 수면에도 악영향을 미치고, 면역 기능에도 떨어뜨리며, 회복에도 좋지 않다.

《항암제로 살해당하다》 3부작의 저자 후나세 슌스케는 '굶으면 낫는다'에서 아침 단식의 장점으로 데일 브레드슨과 같은 의견을 냈다.

"도쿄도의학종합연구소 등의 연구 팀은 초파리를 사용한 실험에서 공복 상태가 되면 기억력이 상승되는 구조를 발견했다. 이 획기적인 논문은 2013년 1월 25일자의 미국 과학 잡지 《사이언스》에 게재되었다.

동 연구소의 히라노 유키노리 주임 연구원은 '인간도 배가 비어 있을 때 기억력이 높을 가능성이 있다'고 말했다"

실험은 다음과 같이 진행되었다. 먹이를 주지 않고 공복 상태로 둔 약 100마리의 초파리를 사용해서 관찰하는 것이다. 먼저 초파리에게 전기 쇼크를 줌과 동시에 어떤 냄새를 맡게 한다. 그리고 하루가 지난 다음에 초파리가 그 냄새를 '싫은 기억'으로 기억하고 있는지를 조사한다. 냄새를 싫어하면 발생원에 다가가지 않는다. 반대로 기억이 없으면 냄새원에 다가간다. 그 행동의 차이를 관찰하는 것이 곧 초파리의 기억력 테스트이다.

그 결과, 냄새를 기억하고 있던 초파리의 비율은 9~16시간 절식시켰을 때가 가장 높았고 그 비율은 만복 상태의 초파리의 약 2배에 달했다. 즉 공복의 힘은 기억력도 2배로 늘린 것이다. 그러나 20시간 이상을 절식시키자 아무리 파리라도 공복 때문에 기억하지 못했다. 배가 지나치게 비어 있으면 반대로 기억을 방해한다는 것도 밝혀졌다. 연구 팀은 공복과 기억 매커니즘을 다음과 같이 밝혔다.

공복 시에는 먼저 혈당치를 제어하는 인슐린 분비가 저하된다. 인슐린 양이 저하되면 반대로 특이 단백질 'CRTC'는 활발해진다. 연구 팀은 이 단백질에 주목하여 단백질의 활성화를 억제하여 실험했다. 그러자 이번에는 공복 시에도 기억력이 높아지지 않았다.

이 결과에서 연구 팀은 '뇌 안의 CRTC 활성화가 기억력 향상으로 이어졌다.'고 결론을 내렸다. CRTC는 인간의 체내에도 존재하고 있다. 이 (기억력 향상) 원리를 이용하여 치매나 건망증의 정도를 가볍게 하는 약을 만들 수 있을지도 모른다."

2013년 1월 25일자 《도쿄신문》

아침 식사를 대신해서 마실 수 있는 것이 있다. 데일 브레드슨은 레몬을 넣은 물을 얼음 없이 마시도록 하고 있다. 레몬은 간을 자극하고 비타민C를 제공하는 등 다양한 방식으로 몸의 독소를 제거하기 때문이다.

다음으론 그 유명한 방탄커피가 있다. 커피는 2010년 핀란드의 연구팀이 밝혔듯이 알츠하이머 발병 증상을 억제하는 데 효과가 있는 것으로 밝혀졌다. 알츠하이머 증상(Epoe e4 유전자가 있는 경우도 포함)이

2/3정도 감소한 것이다. 단 수면에 지장을 주지 않아야 하고, 카페인을 제거한 커피는 알츠하이머 억제 증상이 없었다는 사실도 알고 있어야 한다.

《아침단식 암도 완치한다》의 저자 이시하라 유미가 즐겨 사용하는 당근 주스도 있다.

생강과 코코아도 효과적이다. 생강은 몸을 따뜻하게 하는 데 효과가 있고, 코코아는 변을 무르게 하는 데 효과가 있다.

필자는 이 네 가지 방법 중 아무것도 안 먹을 때도 있지만, 그 날의 기분 따라 하나나 둘을 선택한다.

네 번째로 케토플렉스 12/3은 장 누수 증후군을 막고, 미생물군을 최적화하도록 돕는다. 케토플렉스 12/3이 글루텐과 유제품을 포함해서 장 누수를 일으키는 음식을 먹지 않는 것을 뜻하기 때문이다. 일단 장이 회복되면 프로바이오틱과 프리바이오틱스를 이용해서 미생물군을 최적화한다.

장 누수는 도대체 무엇일까? 아주 간단하게 말하면 장 점막에 구멍이 생겨서 그곳으로부터 여러 가지가 흘러나오는 현상이다. "모든 질병은 장에서 시작된다"라고 서양의학의 아버지인 히포크라테스는 말했다. 그만큼 영양분을 흡수하는 장이 아주 중요하다는 것을 말하는 데, 음식물 문제가 많은 요즘에는 '장 누수는 만병의 근원'이라는 말도 심심치 않게 회자되고 있다. 대표적인 음식으론 저자도 지적하고 있듯이 밀에 포함되어 있는 단백질인 '글루텐'과 유제품의 단백질인 '카제인'이다.

* 글루텐: 서양에서는 밀을 주식으로 한다. 때문에 글루텐 이야기를

하면 '옛날 사람들은?' 하는 의문부터 먼저 생길 수밖에 없다. 그러나 옛날 사람들은 장 누수 증상이 없었다. 현대인들 즉 요즘 사람들만 장 누수 증상이 있다. 그 이유로 《'腸(장) 누수'가 당신을 망친다》의 저자 후지타 고이치로는 "현재의 밀은 옛날의 밀과는 전혀 다른 별개의 식품"이라고 말한다. 본래 밀은 가을에 씨를 뿌리는 겨울 밀이 기본이다. 그런데 품종 개량에 의해서 봄에 씨를 뿌리고 여름에 자라는 밀이 개발된 것이다. 여름에 자라는 종류의 개량밀은 질병과 가뭄에 강하고 생육 기간도 짧기 때문에 많이 수확하여 생산량을 올릴 수 있는 장점이 있다. 그러나 사람에게는 생소하여 장 누수 같은 병을 일으킨다.

* 카제인: "유당 불내증'이란 말이 있다. 우유를 습관적으로 먹지 않는 동양 사람들에게 흔한 증상인데 우유를 마시면 배가 부글부글 끓는 것을 말한다. '카제인 불내증'은 카제인이 소화·흡수되지 못하고, 도리어 알레르기를 일으키는 물질로 변하여 체내 면역 시스템을 공격하는 것을 말한다.

글루텐이나 카제인이 장 누수 증상의 원인이라면 치료 방법은 한 가지 밖에 없다. 글루텐과 카제인을 최소 2주간만 끊어보는 것이다.

장 누수 증상을 없어지게 하는 방법은 없을까? 후지타 고이치로는 슈퍼 히어로와 같은 물질이 존재한다고 한다. 그것이 '단쇄 지방산'이다. 일반인들은 잘 모르는 단어이지만 전문가들, 특히 장과 장내 세균의 연관성에 대하여 관심이 있는 전문가들에게는 '단쇄 지방산이 인류가 꿈에 그리던 그 만병 통치약이 아닐까?, 하는 목소리까지 나오고 있다. 원래 단쇄 지방산은 초산, 낙산, 프로피온산 등의 유기 지방산의 총칭이다. 여기서 초산은 우리 식탁에도 올라오는 식초다. 그러므로 단쇄 지방산은 식초의 동료 정도로 생각하면 된다.

식초는 냉면을 먹을 때 타는 것에서 알 수 있듯 매우 따뜻한 음식이다. 또한 《食客에서 만나는 건강한食》에도 썼듯이 노벨 생리의학상의 소재로 세 번이나 주목을 받았다. 필자는 아침, 저녁으로 천연식초를 찬물에 희석하여 마시고 있다. 쌀(米)의 다른 이름이 변(糞)이다. 필자는 아침마다 건강한 개처럼 휴지가 필요치 않을 정도로 시원하게 변을 보면서 내가 먹는 음식이 나쁘지 않다는 생각을 하고 있다.

마지막으로 아침, 저녁으로 석창포환을 먹었다. 석창포환은 경희대학교 대학원 지도 교수님이셨던 황의완 교수가 2000년 보건복지부로부터 4년간의 연구 기금을 받아 4개 대학 5명의 교수들이 세포 실험, 동물 실험, 독성 실험, 임상 시험 등을 했던 처방으로 임상적으로 알츠하이머형 치매 환자도 호전될 수 있다는 연구 결과가 도출되어 특허를 받은 처방이다. 《치매극복 프로젝트》을 보면 특허증을 확인할 수 있다. 황 교수는 정년 퇴임 후 양재역 근방에서 황의완 한의원(02-578-7801)을 개원했다.

코코넛 오일

"뉴포트 박사는 남편인 스티브가 약년성 알츠하이머를 앓기 시작하면서 신약에 대한 치료 정보를 수집하고 있었다. 그러던 중 아세라(accera)라는 바이오 벤처기업이 중쇄 지방산을 원료로 한 신약을 치료약으로 FDA(미국식품의약국)의 승인을 기다리고 있다는 것을 알게 되었다. 뉴포트 박사는 중쇄 지방산이 코코넛 오일에 함유되어 있다는 것을 알게 되었고, 남편에게 코코넛 오일을 섭취하게 하자 그날부터 인지 증상이 호전을 보였다는 것이다. 중쇄 지방산은 간에서 케톤체라는 물질로 분해되는데, 바로 이 케톤체가 인지 증상을 개선한 것이다.

알츠하이머 병은 뇌의 신경세포에 변성이 일어나 에너지원인 글루코오스(포도당)를 원활하게 사용할 수 없게 되어 인지 증상을 일으킨다. 즉 '산소 결핍'이 일어나 고장나버린 신경세포가 에너지원으로 케톤체를 이용함으로써 다시 작용하는 것이다. 중쇄 지방산은 크게 분류했을 때 포화지방산에 속한다. 포화지방산은 동맥경화의 원인이 되는 나쁜 기름이라는 이미지가 박혀 있다. 케톤체도 당뇨병 환자의 생명을 위협하는 '당뇨병케톤산증'이라는 증상을 일으키는 주범으로 알려져왔다. 그러나 식물에서 채취하는 중쇄 지방산의 대사산물인 케톤체는 알츠하이머병을 앓고 있는 환자나 그 가족에게는 구세주와 같은 존재인 것이다. 오랜 세월 동안 알츠하이머병 연구를 해온 나에게 이 사실은 실로 충격적이었다."

이 글은 시라사와 다쿠지(준텐도대학 대학원 의학연구과 노화방지의학강좌 교수)가 쓴 《기적의 코코넛 오일》에 나와 있는 내용이다. 이 책에는 미국 유학 시절 코코넛 오일을 접하게 된 이야기뿐만 아니라 여러 가지 요리법 등이 다른 사람의 도움을 받아 나와 있다.

코코넛 오일을 요리에만 사용하는 것은 아니다. 개인 의원에서 한 달 1,000여 명의 치매 환자를 보고 있는 하세가와 요시야는 《뇌 노화를 멈추려면 35세부터 치아 관리 습관을 바꿔라》라는 책에서 코코넛 오일의 또 다른 용도를 설명하고 있다. 바로 오일 풀링이다. 오일 풀링은 인도 아유르베다 의학에서 온 것으로 오일로 입안을 헹구는 건강법이다. 오일 풀링은 입속 이물질과 세균을 흡착해 제거하는 효과가 있다. 치주염과 충치 예방, 입 냄새 방지, 치아의 화이트닝과 안티에이징의 효과가 있다 하여 한때 우리나라에서도 《오일 풀링》이란 책이 나오는 등 붐이 일었던 건강법이다.

"그런데 나는 직접 오일 풀링을 해보고 완전히 중독되고 말았다. 오일을 입에 머금은 순간은 기름이 꽤 끈적거리지만, 입안에서 우물우물 가글을 하다 보면 곧 침과 오일이 섞여 더 이상 위화감이 생기지 않는다. 오일 풀링을 마치고 나면 15분간 양치를 하고 났을 때 이상으로 치아의 표면이 미끈미끈해지고 무엇보다도 입 냄새가 말끔히 제거된다. 양치나 가글만으로는 맛볼 수 없는 개운함을 경험할 수 있다. 나는 이 개운함을 느끼기 위해 일어났을 때와 잠자기 전에 반드시 오일 풀링을 하고 있는데, 지금은 하루라도 건너뛸 수 없게 됐다."

02
걷기만 해도 치매 위험이 줄어든다

"운동은 가장 강력한 치매 예방법이다. 이때 중요한 것이 운동 강도다. 땀이 날 정도로 운동해야 뇌 혈액순환이 활발해진다. 여러 임상 연구를 살펴보면 일주일에 5회, 30분 이상씩 운동하면 치매 발생 위험이 40퍼센트 감소한다. 하루 10분 걷던 사람을 운동 강도를 높여 40분을 걷게 했더니 1년 뒤 기억을 담당하는 해마의 부피가 2퍼센트 늘었다는 연구도 있다. 가까운 거리는 걸어 다니는 것이 좋다."

2019년 9월 23일자 《중앙일보》

그런데 운동을 꾸준히 해오지 않았던 사람들에게 땀이 날 정도로 운동을 하게 하면 오히려 반감(?)이 생겨 그동안 해왔던 가벼운 운동마저도 그만두는 경우가 생긴다. 때문에 꾸준히 운동을 해왔던 사람들은 그대로 땀이 날 정도로 운동을 계속하고, 운동을 하지 않았던 사람들에게는 '걷기'를 권유한다. 일본 내과 의사 나가오 가즈히로가 쓴 《병의

90퍼센트는 걷기만 해도 낫는다》, 《걷기만 해도 치매는 개선된다》라는 책을읽어보면 좋다.

다음은 필자가 '걷기' 전에 참고했던 책들이다.

《신발이 내 몸을 망친다: 신발을 벗어던져야 할 과학적인 이유 50》

버지니아 공과대학에서 생화학 박사 학위를 받은 뒤 리버티대학교에서 생물학과 부교수로 인간해부학, 생리학, 생화학을 강의하고 있는 다니엘 호웰이 쓴 책이다. 미국에서는 집 안에서도 신발을 신고 있어서 이 책의 파급력이 만만치 않았을 텐데 우리나라에서는 절판이 되어 현재 시중에서는 구할 수 없다. 이 책의 핵심은 "신발은 인간의 발에 가장 큰 적이다. 실용적인 신발은 없다"이다. 또한 신발을 신고 걷고 뛰는 것에 대한 위험을 알리고 있을 뿐만 아니라 맨발로 뛰고 걷는 것이 갖는 혜택을 동시에 알린다.

"환자들이 가능하면 신발을 착용하지 말아야 할 순간에도, 많은 의사와 발 전문의는 여전히 기능성 신발을 착용할 것을 권한다. 이렇게 신발 착용을 권하는 것은 사람들에게 담배를 끊는 게 아니라 순한 담배를 피우라고 권하는 것과 같다.

그러나 신발은 발의 모양을 변화시키고 실질적으로 원래 발이 해야 하는 기능과 반대로 움직이는 부자연스런 장치이다. 대부분의 사람들이 신발이 발을 보호한다고 생각하지만, 사람들은 신발로 인해 혜택을 받기보다는 손해를 더 많이 본다."

1905년 미국 정형외과 저널에 실린 그림을 보면 확연히 알 수 있다. 신발을 한 번도 착용한 적이 없는 필리핀 원주민과 서양인의 발을 비교한 것인데, 신발의 영향이 뚜렷하게 나타나 있다.

"신발 때문에 생기는 발 문제로 엄지발가락이 안쪽으로 휘어진 외반족, 긴 발가락이 구부러진 추상족지증, 살로 파고드는 발톱 등 외에 여러 가지가 있다. ... 이러한 증상은 맨발로 생활하는 사람들에게는 거의 나타나지 않는다."

신발이 내 몸을 망치는 또 다른 원인은 '동시에 발톱 진균과 무좀과 같은 발의 세균, 진균 감염의 원인이 되기' 때문이다. 이유는 다음과 같다.

"운동화를 신으면 다른 보통 신발보다 50퍼센트 이상 땀을 더 흘리게 된다. 이런 신발을 신으면 물집과 접촉성 피부염으로 피부가 손상되고 동시에 세균 감염의 위험이 있다. 실제로 신발은 위생적이지 않다. 하루 종일 신고 있던 신발을 집어서 냄새를 맡아보라. 그러면 그 사실을 너무 쉽게 알 수 있다."

미국 피부과학회에 의하면 "무좀은 맨발로 다니는 사람에게 나타나지 않고, 발에 습기가 차고 땀이 나며 통풍이 되지 않는 신발이 무좀의 진균 성장에 완벽한 조건"이라고 한다. "인간의 몸에는 206개의 뼈가 있는데 그중 52개가 발에 있다는 사실은 놀랍다. 계산해보면 발은 신체 중량의 1/30에 불과하지만, 몸 전체의 뼈 1/4이 발에 모여 있는 셈이다." 이 중 발에서 가장 중요한 것은 발의 아치이다.

아치는 발 기능의 핵심이다. 아치의 역할을 보자.

1. 발이 땅에 닿았을 때 충격을 흡수한다.
2. 발바닥을 통해 체중을 분산시킨다.
3. 평탄하지 않은 바닥과 발을 맞닿도록 발바닥을 유연하게 한다.
4. 다음 걸음으로 내딛는 추진력에 도움이 되도록 스프링과 같은 역할을 한다.

아무리 기능성이 뛰어나고 섬세한 신발일지라도 발의 형태와 걸음걸이에 영향을 준다"고 하면서 그 이유로 여덟 가지를 들고 있다.

1. 발과 발가락의 유연성을 없앤다.
2. 아킬레스건과 종아리 근육의 길이, 강도, 힘을 감소시킨다.
3. 발가락의 힘을 감소시킨다.
4. 발바닥과 뇌 사이의 감각 피드백을 없앤다.
5. 발에 체중을 싣는 위치를 변화시킨다.
6. 발, 발목, 무릎, 엉덩이, 척추의 관절 위치를 변경시킨다.
7. 아치의 스프링 역할을 감소시킨다.
8. 아치의 충격 흡수 기능을 감소시킨다.

특히 하이힐은 일반인들도 내 몸을 망치게 하는 신발로 손꼽히는 신발이다. "하이힐을 신으면 몸의 무게중심은 앞으로 쏠리게 된다. 몸이 단단한 물체라고 생각하면 쉽게 알 수 있다. 몸이 뻣뻣한 장작 같다면 2.5센티미터의 굽을 신어도 몸이 약 10도가량 앞으로 쏠리게 된다. 이 상태에서 바르게 서려면 발가락에서부터 척추에 이르기까지 자세를 교

정해야 한다. 굽 높은 신발이 생체 역학적으로 좋지 않으나 이런 신발이 유행을 하고 있고 많은 여성이 좋아한다는 것을 알고 있다. 하이힐을 한두 번 신는다고 아치가 고장 나는 것은 아니기 때문에 이런 신발을 아예 포기할 필요는 없다. 하지만 하이힐로 인한 위험을 인식하고 가능하면 자주 착용하지 않도록 노력해야 한다. 특별한 날을 위해 아껴두고 매일 신지는 않는 게 좋다."

남성 정장화에 대한 경고도 있다. "평균적으로 남성의 캐주얼 정장화는 여성의 신발보다 더 무겁다. 여성의 정장용 신발은 켤레당 약 400~700그램이지만 남성의 신발은 무게가 963그램 이상이다. 생가죽 윙 팁의 무게는 1,200그램 이다. 1,200그램의 무게는 하루에 6,000보를 걷는다고 할 때 매일 발에 10톤의 무게를 가하는 것과 맞먹을 정도로 엄청난 무게이다. 발에겐 반가운 일도 아니고 몸을 피곤하게 만든다. 과도한 신발 무게는 자연스러운 걸음 형태를 변화시킨다. 이는 자연스럽게 걷는 연속 동작을 변화시켜 뒤꿈치에서 측면, 볼, 발가락까지 유연하고 부드러웠던 움직임을 망가뜨린다. 발을 질질 끈다는 말이 여기에 적절한 표현이다."

당연히 어린이 신발에 대한 경고도 있다. "어린이는 최소한 여덟 살이 될 때까지는 발가락 스프링, 굽이 높은 신발 또는 아치 지지대가 있는 막힌 신발을 신어서는 안 된다. 그리고 하루에 신발을 착용하는 시간을 최소화하는 게 좋다. 여덟 살이 되면 미숙한 발의 두꺼운 지방 패드가 사라지고, 아치는 완전히 자라고 대부분의 연골이 뼈로 바뀐다. 그러면 근육, 인대, 건이 강해지는데, 나중에 나이가 들면 수년 동안 맨발로 지낸 것에 대해 고마워하게 될 것이다. 이와 대조적으로 성장기 어린이에게 신발을 너무 신게 하면 아치 발달이 완전하지 않고 발의 연조직이

약해진다. 결과적으로 신발을 신고 성장하는 것은 발 질환을 수년 앞당기게 된다.” 마지막으로 맨발 걷기를 하려고 할 때 주의할 점이 있다.

1. **발톱을 다듬어라:** 짧게 발톱을 다듬은 상태를 유지하면 힘든 걷기 여행을 하는 동안 발톱이 부러지거나 찢어짐으로 인해 방해를 받는 일이 상당히 감소할 것이다.
2. **조심해서 걸어라:** 신발을 신으면 부주의하게 걷게 된다. 맨발로 걸을 때 항상 똑바로 걸음을 걸어야 한다. 달리 말해 발을 질질 끌면서 걸어서는 안 된다. 땅위에 발을 내딛는 것은 자상의 가능성이 있다는 말이다. 피부는 위에서 똑바로 누르는 것에는 강한데 날카로운 물질이 스칠 때는 쉽게 베일 수 있다.
3. **땅에서 눈을 떼지 마라:** 항상 걷는 장소를 바라보라. 도시 사람들이 두엄이 있는 땅에서 열 걸음도 채 버티지 못하는 반면, 농부들은 신발을 더럽히지 않고 유유히 목장에서 걸어 다닐 수 있다. 그 이유는 농부들이 본능적으로 자신의 눈을 땅에서 떼지 않고 항상 발을 딛는 곳을 살펴보기 때문이다.
4. **피부 보습제를 사용하라:** 오일이나 왁스 성분의 로션을 사용하면 피부를 탄탄하게 유지하면서도 매끄럽게 만들어준다.
5. **부석을 사용하라:** 정기적으로 뒤꿈치와 발가락에 부석을 사용하는 것은 발에 상처를 주지 않고 피부 경결이 없는 발을 유지하게 해준다.
6. **《맨발의 하이커》를 읽어라:** 이 책은 독성 아이비를 피하는 방법, 추운 날씨에 따스함을 유지하는 방법 그밖에 여러 가지 조언을 해준다.

《모든 병은 몸속 정전기가 원인이다》

이 책은 저자 호리 야스노리가 멋대로ㅍ(?) 만든 주장이다. “정전기는 누구나 알고 있지만 그래봤자 체표면의 정전기만 알고 있을 뿐, 우리 몸속에서 정전기가 발생하고 그것이 쌓여서 건강에 해를 끼친다고 주장하는 사람은 아마 나 말고는 없을 것이기 때문이다. 물론 이런 내용이 책이나 잡지에 소개된 적도 없다”고 저자 스스로도 밝히고 있기 때문이다.

그러나 《결국엔 면역력이 당신을 구한다》에서 세계적인 면역학자인 아보 토오루는 “정전기 이론은 미래의학의 중요한 주제”라고 하면서 “호리 교수는 적혈구가 혈관 내에서 부딪치고 들러붙으면서 정전기가 일어난다는 기상천외한 주장을 했습니다. 이것은 나도 처음 듣는 이야기입니다. 하지만 호리 교수의 설명을 들으면 체내에서 정전기가 일어난다는 게 이론상으로 하등 이상해 보이지 않습니다. 그 정전기가 적혈구에 악영향을 미치면 적혈구끼리 들러붙어 혈액이 끈적끈적해집니다. 실제로 정전기를 방전하기 전과 후의 사진을 보고 그 차이에 놀라움을 감출 수 없었습니다. 더구나 현대인은 옛날과 달리 콘크리트 정글 속에서 신발을 신고 생활합니다. 옛날처럼 짚신을 신고 흙 위에서 생활한다면 정전기를 쉽게 뺄 수 있겠지만 이제 그것은 어려운 일입니다. 호리 교수는 정전기를 빼내면 질병을 걱정할 필요가 없다고 합니다. 또한 미용 면에서도 정전기가 악영향을 미치고 부종 등의 원인이된다고 합니다. 나도 정전기를 뺀 사람의 얼굴에서 부종이 사라져 작아진 것을 보고 깜짝 놀랐습니다. 여성은 특히 이점에 주목하기 바랍니다”라고 했다.

저자는 머리말에서 “최근 우울증과 알츠하이머병 등이 증가하는 현상에 체내 정전기가 관여하고 있다고 생각하는 사람은 나뿐일까? 만약 체내 정전기가 유전자를 손상시킨다면 암이 발생할 가능성도 부정할 수 없다고 생각한다"고 하면서 "몸속에서는 어떨까? 심장은 1분에 60~70회 뛰고 혈관 내부로는 혈액이 흐른다. 림프액도 흐른다. 기관을 거쳐 폐로는 공기가 들어온다. 음식물도 식도를 타고 내려와 위와 장을 통과한다. 이들 모두에서 마찰이 일어나고 있다. 따라서 그곳에서도 당연히 정전기가 발생한다. 이를 인정하지 않는다면 현대 과학을 부정하는 격이다"고 했다. 때문에 "적혈구는 모세혈관을 흐를 때면 제 몸을 젓고 구부린다. 그런데 적혈구가 두셋씩 달라붙어 있으면 모세혈관을 통과하지 못하고 혈관을 막아버린다. 혹은 혈관 벽에 붙어 있는 경우도 생긴다. 자기들끼리 뭉쳐 있는 적혈구는 혈류의 악화를 초래한다. 적혈구는 세포로 산소와 영양소를 운반하고, 이산화탄소와 노폐물을 회수하는 중요한 역할을 수행한다. 적혈구가 서로 뭉친 탓에 몸 구석구석까지 혈액이 도달하지 못하면 말초신경의 세포는 산소 부족과 영양 부족을 일으키고 이산화탄소와 노폐물이 축적되어 결국에는 사멸한다. 수족 냉증이 그 초기 증상이다. 그리고 이어서 내장의 기능이 저하되면서 다양한 질병이 발생한다. 적혈구가 달라붙지 않게 할 것! 이것은 건강을 위해서는 정말 중요한 수칙이다."

종합을 해보자. "혈액이 흐르는 곳에서는 정전기가 발생한다. 즉 어떤 신체 기관보다도 많은 혈액이 흐르는 뇌에서는 그 어떤 신체 기관보다도 많은 정전기가 발생한다는 결론이 나온다. 게다가 뇌의 대부분은 인지질을 비롯한 인지질로 구성되어 있고, 정전기는 지질에 쌓인다. 정전기가 대량으로 발생하기에도 쌓이기에도 아주 좋은 환경이 뇌 속에 조성되어 있다. 이 말은 '뇌 속에서는 다른 어떤 것보다도 벼락이 일어나기 쉽다'는 뜻이다."

몸속 정전기를 빼는 7가지 생활 수칙을 알아보자.

생활 수칙 1 누워 있는 시간이 길수록 체내 정전기의 양도 많아진다.

생활 수칙 2 잘 때는 머리를 북쪽에 두고 눕는다.

생활 수칙 3 땅에 손을 대기만 해도 몸속 정전기는 빠져나간다.

생활 수칙 4 길게 호흡해야 오래 산다.

생활 수칙 5 입 호흡은 이제 그만! 코로 숨 쉬자.

생활 수칙 6 뭉친 근육을 풀면 몸이 상쾌해진다.

생활 수칙 7 식습관으로 정전기 발생을 억제한다.

《어싱: 땅과의 접촉이 치유한다》

이 책의 저자는 세 사람이다. 케이블 방송국 사장으로 지내다가 몸이 아파서 1998년에 퇴임한 클린턴 오버와 통합 심장 전문의인 스티븐 시나트라(우리나라에서는 《콜레스테롤 수치에 속지 마라》라는 책이 번역되어 나와 있다)와 30년 경력의 작가로 주로 자연 치유, 건강, 대체의학에 대한 글을 썼던 마틴 주커가 그들이다. 이 중 어싱에 대한 결정적 아이디어는 케이블 방송국의 사장으로서 항상 어싱(접지)을 하고 다녔던 클린턴 오버가 냈다. 책의 시작은 "기초적인 전기 현상은 고대로부터 알려져 있었으나 전기를 산업 및 주거용으로 사용하게 된 것은 120년 정도에 불과하다." 뒤이어 "기(氣)는 오랜 역사를 간직한 중국 전통 사상의 핵심 원리로, 만물에 깃들어 있는 에너지 혹은 자연적인 힘으로 여겨진다. 인도 베다에도 '생명력'을 의미하는 '프라나'라는 용어가 있다.

중국전통 사상에서 천기(天氣)는 햇빛, 달빛, 달이 조수에 미치는 영향 등과 같이 천상의 물체가 지구에 미치는 영향력으로 이루어진다. 지기(地氣)는 천기의 영향을 받으며 각종 에너지 및 지구 자기장, 지구 내부에 숨겨진 열 등으로 이루어진다."

"지기는 맨발로 걸을 때 저절로 흡수된다. 어쩌면 그래서 신발을 벗고 걸으면 그토록 편안하고, 몸을 단련하고 마음을 이완하는 데 목표를 두는 운동(요가, 태극권, 기공 등)을 맨발로 하는 것인지는 모른다."

"아메리카 원주민들도 땅과의 관계를 신성시했다. 라코타 수우 인디언 족장이자, 교육자인 고 오타 크레는 다음과 같이 말했다. 옛사람들은 말 그대로 흙을 사랑했다. 땅에 앉아 있으므로 대자연의 보살핌을 받는 듯한 느낌을 받았다. 땅과의 접촉은 피부에도 좋았다. 옛사람들은 모카신을 벗고 신성한 대지에서 맨발로 걷기를 좋아했다. 흙은 위안을 주고 힘을 북돋워 주며 정화시켜주고 치유해준다."

이렇게 아주 먼 사람들만 기를 이야기하는 것은 아니다. 생물학, 화학, 생태학, 지구과학, 유전학이 복합된 응용과학이 농학이다. 타베라는 이 분야들을 모두 섭렵한 뒤 농부로서 수년간 자연을 가까이서 관찰한 바를 토대로 하여, 인간이 자연에서 멀어졌기 때문에 퇴보와 질병이라는 혹독한 대가를 치르고 있다고 주장한다. 그는 《신성한 임무》라는 책을 프랑스에서 출간하였는데 대지와의 재결합이 왜 필요한지 알고 싶으면 동물 세계를 살펴보라고 했다.

"사육되는 소는 추위를 잘 타고 감기에 잘 걸린다. 축사 건물이 절연체로 작용해 자연적인 전기 전도를 제약하기 때문이다. 그 소를 똑같은 날씨에 들에 방목해보라. 상당히 편안해 한다. 밤 추위도 잘 견딘다. 닭도 방목해서 키우면 절대 병에 걸리지 않는다. 닭장에 가둬 사육하면 별도로 온도에 신경을 써야 하고 가축병 대비도 해야 한다. 양계 농가에서 약을 얼마나 쓰는지 보라. 야생 메추라기는 추운 겨울에 둥우리를 만들어주거나 특별히 보살펴주지 않아도 여름 못지않게 잘 지낸다. 개 또한 개집에만 계속 묶어두고 땅과 접촉하지 못하게 하면 자연의 이치에 어긋나 동물 병원을 들락거리게 된다."

타베라는 현 시대적 상황에 맞춰 생활에 실제적으로 적용 가능한 방안을 다양하게 제시했다. 이를테면 다음과 같다.

"아스팔트 길이 아니라 들판에 나가 풀이 난 곳에서 걸어라. 맨발로 걸어라. 맨발이 어렵다면 전기 전도가 가능하도록 최소한으로만 신고 걸어라. 기분과 몸 상태가 달라지는 것이 느껴질 것이다. 즐겁고 활기찬 모습을 되찾을 것이다.

어느 신체 부위든 상관없이 가능한 자주 땅, 풀에 살을 맞대라. 호수, 시냇물, 바다 같은 자연적으로 존재하는 물도 좋다. 정원이라면 물기 있는 잔디야말로 최적의 도체다.

나무에 기대서서 나무로부터 전기를 얻으라.

바다(소금 때문에 더욱 효과적)나 호수, 강에서 물놀이하는 것도 무척 좋다. 할 수 있다면 맨발로 물속에 들어가라. 이미 해본 사람이라면 신경, 수면, 식욕, 태도 등에서 큰 효과를 봤을 것이다. 대지와 연결되어 상호간에 전기적 교환이 일어나면 새로 태어난 느낌이 들 것이다."

세상에서 가장 위험한 발명품
건강 및 라이프 스타일 전문 강사이자 저자인 데이비드 울프는 우리가 일상적으로 신는 신발을 세상에서 가장 위험한 발명품쯤으로 생각한다. 그는 15년간 영양과 생활 방식을 조사한 뒤 우리 시대에서 염증과 자가면역 질환을 초래하는 주범으로 신발을 지목했다. 신발 때문에 인간이 대자연의 치유 에너지로부터 분리되기 때문이다. 그는 이렇게 말한다. "신발을 신으면 그걸로 (치유 에너지와는) 끝입니다."

이후 클린턴 오버의 이야기가 계속된다. 클린턴 오버의 이야기는 이 책의 핵심 내용이므로 본문을 보도록 하고, 여기서는 스티븐 시나트라의 이야기를 들어보자. "제타 전위라는 말이 아주 생소하게 느껴질지도 모른다. 대다수는 그럴 것이다. 제타 전위는 적혈구 표면의 음 전하량과 관계 있다. 우리는 실험 참가자로 아무 약도 복용하지 않는 성인 10명을 선별했다. 실험 참가자들은 개별적으로 서던 캘리포니아에 있는 진료소에 가서 안락의자에 편하게 기대어 앉은 상태에서 두 시간 동안 접지를 했다. 예전의 연구에서와 마찬가지로 참가자의 손과 발에 접지된 전극 패치를 붙이고, 접지 전과 2시간 접지 후에 각각 혈액 샘플을 얻었다. 혈액 분석 결과는 상당히 놀라웠다. 우리는 제타 전위가 30퍼센트 정도로 약간 향상될 것으로 예상했었다. 그러나 결과는 270퍼센트 향상이었다.

이것이 어떤 의미인 것 같은가? 이 결과는 바로 천연적인 항응고제의 발견을 의미한다. 이는 비단 나 같은 심장 전문의뿐만 아니라 혈액 점도와 염증의 관계에 관심 있는 모든 의사에게 무척 흥미로운 발견이다. 관련 과학 논문에 따르면 건강한 제타 전위는 -9.3미리볼트(mV)에서

-15mV이며, 평균치로는 -12.5mV다. 우리 실험에서 두 시간 접지 전후로 참가자 10명의 평균 제타 전위는 다소 비관적인 -5.28mV에서 건강한 -14.26mV로 향상되었다. 제타 전위가 낮은 혈액은 탁하고 끈적끈적해 혈류가 원활하지 못해서 혈전이 형성될 위험이 크다. 그에 비해서 높은 제타 전위는 혈액 입자, 이를테면 적혈구에 음 전하량이 많은 것으로 풀이된다. 그렇게 되면 혈액 입자들 사이에 척력이 작용해서 서로서로를 쉽게 밀어내어 입자 사이에 공간이 생기고 혈류가 좋아진다. 혈관은 고속도로와 마찬가지다. 누구나 막힘없이 원활하게 소통되는 것을 좋아한다. 교통 체증을 좋아하는 사람은 없다. 수치를 차치하고서 우리가 본 바로도, 어싱은 분명히 혈액의 전위를 빠르게 정상화하여 제타 전위와 점도를 개선시켰다. 접지 전과 2시간 접지 후에 각각 소량의 혈액을 채취해 전기장에 노출시킨 뒤 적혈구가 특정 시간에 얼마나 많이 움직이는 암시야 현미경으로 관찰했다. 접지 전에 채취한 혈액에서는 적혈구의 움직임을 거의 관찰할 수 없었다. 반면 접지 후에는 빠르게 움직였다. 게다가 접지 후 사진에서는 접지 전 사진에서보다 적혈구 응집 현상도 상당히 감소했다.

종합하면, 이러한 실험 결과는 혈류 개선과 혈액 점도 감소, 즉 혈액이 맑아지고 이동성이 좋아짐을 가리킨다. 이것이 바로 심장 전문의들이 바라는 현상이다.

《맨발로 걷는 즐거움》

아마 우리나라에서 맨발 걷기를 대중들에게 가장 처음으로 소개한 책이 이 책이지 않나 싶다. 필자도 이 책을 보고 처음으로 맨발 걷기를 시도했다. 《맨발걷기의 기적》에서도 나오듯이 이 책을 보고 대전의 주조회사인 ㈜선양의 조웅래 회장이 연락해 계족산 13킬로미터의 임도에 황토를 깔고 그때부터 계족산 황톳길이 맨발 걷기의 성지가 된 것이다. 그러나 지금은 절판됐다. 필요한 내용의 대부분은 아래의 《맨발걷기의 기적》에 나온다.

《맨발 걷기의 기적》

"맨발로 걷는 숲길은 그 자체가 자연의 질서에 순응하는 자연 치유 종합병원이다. 맨발로 숲길을 걷기만 하여도 수많은 질병이 예방되거나 치유됨을 우리 자신과 주변의 여러 회원에게서 매일 듣고 있고, 또 확인하기 때문이다. 그래서 그를 일반 병원과 비교해 3무(無)의 자연 치유 종합병원이라고 하는 것이다. 그 이유는 첫째, 맨발 걷기는 복잡한 입원 절차가 필요 없다. 그냥 신발을 벗고 숲길에 들어서기만 하면 된다. 둘째, 병상에 드러눕는 대신 맨발로 걷기만 하면 되기에 숲길은 병상이 없는 병원이다. 셋째, 숲길은 일체의 진료비나 치료비를 내지 않는 즉, 병원비가 필요 없다."

또 이 책의 특징 중 하나는 맨발로 걷는 자세가 나와 있다는 것이다. 《맨발로 걷는 즐거움》에서 여섯 가지 맨발로 걷는 방법들이 나오고, 이번 책에는 여기에 한 가지를 더해서 일곱 가지 걷는 방법이 나온다. 이 방법들 모두 매주 토요일 3시에 모임 장소에 가면 친절한 지도를 받을 수 있다고 한다. 대모산 지리를 잘 모르면 모이는 장소를 헤맬 수 있으니 네이버(맨발걷기 힐링숲명상 연구소)에서 꼭 회원 가입을 한 다음에 확인하고 찾아가기 바란다. 필자는 토요일 진료가 3시까지여서 한 번도

대모산 모임에 참석할 수 없었다.

첫 번째 걸음: 두꺼비처럼 천천히 걷기

발바닥의 모든 부위가 일시에 대지와 닿도록 걷는 걸음으로 두꺼비처럼 힘을 빼고 천천히 걸어야 한다. 그 걷는 모습이나 느낌을 마치 두꺼비가 무거운 몸을 느리느릿 옮기듯이 해야 한다. 이 걸음을 걷기 위해서는 우선 몸에 힘을 완전히 빼야 한다. 그리고 몸을 무겁게 땅으로 내려앉는 느낌으로 걷는다. 그렇게 걸으면서 대지와 내가 하나 됨을 느낀다. 나와 대지의 합일, 그것이 첫 번째 걸음의 목표이다.

두 번째 걸음: 황새와 같이 날렵하게 걷기

발바닥을 활처럼 둥글게 휘어 뒤꿈치부터 발가락 끝까지 땅바닥에 순차적으로 접지하며 걷는 것으로, 이것은 성큼성큼 걷는 모양을 하고 있다. 이때 팔은 휘이휘이 저으며 발걸음은 황새와 같이 날렵해야 한다. 이 걸음은 첫 번째 걸음에서 얻은 자연과의 합일, 몸과 대지의 균형, 육체와 정신의 완벽한 통일과 안정감에 바탕을 두면서, 한 걸음 더 나아가 세상을 향한, 사물을 향한 자신감 있는 행진의 시작을 의미하고 또 지향하는 걸음이다.

세 번째 걸음: 잇몸을 우물거리듯 걷기

발가락을 모두 위로 뻗어 올리고 발바닥만으로 마치 잇몸을 우물거리듯 걷는 것이다. 마치 아직 이가 나지 않는 유아나, 치아가 다 빠져버린 호호 할머니가 천진스러운 얼굴로 웃으며 잇몸을 우물거리는 모습을 상상하며 걸으면 어울릴 듯한 걸음이다. 넉넉하고 여유로운 마음으로 걷는 걸음이다. 두 번째 걸음인 황새와 같이 걷는 걸음에서 보여지는 역동성은 노를 젓는 역동성과 같다. 그 역동성 뒤에는 자연스럽게 휴식의 고즈넉함이 찾아오게 마련이다. 세 번째 걸음인 잇몸 우물거리듯 걷는 걸음은 바로 이런 휴식의 넉넉함과 고즈넉함을 지향한다. 배를 타고 한참 저어가다 호수 한가운데쯤 도달해서 그냥 노를 얹어놓고 앉아 있을 때의 고즈넉한 느낌, 그것이다.

네 번째 걸음: 까치발로 걷기

발의 뒤꿈치를 들고 발부리와 발가락 부위로만 걷는 걸음이다. 마치 까치가 꼬리를 사뿐사뿐 위아래로 흔들며 걷는 모습의 걸음이다. 까치발 걸음은 또 사타구니의 근육과 허리의 힘을 강화시켜주는 작용을 한다. 발가락으로 설 때 발생되는 힘의 부하와 근육의 작용은 바로 허벅지와 사타구니를 통해 곧바로 척추와 연결된다. 그래서 우리 옛말에 남자들이 오줌을 눌 때 까치발을 하면 정력이 왕성해진다는 말이 나왔던 모양이다. 여자들의 경우에는 이 까치발 걸음이 발목과 종아리 근육을 긴장시켜 예쁜 다리를 만드는 데에도 도움을 준다고 한다.

다섯째 걸음: 주걱을 엎어놓은 듯 걷기

발가락 전체를 다 오므리고, 발뒤꿈치와 오므려 붙인 다섯 발가락이 동시에 땅에 닿도록 걷는 모습이 마치 주걱을 엎은 듯 보이는 걸음이다. 발뒤꿈치와 오므려진 발가락 끝이 땅을 부여지고 발허리, 발 살, 발부리 등은 하늘을 향해 둥글게 휘어져 아치 형태를 만드는 걸음이다. 이제까지의 걸음들이 발뒤꿈치로부터 발허리, 발 살, 발부리, 발가락에 이르기까지 순차적으로 힘의 배분이 이루어져왔고, 무게중심이 위에서 아래로 자연스럽게 이동하는 순리적인 걸음이었음에 비해, 주걱을 엎어놓은 듯 걷는 걸음은 그 힘의 배분이 발가락으로부터 거꾸로 작동하게 하는 역순의 걸음이다. 걸음의 동작과 힘의 배분이 위에서 아래로, 뒤에서 앞으로 이루어지는 것이 아니라, 아래에서 위로, 앞에서 뒤로 이루어지는 역(逆)의 걸음인 것이다.

여섯째 걸음: 가재처럼 뒤로 걷기

걷는 모습이 마치 가재가 뒤로 기어가는 것과 닮아 있다. 또한 뒤로 걷는다는 면에서 앞의 다섯 가지 걸음과 전혀 다른 형태의 걸음이고 그 느낌과 효과 등에서도 현저한 차이가 있다. 일본의 의학박사 오오누마 아키다가도 그의 《건강 365일》이란 책에서 '뒤로 걷기 백보는 앞으로 걷기 만보'라고 쓰고 있으니 뒤로 걷기의 탁월한 운동 효과는 관련 학자들에게 이미 공인된 사실이기도 하다.

일곱째 걸음: 《맨발 걷기의 기적》에만 나오는 스탬프를 찍듯이 걷기이다. 여섯째 걸음까지는 절판된 책에서 인용했지만 일곱째 내용만큼은 직접 서점에서 확인해 보기를 권한다. 많은 책 중에서 '맨발 걷기에 관한 책' 한 권을 소개한다면 필자는 반드시 이 책을 권한다. 벌써 책을 직접 사서 선물한 것만 해도 몇 권이 넘는다. 《맨발 걷기의 기적》은 저자 박동창이 《맨발로 걷는 즐거움》을 쓰고 나서 10년이 지난 2016년 서울 강남의 대모산에 '무료 숲길 맨발 걷기로의 초대!'라는 슬로건 아래 '맨발 걷기 숲길 힐링 스쿨'을 개설하였다. 매일 맨발로 하루 1~2시간씩 약 2개월을 걸었더니, 갑상선 암의 종양이 3센티미터에서 1.6센티미터으로 줄어들고, 유방암 종양이 8밀리미터에서 3밀리미터로 줄었을 뿐만 아니라, 만성두통과 족저근막염, 무릎 연골과 척추 협착증의 통증이 해소되고, 심방 세동의 고통과 통증이 사라지는 등 고통스러워하던 질병의 증상이 개선되거나 치유된다는 사실도 증언했다. 또한 《맨발 걷기의

즐거움》에서는 겨울 맨발 걷기에 대해 약간 조심스러워하는 표현이 나온다. 이번 책에는 "영하 12도 전후 날씨에서도 맨발로 10,000보 이상을 걷는다. 영하 15도의 강추위 속에서도 맨발로 걸었더니, 이제는 고통스럽다는 생각조차 들지 않는다. 혹한기 맨발 걷기에서 자연스러운 적응의 결과이다. 따라서 누구나 마음만 먹으면 야생동물처럼 추위에 단련된 발바닥으로 겨울을 넉넉히 예비할 수 있게 될 것이다"라고 하였다.

《운동화 신은 뇌》

머리글에서 인용했던 《뇌 1.4킬로그램의 사용법》의 저자인 하버드 의대 정신의학 교수인 존 레이티가 과학 잡지의 편집위원과 함께 지은 책이다. '운동화 신은'이란 말에서 느낄 수 있듯 운동하면 뇌가 좋아진다는 내용이다. 서문에서도 "누구나 운동을 하면 기분이 좋아진다는 사실은 알지만 도대체 왜 그런지를 아는 사람은 별로 없다. 그저 스트레스가 사라져서, 혹은 뭉친 근육이 풀어지거나 엔도르핀 수치가 높아져서 그럴 것이라고 짐작할 뿐이다. 하지만 유쾌한 기분이 드는 진정한 이유는 운동을 해서 혈액을 뇌에 공급해주면 뇌가 최적의 상태가 되기 때문이다"라고 아주 단정적으로 말한다. 이런 예로써 가장 흥미진진한 이야기는 네이퍼빌의 혁명적인 체육수업 이야기다. 네이퍼빌의 체육 수업은 1만 9천 명의 학생들을 전국에서 가장 건강한 청소년으로 만들었다. 고등학교 2학년생 가운데 과체중인 학생은 불과 3퍼센트밖에 되지 않는다. 전국 학생들의 평균 과체중 비율이 30퍼센트라는 사실에 비하면 놀라운 수치다. 더욱 놀라운 사실은 학업 성적 또한 압도적으로 월등하다는 점이다. 1999년 중학교 2학년생의 97퍼센트가 참여한 팀스

(TIMSS) 결과를 보면 알 수 있다. 팀스는 수학과 과학에 대한 학생들의 학력을 국제적으로 비교하기 위한 시험인데, 그동안은 중국, 일본, 싱가포르가 줄곧 미국을 앞질렀다. 하지만 네이퍼빌의 학생들만은 눈에 띄게 예외적이었다. 시험에 참가한 전 세계 23만 명의 학생들 가운데 네이퍼빌 학생들이 수학에서는 6등, 과학에서는 1등을 한 것이다. 이렇게 운동을 하면 체력뿐만 아니라 인지 능력이 향상된다는 것은 동물을 대상으로 한 실험의 결과를 보더라도 알 수 있다. "칼 코트먼은 쥐의 유전자를 조작해서 뇌에 플라크가 쌓이게 한 뒤 주이에게 운동을 시켰다. 그랬더니 운동을 하지 않은 쥐에 비해 플라크가 쌓이는 속도가 느렸다. 운동은 염증도 방지하는 데 코트먼은 플라크가 쌓이는 게 염증 때문이라고 생각한다. 왜냐하면 인지력 감소 단계에서 알츠하이머병으로 발전할 때에는 염증이 늘어나기 때문이다. 매트슨도 파킨슨병과 유사한 상태를 만들기 위해 쥐에게서 도파민 뉴런을 제거하고 실험해보았더니 유사한 결과가 나왔다. 쳇바퀴에서 달리기 운동을 한 쥐의 뇌는 가소성이 뛰어나고, 기저핵에서 뉴런 간의 연결도 더 많이 이루어진 것이다. 이것은 뇌가 도파민 감소를 보완하기 위해 새로운 회로를 만드는데 적용한 증거라고 해석할 수 있다.

운동이 알츠하이머병의 영향을 감소시키는 과정에 대해서는 아직 밝혀지지 않았다. 아직 병의 정확한 원인조차 모르니, 고치는 과정을 모르는 것은 당연한 일이다. 이런 가운데 코트먼은 염증을 줄이고 신경세포 성장 인자의 수치를 늘리는 것이 바로 운동이 알츠하이머병의 증세를 경감해주는 과정이라고 설명한다.

운동이 치매를 방지한다는 사실을 증명해주는 대규모 인구 집단 연구들이 있다. 그중 하나는 핀란드에서 이루어졌는데, 1970년대 초반에 1,500여 명을 대상으로 설문 조사를 하고, 21년 뒤 그들이 65~79세가 되었을 때 다시 한번 설문 조사를 했다. 이들 가운데 일주일에 최소한 두 번은 운동을 한다고 대답한 사람들은 치매에 걸릴 확률이 50퍼센트 낮았다. 특기할 만한 사실은 아포리포단백질 E4 변이 유전자를 지니고 있는 사람들은 규칙적인 운동과 치매의 상관관계가 더욱 뚜렷하게 나타났다는 점이다. 실험자들은 변이 유전자가 뇌의 신경 보호 시스템을 위태롭게 하기 때문이라고 해석했다. 그렇다면 활동적으로 생활하는 것은 더욱 중요하다. 메트슨은 이렇게 결론을 내렸다.

"현재 우리가 할 수 있는 일은 유전자로부터 최선의 상태를 끄집어낼 수 있도록 환경 요소를 바꿔주는 일입니다."

《맨발로 뛰는 뇌》

이 책 역시 존 레이티가 저널리스트인 리처드 매닝과 함께 지은 책이다. 제목만 보면 신발은 안 좋으니 맨발로 뛰자는 이야기 같지만 존 레이티는 "인간답게 살기 위한 솔루션은 RE-WILDING, 야생 복원뿐이다!"라고 하면서 책의 제목 자체도 'Go Wild'라고 지었다. "인간은 야생의 자연환경 속에서 진화해왔다. 오늘날의 인간도 머나먼 야생의 조상들이 갖고 태어난 유전자에서 크게 달라진 게 없다. 다만 우리의 선형적 진화는 야생에서 살도록 설계된 인간을 스스로 병들게 하고 삶의 불행을 자초했다. 인간은 두 발로 서서 우아하게 움직이도록 창조되었다. 새로운 것과 다양성을 포용하고 탁 트인 공간을 갈망하는 뇌와 서로 사랑하는 관계를 만드는 감정이 있다. 하지만 그보다 심오한 것은 인간이 스스로를 치유하도록 설계됐다는 것이다. 우리 몸은 스스로 알아서 고장 난 곳을 고칠 수 있다. 지치고 아프고 스트레스 받은 생명체를 회복시키는 복잡하고 경이로운 능력인 '항상성'을 갖고 있기 때문이다. 그리고 이것이 '야생으로 돌아가자'는 우리의 핵심이다."

여러 이야기 중 '무엇을 먹을 것인가?'의 내용은 원시인, 특히 구석기 시대 사람들의 식사법을 이야기하고 있고, '야생적으로 생각하고 느끼며 살아가라'에서 '명상편'은 《시편》을 명상하는 데도 도움이 될 것 같아 여기에 소개한다.

"이십 년 전쯤 인류학자 리처드 넬슨이 들려준 일화는 인간의 사고작용에 관해 많은 것을 일깨워줬다. 넬슨은 수렵과 채집이 남아 있는 오지를 찾아다니기 위해 인류학을 선택한 학계의 이단아다. 넬슨이 초기에 선택한 거점은 혹한의 순록 수렵 부족인 코유콘 부족이 사는 알래스카 내륙이었다. 하지만 나중에는 알래스카 사람들이 '남동부'라고 부르는 따뜻한 군도로 옮겨 갔다. 내륙이 북극의 겨울과 짐승 가죽, 늑대와 빙하의 땅이었다면 남동부는 비와 삼나무, 바다표범과 연어의 땅이었다. 넬슨은 남동부에서 몇 년을 지낸 뒤, 코유콘 부족 몇 사람을 자신의 새 터전에 초대했다. 그러나 코유콘 부족 사람들과의 재회는 넬슨의 생각처럼 감동적이지 않았다. 그들은 낯선 주변 풍경에 압도되어 말문이 막힌 듯했고, 땅의 풀 한 포기도 놓치지 않겠다는 듯 섬 이곳저곳을 샅샅이 훑고 다녔다. 그렇게 며칠이 지나고 나서야 그들은 이야기를 시작했는데 그곳에서 몇 해를 살아온 넬슨조차 보지 못한 풍경에 대한 묘사와 통찰력은 상상을 초월했다. 고도로 깨어 있는 의식을 지닌 수렵

채집인들은 현재와 하나가 된 정신과 빼어난 관찰력으로 세상과 만났던 것이다." 결국 '명상이란 지금 이곳에 주의를 집중하는 각성 활동이며, 야생에 사는 사람들이 자연에서 살아남기 위해 필요한 의식 상태'임을 전제한다면 야생에 사는 사람들은 모두 명상을 하며 살았던 것임을 알 수 있다. 'WILD'를 거친 땅, 광야로도 해석할 수 있다. 그렇다면 'GO WILD'하면 '광야로 가라'로 번역할 수 있다.

한의사였다가 현재 이스라엘에서 사역하고 있는 류모세 선교사가 쓴 《열린다 성경, 광야 이야기》에서는 이스라엘 역사에서 광야가 배출한 두 거인으로 모세와 다윗을 들고 있다. 그중 다윗이 광야에서 받은 은혜 중 첫 번째로 꼽을 수 있는 것은 하나님을 묵상하고 노래하는 것이었다고 한다. "다윗은 광야에서 그에게 주어진 수많은 고요와 적막함의 시간들을 사색의 시간으로 승화시켰다. 다윗은 하나님을 묵상했고 하나님을 노래했다. 다윗의 문학적, 시적 영감이 풍성하게 나타난 다윗의 《시편》들은 하나님과의 깊은 교재 속에서 탄생했다. 다윗의 시들이 수천 년이 지난 우리에게도 여전히 잔잔한 감동을 주는 이유는 그의 시적 영감이 책상에 앉아서 읽은 다양한 독서에서 온 것이 아니라 광야 학교를 통과하며 만난 하나님과의 지속적인 교제에서 나왔기 때문이다."

이제 결론을 말하면 필자는 맨발 걷기를 하고 있다. 새벽에 1.5시간 정도 양재천 흙길을 걷고 있고, 낮에 출퇴근할 때에도 맨발 걷기를 하고 있다.

필자는 맨발로 걷기는 하지만 발은 항상 따뜻하게 하려고 노력한다. 항상 양말을 3~4겹 신고 있고, 족욕도 자주 한다. 일부 책에서 권하는 파상풍 예방주사는 맞았고, 바셀린을 하나 사서 발에서 생기는 여러 증상을 다스리고 있다. 일회용 반창고도 준비해두면 쓸모가 있다. 발 토시는 겨울철에 맨발 걷기 할 때는 필수이지만 수면 양말과 함께 신으면 숙면에도 도움이 된다.

《태양의 노래》

지극히 높으시고 전능하시고 자비하신 주여!
찬미와 영광과 칭송과 온갖 좋은 것이 당신의 것이옵고,
호올로 당신께만 드려져야 마땅하오니 지존이시여!
사람은 누구도 당신 이름을 부르기조차 부당하여이다.
내 주여! 당신의 모든 피조물 그중에도,
언니 햇님에게서 찬미를 받으사이다.
그로 해 낮이 되고 그로써 당신이 우리를 비추시는,
그 아름다운 몸 장엄한 광채에 번쩍거리며,
당신의 보람을 지니나이다. 지존이시여!
누나 달이며 별들의 찬미를 내 주여 받으소서.
빛 맑고 절묘하고 어여쁜 저들을 하늘에 마련하셨음이니이다.
언니 바람과 공기와 구름과 개인 날씨, 그리고
사시사철의 찬미를 내 주여 받으소서.
당신이 만드신 모든 것을 저들로써 기르심이니이다.
쓰임 많고 겸손하고 값지고도 조촐한 누나
물에게서 내 주여 찬미를 받으시옵소서
아리고 재롱 되고 힘 세고 용감한 언니 불의 찬미함을
내 주여 받으옵소서.
그로써 당신은 밤을 밝혀주시나이다.

내주여, 누나요 우리 어미인 땅의 찬미 받으소서.
그는 우리를 싣고 다스리며 울긋불긋 꽃들과
풀들과 모든 가지 과일을 낳아줍니다.
당신 사랑 까닭에 남을 용서해주며
약함과 괴로움을 견디어내는 그들에게서 내 주여 찬양받으사이다.
평화로이 참는 자들이 복되오리니, 지존이시여!
당신께 면류관을 받으리로소이다.
내 주여! 목숨 있는 어느 사람도 벗어나지 못하는
육체의 우리 죽음, 그 누나의 찬미 받으소서.
죽을 죄 짓고 죽을 저들에게 앙화인지고,
복되다, 당신의 짝 없이 거룩한 뜻 좇아 죽는 자들이여!
두 번째 죽음이 저들을 해치지 못하리로소이다.
내주를 기리 높이 찬양하고 그에게 감사드릴지어다.
한껏 겸손을 다하여 그를 섬길지어다.

– 고 최민순 신부 옮김

이 시는 '맨발의 성자'라고 하는 아시시의 성 프란체스코의 현존하는 두 편의 시 중 '평화를 구하는 기도(주님, 저를 당신의 도구로 써주소서. 미움이 있는 곳에 평화를)'보다는 덜 알려진 시이다. 하지만 맨발의 성자를 더 느낄 수 있는 시라고 생각한다. 이 맨발의 성자도 돌아가시기 전 시편 142편을 마지막까지 읊조렸다고 전해진다(성 프란체스코의 전이예식 참조).

우리들도 '맨발의 시편'이 되어 성경이 약속하신 120세(창세기 6장3절)까지 살면서도 치매 걱정 없는 복을 다 누릴 수 있기를 원한다.

03
좋은 잠이 치매 물질을 청소한다

"잠은 지친 뇌에 활기를 채워주는 요소다. 평소 7~8시간은 자야 치매 유발 물질이 잘 제거된다. 잠을 제대로 못자면 치매 유발 물질이 쓰나미처럼 뇌 전체로 퍼진다. 단기 기억을 관장하는 해마부터 손상된다. 미국 워싱턴 의대 연구진이 치매 증상이 없는 60세 이상 노인 119명을 대상으로 수면 패턴을 조사했더니 깊은 잠을 자지 못하는 사람의 뇌 속에는 이미 치매 물질이 쌓이기 시작했다."

2019년 9월 23일자 《중앙일보》

우리나라는 수면 문제로 일본을 제치고 1등을 한 적이 있다. 2012년 OECD 조사에서 2위인 일본을 1분 차이로 누르고 세계에서 가장 수면이 짧은 나라에 오른 것이다. 필자가 고등학생일 때만 해도 4당 5락(4시간 자면 합격하고, 5시간 자면 떨어지는)이란 말이 있었다. 이 말이 지금도 쓰이는지는 알 수 없지만 일본을 누르고 1등이 된 것은 수면 시간을 줄여서라도 무엇인가를 하기 바라는 것은 예나 지금이나 똑같다는 뜻이다.

그러나 2004년 독일 뤼벡대학의 본 박사가 이끄는 팀은 세계적으로 권위 있는 영국의 과학 전문지 《네이처》에 지신들의 연구 결과를 발표했다. '충분한 수면이 뇌에 영감을 가져다준다'는 연구 결과였다. 본 박사팀은 피험자 전원에게 수학적인 '영감'이 필요한 퍼즐을 풀게 했다. 그리고 퍼즐을 풀지 못한 사람들, 즉 영감이 부족했던 사람들만 모아 그들을 A, B, C 세 그룹으로 나누었다. A그룹의 피험자들에게는 그 후 8시간 수면을 취하게 하고, B그룹의 피험자들에게는 그대로 야간에 8시간 동안 깨어 있도록 하며, C그룹의 피험자들에게는 그대로 주간에 8시간 동안 깨어 있도록 했다. 그리고 각각 8시간이 경과한 후 다시 퍼즐을 풀게 했다. 재도전의 결과는 놀라웠다. 8시간 수면을 취한 A그룹의 피험자들은 수면을 취하지 않는 B, C그룹의 피험자들에 비해 3배 가까운 높은 비율로 퍼즐을 풀 수 있었다. 전날까지는 없었던 '영감'을 얻을 수 있었던 것이다. 왜 이런 일이 일어났을까? 우선 잠을 자기 전에 주어진 퍼즐 문제는 수면 중에 새로운 기억으로 정리되어 뇌에 새겨졌다. 그리고 정리되는 과정에서 뇌가 과거에 기억했던 많은 지식과 만나게 되었다. 이 상호작용으로 잠에서 깰 때는 생각지도 못했던 답(영감)을 이끌어낸 것이라고 저자는 설명한다. 새로운 과제와 과거의 방대한 기억이 천문학적인 비율로 만났을 때 우리는 '영감'을 얻는다. 그 '영감'을 얻게 하는 것은 바로 '잠'이다. 때문에 어렵게 생각할 필요 없다. 한마디로 고민이 있을 때는 이 생각 저 생각 하지 말고 그냥 자라는 것이다. 그렇게 되면 뇌가 스스로 문제를 해결해

준다. 잘수록 머리가 좋아지는 것이다.

잠이 머리만 좋아지게 하지 않는다. 면역 기능을 담당하는 T세포를 늘어나게 할 수도 있다. 세균에 감염된 토끼를 수면 시간이 짧은 그룹과 긴 그룹을 나누어 지켜보면 수면 시간이 긴 그룹의 생존률과 회복률이 훨씬 높게 나타남을 알 수 있다. 실험용 쥐에게 계속 자극을 주어 잠을 자지 못하게 하면 체온 조절이 되지 않고 점점 살이 빠져 죽기도 한다. 이 같은 동물실험은 이제는 누구나 알고 있는 상식에 속하며, 인간을 괴롭게 할 때도 이 방법을 이용하여 '고문'하고 있는 실정이다.

수면에 대한 대부분의 책에서는 50년대의 결과를 인용한다. 미국 암협회가 100만 명 이상의 사람들을 대상으로 영양, 운동, 흡연, 수면 등에 관해 기초 설문 조사를 실시하고 6년 뒤에 다시 추적 조사를 통해 개인의 생활 습관과 사망률의 인과관계를 정리했다. 그 결과는 놀라웠다. 사망률과 가장 관계가 깊었던 것은 영양 상태도 운동도 아닌 수면이었다. 수면의 질이 나쁜 사람 가운데서도 특히 수면 시간이 4시간 미만인 사람, 그리고 9시간 이상인 사람의 사망률이 가장 높았고, 반대로 수면 시간이 8시간 전후인 사람의 사망률이 가장 낮았다. 이는 다시 9년 후에 실시한 추적 조사에서도 같은 결과를 보였다고 한다. 이때부터 8시간 수면이 장수의 비결처럼 이야기 되었다.

《기적의 수면법》의 저자 오타니 노리오는 어떤 책에서도 볼 수 없는 아주 특이한 방법을 생각하여 수면 시간을 분 단위까지 계산했다.

독일의 생리학자 위르겐 아쇼프는 독특한 실험을 했다. 1962년 여러 명의 피험자를 지하 실험실에 격리시키고, 빛이나 소리 같은 외부 정보를 전부 차단한 채 자유롭게 생활하도록 했다. 실험실 어디에도 시간을 알 수 있는 물건은 없었다. 그런데 실험을 시작했던 당초에는 취침과 기상 시간이 제각각이었던 사람들이 며칠 경과하자 하루 약 24시간이 아니라 25시간을 주기로 잠자리에 들고 일어남을 확인할 수 있었다. 이후 학자는 우리 몸에서 '생체 시계'가 있음을 알게 되었다. 약간 어긋난 듯한 이 생체 시계는 아침에 햇빛을 봄으로써 다시 리셋이 된다.

이 25시간은 태양의 하루가 아니라 달의 하루임을 알게 되었다. 마치 여자의 생리가 달의 주기와 맞듯이, 자고 깨는 주기도 태양이 아니라 달의 주기에 맞춰지는 것이다. 태양의 템포와 달의 템포를 수치화하면

24시간(태양의 하루)/24.8시간(달의 하루)=0.967

즉 태양의 속도를 1이라고 했을 때 달의 속도는 그보다 느린 0.967이라는 이야기가 된다. 이것을 분과 초로 환산하면 태양의 1분은 60초이므로 달의 1분은 58.02가 된다. 추시계처럼 추가 양편으로 1초에 한 번씩, 똑딱 움직이는 횟수(템포)를 2로 했을 경우 태양은 1분간에 120회, 달은 116회 카운트한다는 계산이 나온다.

1년 365일을 생각해보자. 365일을 원의 둘레로 생각하면 지름은 대략 116일이 된다. 지금 우리나라 연간 휴식일과 거의 같은 날수이다. 때문에 원의 둘레가 생명이라면 원의 지름은 휴식이다. 하루 24시간을 원의 둘레라고 생각해보자. 그러면 지름인 7.64시간, 곧 7시간 38분이 수면 시간이 된다.

이 내용은 오타니 노리오의 또 다른 책 《면역력 강화 수면법》에 나온다.

결론적으로 모든 연령별 필요 수면량은 예일대 수면의학 박사가 쓴 《잠이 잘못 됐습니다》에서 이렇게 말하고 있다.

연령	필요 수면 시간	필요 낮잠 시간
0~2개월	10.5~18시간	5~10시간
2~12개월	14~15시간	2.5~5시간
12~18개월	13~15시간	2~3시간
18개월~3세	12~14시간	1.5~2.5시간
3~5세	11~13시간	0~2.5시간
6~12세	9~11시간	0
13~20세	8~10시간	0
20세 이상	7~9시간	0

사실 잠에는 깊은 잠과 얕은 잠의 2가지 종류가 있다. 누가 흔들어도 모를 정도로 자는 것은 깊은 잠이고, 조그마한 소리에도 잠이 깨는 것은 얕은 잠이다.

영어로 눈이 빨리 움직인다고 하여 Rapid Eye Movement(REM), 수면이 얕은 잠이고 그렇지 않은 잠, 곧 None REM이 깊은 잠이다. REM 수면은 신체의 잠이라고 해서 꿈은 꾸지만 몸이 잘 수 있고, None REM 수면은 뇌의 잠이라고 하여 꿈도 안 꾸고 뇌 속의 모든 정보가 정리될 수 있는 수면이다. 사람은 이를 교대로 반복하면서 잠을 자게 되는데 이 둘은 90~120분의 주기로 교대로 찾아오게 된다.

미국에서 수면 의학에 가장 먼저 주목했던 세계 최고의 수면 연구소인 스탠퍼드수면연구소와 수면생체리듬연구소에서는 가장 효율적인 수면법(90분 수면법)으로 다음을 제시하고 있다.

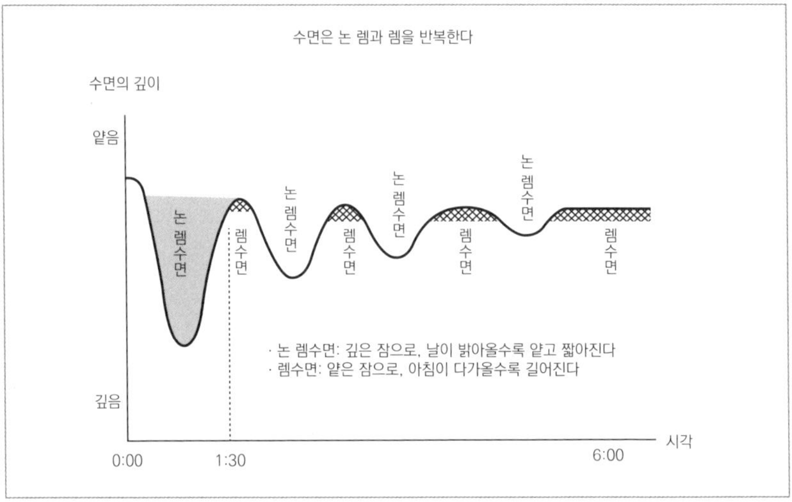

《스탠포드식 최고의 수면법 》

1. 잠이 들면 곧바로 논 렘수면이 찾아온다. 특히 맨 처음 90분을 차지하는 논 렘수면은 수면주기 전체에서 가장 깊은 잠이다. 사람이 이 단계에서 깨기는 매우 어렵고 억지로 깨우면 일어나서도 머리가 개운하지 않다. 때문에 90분이 지나면 첫 번째 렘수면이 찾아오는데 이때 깨우는 것이 좋다.

2. 잠든 직후 90분을 '수면의 골든타임'이라고 부르는데 이 시간은 말 그대로 황금이라 할 만하다. 왜냐하면 성장호르몬이 이 첫 번째 논 렘수면 때 가장 많이 나오기 때문이다. 성장 호르몬은 말 그대로 아이들의 성장에만 관여하는 호르몬이 아니다. 성인의 세포 증식을 돕고 정상적인 신진대사를 촉진하는 작용을 한다. 또한 노화 방지에도 일정 부분 효과를 낸다는 사실이 알려져 있다.

3. 오랜 시간 깨어 있으면 '자고 싶다'라는 수면 욕구가 생기는데 첫

번째 논 렘수면에서 대부분 해소된다. 이 황금 시간 90분의 질을 높이면 개운한 아침을 맞이할 수 있고, 낮 시간의 졸음도 사라진다. 한마디로 푹 잤는데도 피로가 풀리지 않는 일이 없어진다. 때문에 잘 시간이 부족할수록 절대 이 90분의 질을 떨어뜨려서는 안 된다.

4. 스탠퍼드식 최고의 수면법(90분 수면법)에서 가장 중요한 것은 체온이다. 체온은 둘로 나누어지는데 몸 속 깊은 곳에서 만드는 심부 온도와 피부에서 발산하는 체표 온도가 그것이다. 그런데 이 둘은 서로 음양(陰陽)의 관계를 맺고 있다. 체표 온도가 올라가서 발산하면 심부 온도는 내려가고, 피부가 수축되어서 체표 온도가 내려가면 심부 온도는 올라간다. 심부 온도가 내려가는 것이 잠이 드는 것이다. 결국 피부를 따뜻하게 해서 체표 온도가 올라가면 심부 온도는 내려가기 때문에 잠이 들게 되는 것이다. 피부를 따뜻하게 하는 방법으로 어떤 것이 있을까? 첫째 따뜻한 목욕이 있다. 둘째 족욕이 있다. 셋째 수면 양말이 있다. 저자는 수면 양말을 신은 채로 잠드는 것은 좋지 않다고 하면서 잠들기 직전 양말 벗기를 권하고 있다. 실제 몸이 안 좋은 사람 중에서는 발에서 열(虛熱)이 난다고 하면서 벗어버리는 사람도 많다. 그러나 필자는 '발이 심장에서 가장 먼 곳인데 어찌 열이 나겠느냐?'고 하면서 그것의 원인은 화(火=스트레스)라고 설명한다. 요즘은 수면 양말 4겹 신는 것이 익숙해져 있어 아침까지 그 상태로 자고 있다.

언제 자는 것이 가장 좋을까? 에디슨이 전구를 발견하기 이전에는 해가 뜰 때 일어나서 해가 질 때 자는 것이 전 세계 사람들의 공통된 수면 시간이었다. 《동의보감》에서도 사기조신(四氣調神) 항목에 "봄에는 늦게 자고 일찍 일어나야 한다. 여름에는 늦게 자고 일찍 일어나야 한다. 가을에는 일찍 자고 일찍 일어나야 한다. 겨울에는 일찍 자고 늦게 일어나야 한다"고 했다. 다른 항목이 아니고 사기(四氣) 곧 사계절의 기운으로 신(神)을 조절할 수 있다는 항목에서 이런 문구를 발견하는 것은 옛사람들도 수면과 정신의 관계가 아주 밀접하다는 생각을 하고 있었다는 생각을 하게 된다. 현대 의학에서도 12시 이전에 자는 1시간의 수면의 질이 12시 이후에 자는 2~3시간과 같다고 하면서 아무리 못해도 12시 이전에 잠들기를 권하고 있다. 필자 역시 10시쯤에는 잠을 잔다.

수면법에 대해 알아야 할 몇 가지 사항이 있다.

첫째, 잘 자기 위해서는 밤에만 노력하면 안 된다. 아침부터 낮 동안에 어떻게 했느냐가 중요하지, 잠을 잘 수 있는 저녁만의 특별한 방법이 있는 것이 아니다. 이것은 십자가에 매달려 죽을 어느 강도가 천국에 가기 위하여 예수 그리스도를 만나기만 고대하는 것과 똑같다. 때문에 아침부터 저녁까지 열심히 삶으로써 밤에 깊은 잠이 자동적으로 오게 해야 한다. 때문에 수면제를 습관적으로 복용하는 이는 다른 방법을 찾는 것이 좋을 것이다. 《뇌를 위한 파워 푸드》의 저자 닐 D. 버나드는 수면제에 대해 이렇게 말한다.

"버지니아의 한 남성이 알람 소리에 깨어 아침 식사를 준비하러 부엌으로 갔다. 식탁 위에는 시리얼 상자, 과일, 빵 한 덩어리 그리고 다양한 다른 식료품이 있었다. "이상한데" 그는 생각했다. "누가 차려놓은 거지?" 냉장고 안을 들여다본 그는 놀랍게도 오렌지 주스, 아몬드 우유 1통, 샐러드 재료 그리고 다른 많은 것이 있음을 알았다. 혼자 사는 그에게 마술처럼 나타난 이 식료품들은 수수께끼였다.

그 전날 밤, 그는 엠비언이라는 이름으로 광고되는 사람들 사이에 널리 퍼져 있는 수면제인 졸피뎀을 먹었다. 그 약에 취한 채 가게로 차를 몰고 가서 그 주에 먹을 식료품을 사다가 냉장고에 채워 넣었다. 그런데 식료품을 사러 간 일에 대한 모든 기억이 아침 이전에 사라져버린 것이다. 다른 많은 사람도 잠을 자면서 걸어 다니거나, 운전을 하거나, 엄청난 폭식을 하고는 잠에서 깬 뒤에는 전날 밤의 즉석 파티에 대한 기억을 깡그리 잊어버리는 기이한 경험을 보고했다. 일부 수면 전문가들은 엠비언이 다른 수면제들보다 훨씬 더 안전하다고 말한다. 하지만 위와 같은 기억력 문제는 아주 흔하게 일어났기에 엠비언의 처방 정보에는 이 약을 먹고 나서 나중에 기억할 수 없는 온갖 종류의 일을 한 사람들에 대한 엄중한 경고가 포함되었다. 나는 이 약을 피할 것을 강력히 경고한다."

한약재로는 산조인(멧대추씨)을 볶아서 쓰고 있다. 서양에서는 약용식물로 '쥐오줌풀'을 사용한다. 《수면건강과 수면장애》라는 책에서는 쥐오줌풀을 이렇게 소개한다.

쥐오줌풀

유럽과 아시아에서 자생하는 다년생식물로 불쾌한 향을 지니고 있고, 먼 고대 그리스와 로마 시대부터 약용식물로써 사용되었다. 2세기 그리스의 의사이자 철학자인 갈레노스는 불면증에 쥐오줌풀을 사용하였다. 오늘날에는 뿌리와 줄기의 조제품을 캡슐이나 알약에 넣거나 차로 만들어 사용하고 있다.

둘째, 대부분의 책에서는 ‘멜라토닌’ 이야기를 하면서 저녁에 우유 마시기를 권하고 있다. 이것은 밤에도 해가 지지 않는(白夜) 북유럽 사람들의 민간요법에서 나온 것인데 북유럽 사람들은 아무 때나 짠 우유를 마시는 것은 아니다. 이른 새벽 잠에서 깨지 않은 젖소에서 짠 젖이다. 왜냐하면 이때 짠 젖에만 멜라토닌 성분이 다른 때 짠 젖보다 3~4배 많기 때문이다. 하지만 필자는 우유 마시는 것을 권하지는 않는다.(《食客에서 만나는 건강한 食》참조) 대신 아침에 콩 먹는 것을 권하고 있다. 콩에는 멜라토닌의 재료가 되는 ‘트리토판’이 많이 들어 있다. 이 트리토판은 세로토닌으로, 세로토닌은 N아세틸 세로토닌으로 변해서 멜라토닌으로 바뀌는 데 시간이 걸리기 때문이다. 필자는 생청국장환으로 점심 식사를 대신하고 있다.

셋째, 이불을 잘 덮고 자야 한다. 사람은 하루 중 어느 때 가장 많이 죽을까? 당연히 체온이 가장 낮아지는 오전 3~5시 사이이다. 이때 죽기 때문에 문학작품 속에서는 ‘새벽 곡성’이라는 표현으로 죽음을 표현하기도 한다.

필자는 환자들에게 수면법에 대한 책으로 꼭 소개하는 책이 있다. 앞서도 언급했던 《기적의 수면법》이다. 이불을 잘 덮어 따뜻하게 자야 한다는 것을 여러 가지 예를 들어가며 잘 설득하고 있기 때문이다.

그 책에서 나왔던 내용 중 한 부분을 인용한다.

치매를 앓던 아버지가 이름을 기억해내다. (A.M - 여성, 40세)

“저희 아버지는 50대에 뇌경색이 발병했다가 70대에 재발해 입원을 하셨습니다. 하지만 아버지는 병원 환경에 적응하지 못하고 밤낮이 뒤

바뀐 채 생활하셨습니다. 그러다 어머니가 돌아가시자 정신적 충격을 받은 나머지 치매 증세가 나타나기 시작했습니다. 치매가 자꾸 악화되면서 본인의 생일이나 나이, 날짜도 모르고 죽은 아내도 기억 못하시는 아버지, 요양 시설 직원에게 폭언과 폭력을 휘두르는 일도 잦아졌습니다. 그러다 따뜻한 수면을 알게 된 저는 당장 원적외선 효과가 있다는 니트 모자와 담요, 이불을 아버지께 사다 드렸죠. 그런데 놀랍게도 사용하기 시작한 당일부터 폭력과 폭언이 눈에 띄게 줄더니 잠도 푹 주무시더군요. 그다음 날 낮에는 태도가 완전히 달라져 싱글벙글 웃기까지 하셨어요. 게다가 쓰러진 뒤 처음으로 신문을 읽기까지 하셨습니다. 일주일이 지나자 마치 딴 사람처럼 표정도 부드러워지고 딸인 제 얼굴을 다 알아보시더군요. 그뿐만 아니라 생일, 나이, 고향, 친구들 이름도 기억해내셨어요. 아버지는 요양 시설에 입소할 당시 치매가 중증 단계였는데, 따뜻한 수면을 시작한지 두 달이 지나자 중등도 단계로 호전되셨습니다. 요즘은 '100살까지 살아야지'하고 대답하실 만큼 건강해지셨습니다."

필자는 이불을 잘 덮고 자는 것이 더 우선이며, 발을 이불 밖으로 습관적으로 빼놓는 사람들은 침낭을 사서 사용하기를 권한다.

2
장

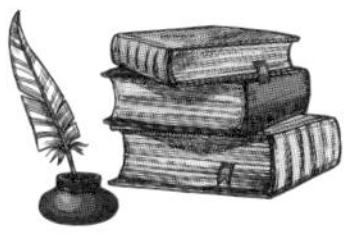

뇌를 깨우는 《시편》 외우기

01
《시편》 암기가 쉬워지는 메타 인지 암기법

이 책을 쓰기 전에 《시편》을 외우는 좋은 방법이 있는 책을 찾아봤다. 그랬더니 《테필린 성경 암송 시편 잠언 단어장》이 유일했다. 그런데 이 방법은 글자의 갯수를 숫자로 적어놓은 것에 불과했다.

시편 1편을 예로 들면,

복 있는 사람은/ 악인들의 꾀를 따르지 아니하며/ 죄인들의 길에 서지 아니하며/ 오만한 자들의 자리에/ 앉지 아니하고,

(33/ 4234/ 4224/ 333/ 24)

결국 숫자를 보면서 그 단어를 연상하는 식이다. 이 방법도 나쁘지 않으나 필자의 방법이 훨씬 더 쉬운 것 같다. 필자가 아래의 방법으로 100일 만에 다 외운 것이 증거가 될 것이다.

필자의 방법이 효과적이라는 것은 KBS 시사기획 창 '전교 1등은 알고 있는 공부에 대한 공부'를 보면 명확해진다. 이 프로그램에서 흥미 있는 실험 결과를 소개한다. 한 번 공부한 것을 다시 한번 더 읽어보는 '재학습군'과 아는지 모르는지 확인한 후 모르는 것을 다시 읽어보는 '셀프 테스트군'으로 나눈 후 두 그룹의 성적을 비교해보았다. 재학습군은 43점, 셀프 테스트군은 53점이 나왔다. 공부한 것을 또 보는 재학습군은 공부를 마쳤다는 '착각'에 빠지지만 셀프 테스트군은 틀린 것으로 인해 '스트레스'를 받고 더 읽어보게 된다는 것이다. 《시편》을 외울 때도 《성경》을 보면서 반복하여 외우는 것보다, 문제집을 보면서 무엇이 맞고 틀렸는지를 확인한 후에 외우면 더 잘 외워지는 것도 메타(=about) 인지로 설명이 가능해진다. 공자도 모른다는 것을 아는 것이야말로 참된 앎이다(不知之知)라고 했다.

메타 인지 암기법을 이해하는 데는 약간의 문법 실력이 필요하다.

국어사전에서 조사(助詞)를 찾아보면

비슷한 말에 '토씨'라고 되어 있어 다시 '토씨'가 무엇인지 찾아봐야 한다. '토씨'를 찾아보면 다음과 같이 설명되어 있다.

"임자말의 자리를 나타내거나(格助, 자리토씨), 임자말끼리 접속을 시켜 주거나(接續助詞, 이음토씨), 임자말에 뜻을 더해주는 기능(補助詞, 도움토씨) 하는 씨, 조사(助詞)."

학생들이 많이 보는 《메가스터디 하루국어문법》에서는 '조사'를 어떻게 설명하고 있는지 살펴보자.

관계언(조사)

조사의 정의: 체언 뒤에 붙어서 문법적 관계를 나타내거나 의미를 추가하는 의존형태소이다.

조사의 특성:

1 자립성이 없어서 앞말에 붙여 쓴다.

2 주로 체언에 붙어 문법적 관계를 나타내거나 뜻을 더해주는 구실을 한다.

3 부사나 용언의 연결어미, 다른 조사와 결합할 수 있다.

4 활용하지 않으나, 서술격조사('이다')만은 활용한다.

이처럼 국어사전보다는 훨씬 이해하기 쉽게 나와 있다.

그러나 글자의 형태는 같지만 조사가 아닌 경우도 있음을 주의해야 한다.

'같이'가 그런 경우인데 국어사전에서 찾아보면

@같이: 부사 1 같게, 한 모양으로 2 함께 3 어긋남이 없이, 그대로

@같이: 조사 1 =처럼 2 시간적으로 빠르거나 급함을 나타내는 말

라고 설명되어 있다.

부사로 쓰인 예시로는

이 그림과 같이 그려 보아라. 우리 서로 모여 같이 살자. 예상과 같이 되었다.

조사로 쓰인 예시로는

마치 눈꽃같이 보였다. 그는 소식을 듣자 벼락같이 달려왔다.(높세울 남영신이 엮은 국어 대사전을 참고)

좀 복잡하게 설명되었지만 이 암기법의 핵심은 조사는 외우지 않은 채 '임자말'만을 외우는 것이다. 위에 예시된 《시편》 1편을 본 책에서는

'○ ○○ ○○은 ○○○의 ○를 ○○○ ○○○○ ○○○의 ○에 ○○ ○○○○ ○○○ ○○의 ○○에 ○○ ○○○○'

라고 하여 조사는 쓰여 있고, 임자말을 연상해 답안(시편)과 맞춰 가는 것이다. 무작정 외우는 것이 아니라 책을 보면서 ○○자리에 들어갈 말이 무엇인지 생각해가면 쉽게 외울 수 있게 된다. 다시 한번 강조하지만 《성경》을 보고 먼저 외우는 것이 아니라, 본 책(문제집)을 보면서 임자말 곧 ○○○에 해당하는 단어를 성경책(답안지)을 보면서 반복해 외우는 것이 중요하다.

필자는 자투리 시간을 이용해 100일이 소요되었다. 교회에서는 일주일에 한 편씩 외우게 하면 3년이면 다 외울 수 있다.

02
저절로 외워지는 암송 《시편》

제 1 권

1

1. ○ ○○ ○○은 ○○○의 ○를 ○○○ ○○○○ ○○○의 ○에 ○ ○ ○○○○ ○○○ ○○의 ○○에 ○○ ○○○○
2. ○○ ○○○의 ○○을 ○○○○○ ○의 ○○을 ○○로 ○○○○○○
3. ○는 ○○○에 ○○ ○○가 ○을 ○○ ○○를 ○○○ ○ ○○○가 ○○○ ○○○ ○○○ ○가 ○○ ○○ ○이 ○ ○○○○로다
4. ○○○은 ○○○ ○○○이여 ○○ ○○에 ○○ ○와 ○○○
5. ○○○○ ○○○은 ○○을 ○○○ ○○○ ○○○이 ○○○의 ○ ○에 ○○ ○○○로다
6. ○○ ○○○의 ○은 ○○○께서 ○○○○○ ○○○의 ○은 ○○ ○로다

2

1. ○○○○ ○○ ○○○이 ○○○○ ○○○이 ○○ ○을 ○○○○
2. ○○의 ○○○이 ○○○ ○○○이 ○○ ○○○ ○○○와 ○의 ○ ○ ○○ ○○ ○를 ○○○○
3. ○○가 ○○의 ○ ○을 ○○ ○의 ○○을 ○○ ○○○ ○○○○
4. ○○에 ○○ ○가 ○○○이여 ○께서 ○○을 ○○○○○로다
5. ○ ○에 ○을 ○○○ ○○○○ ○○을 ○○○ ○○ ○○○○를
6. ○가 ○의 ○을 ○ ○○○ ○ ○○에 ○○○ ○○○로다
7. ○가 ○○○의 ○○을 ○○○○ ○○○께서 ○게 ○○○○ ○는 ○ ○○이라 ○○ ○가 ○를 ○○○○
8. ○게 ○○○ ○가 ○○ ○○를 ○ ○○으로 ○○○ ○ ○○가 ○ ○까지 ○○○로다
9. ○가 ○○으로 ○○을 ○○○이여 ○○○같이 ○○○○ ○○○○
10. ○○○ ○○○아 ○○는 ○○를 ○○○ ○○의 ○○○○아 ○ ○는 ○○을 ○○○○○
11. ○○○를 ○○○으로 ○○○ ○○ ○○○ ○○○○
12. ○의 ○○에게 ○○○○ ○○○ ○○○○ ○○○○으로 ○○가 ○에서 ○○○○ ○의 ○○가 ○○○이라 ○○○께 ○○○ ○○ ○○은 ○ ○이 ○○○

3 다윗이 그의 아들 압살롬을 피할 때에 지은 시

1. ○○○여 ○의 ○○이 ○○ ○○ ○○○○ ○○○ ○를 ○○ ○가 ○○○이다
2. ○○ ○○이 ○를 ○○○○ ○○○를 ○는 ○○○께 ○○을 ○○ ○○○ ○○이다(셀라)
3. ○○○여 ○는 ○의 ○○시오 ○의 ○○이시오 ○의 ○○를 ○○ ○ ○○○○이다
4. ○가 ○의 ○○○로 ○○○께 ○○○○○ ○의 ○○에서 ○○○ ○○○○(셀라)
5. ○가 ○○ ○○ ○○○○ ○○○께서 ○를 ○○○이로다
6. ○○○이 ○를 ○○○ ○ ○○ ○○○ ○는 ○○○○○ ○○○○이다
7. ○○○여 ○○○○○ ○의 ○○○이여 ○를 ○○○○○ ○께서 ○의 ○○ ○○의 ○을 ○○○ ○○의 ○를 ○○○○이다
8. ○○은 ○○○께 ○○○○ ○의 ○을 ○의 ○○에게 ○○○○(셀라)

4 다윗의 시, 인도자를 따라 현악에 맞춘 노래

1. ○ ○의 ○○○이여 ○가 ○○ ○에 ○○○○○ ○○ ○에 ○를 ○○○○ ○○○○○ ○게 ○○를 ○○○ ○의 ○○를 ○○○○
2. ○○○아 ○○ ○까지 ○의 ○○을 ○○○ ○○○ ○○ ○○ ○을 ○○○○ ○○을 ○○○○○(셀라)
3. ○○○께서 ○○를 ○○○ ○○○ ○를 ○○○ ○ ○○가 ○○○ ○ ○가 ○를 ○○ ○에 ○○○께서 ○○○○로다
4. ○○는 ○○ ○○○○ ○○○○ ○○에 ○○ ○○에 ○○○ ○○ ○○○○(셀라)
5. ○의 ○○를 ○○○ ○○○를 ○○○○○○
6. ○○ ○○의 ○이 ○○에게 ○을 ○○ ○ ○○○ ○○○ ○○○여 ○의 ○○을 ○○ ○○에게 ○○○○
7. ○께서 ○ ○○에 ○○ ○○은 ○○의 ○○과 ○ ○○○가 ○○○ ○보다 ○○○이다
8. ○가 ○○○ ○○ ○○도 ○○○ ○를 ○○○ ○○ ○○○ ○는 ○○ ○○○○○○이다

5 다윗의 시, 인도자를 따라 관악에 맞춘 노래

1. ○○○여 ○의 ○에 ○를 ○○○○ ○의 ○○을 ○○○ ○○○
2. ○의 ○, ○의 ○○○이여 ○가 ○○○○ ○○를 ○○○○ ○가 ○께 ○○○○이다
3. ○○○여 ○○에 ○께서 ○의 ○○를 ○○○○○ ○○에 ○가 ○께 ○○○○ ○○○이다
4. ○는 ○○을 ○○○○ ○이 ○○○○ ○이 ○와 ○○ ○○○ ○○○
5. ○○○ ○○이 ○의 ○○에 ○○ ○○○이다 ○는 ○○ ○○○를 ○○○○○
6. ○○○○○ ○○을 ○○○○○○이다 ○○○께서는 ○ ○○○를 ○○○ ○와 ○○○ ○를 ○○○○○이다
7. ○○ ○는 ○의 ○○○ ○○을 ○○○ ○의 ○에 ○○○ ○를 ○○○으로 ○○을 ○○○ ○○○○이다
8. ○○○여 ○의 ○○○로 ○○○○ ○의 ○로 ○를 ○○○○○ ○의 ○을 ○ ○○에 ○○ ○○○
9. ○○의 ○에 ○○○이 ○○ ○○의 ○○이 ○○ ○○○ ○○의 ○○○은 ○○ ○○ ○○ ○○의 ○로는 ○○○○이다
10. ○○○이여 ○○을 ○○○○ ○○ ○에 ○○○ ○○○ ○ ○○ ○○로 ○○○○ ○○을 ○○○○○ ○○이 ○를 ○○○○○이다
11. ○○○ ○께 ○○○ ○○ ○○은 ○ ○○○○ ○의 ○○로 ○○○○ ○○○ ○○ ○○○ ○의 ○○을 ○○○○ ○○은 ○를 ○○○○○이다

12 ○○○여 ○는 ○○에게 ○을 ○○○ ○○로 ○ ○○ ○○로 ○를 ○○○○○이다

6 다윗의 시, 인도자를 따라 현악 여덟째 줄에 맞춘 노래

1. ○○○여 ○의 ○○로 ○를 ○○○○ ○○○○ ○의 ○○로 ○를 ○○○○ ○○○○

2. ○○○여 ○가 ○○○○○○○ ○게 ○○를 ○○○○ ○○○여 ○의 ○가 ○○○○ ○를 ○○○○

3. ○의 ○○도 ○○ ○○○이다 ○○○여 ○○ ○○○○이까

4 ○○○여 ○○○ ○의 ○○을 ○○○○ ○의 ○○으로 ○를 ○○ ○○○

5. ○○ ○에서는 ○를 ○○○○ ○이 ○○○○ ○○에서 ○께 ○○ ○ ○ ○○○이까

6. ○가 ○○○으로 ○○○○ ○마다 ○○로 ○ ○○을 ○○○ ○ ○를 ○○○이다

7. ○ ○이 ○○으로 ○○○○ ○○○ ○ ○○ ○○으로 ○○○○ ○ ○○○○이다

8. ○을 ○○○ ○○는 ○ ○를 ○○○ ○○○께서 ○ ○○○○를 ○ ○○○○○

9. ○○○께서 ○ ○○를 ○○○○이여 ○○○께서 ○ ○○를 ○○ ○○로다

10. ○ ○○ ○○○이 ○○○○을 ○○○ ○○ ○이여 ○○○ ○○○ ○ ○○○○로다

7 다윗의 식가욘, 베냐민인 구시의 말에 따라 여호와께 드린 노래

1. ○○○ ○ ○○○이여 ○가 ○께 ○○○○ ○를 ○○○○ ○○ ○ ○에게서 ○를 ○○○○ ○○○
2. ○○○ ○가 ○○○ ○○이 ○○같이 ○를 ○○ ○○○ ○○이다
3. ○○○ ○ ○○○이여 ○가 ○○ ○을 ○○○○○ ○ ○에 ○○이 ○○○
4. ○○○ ○를 ○으로 ○○○○ ○ ○○에게서 ○○ ○○ ○○○○○

5 ○○가 ○의 ○○을 ○○ ○○ ○ ○○을 ○에 ○○○ ○○ ○ ○ ○을 ○○ ○에 ○○ ○○○(셀라)

6. ○○○여 ○○로 ○○○○ ○ ○○○의 ○를 ○○○○ ○를 ○○ ○ ○○○ ○께서 ○○을 ○○○○○이다
7. ○○○의 ○○이 ○를 ○○○ ○○○ ○ ○ ○○ ○○에 ○○○○○
8. ○○○께서 ○○에게 ○○을 ○○○○○ ○○○여 ○의 ○와 ○의 ○○○을 ○○ ○를 ○○○○○
9. ○○의 ○을 ○○ ○○을 ○○○○ ○○○○ ○○○이 ○○의 ○○과 ○○을 ○○○○○이다
10. ○의 ○○는 ○○이 ○○○ ○를 ○○○○○ ○○○께 ○○○
11. ○○○은 ○○○○ ○○○○○이여 ○○ ○○○○○ ○○○이시로다
12. ○○이 ○○○○ ○○○○ ○가 ○의 ○을 ○○이여 ○의 ○을 ○○ ○○○ ○○○○○○
13. ○○ ○○를 ○○ ○○○○이여 ○가 ○○ ○○은 ○○○○이로다
14. ○○이 ○○을 ○○이여 ○○을 ○○ ○○을 ○○○○
15. ○가 ○○○를 ○ ○○이여 ○가 ○○ ○○에 ○○○○
16. ○의 ○○은 ○○ ○○로 ○○○○ ○의 ○○은 ○○ ○○○에 ○○○로다
17. ○가 ○○○께 ○의 ○를 ○○ ○○○이여 ○○○○ ○○○의 ○○을 ○○○○로다

8 다윗의 시, 인도자를 따라 깃딧에 맞춘 노래

1. ○○○ ○○ ○여 ○의 ○○이 ○ ○에 ○○ ○○ ○○○○○○ ○의 ○○이 ○○을 ○○○이다
2. ○의 ○○으로 ○○○○ ○○ ○○○과 ○○○○의 ○으로 ○○을 ○○○이여 ○는 ○○○과 ○○○○을 ○○○○ ○○ ○○○○이다
3. ○의 ○○○으로 ○○○ ○의 ○○과 ○께서 ○○○ ○○ ○과 ○○을 ○가 ○○○
4. ○○이 ○○○○에 ○께서 ○를 ○○○○○ ○○가 ○○○○에 ○께서 ○를 ○○○○이까
5. ○를 ○○○보다 ○○ ○○○ ○○○ ○○와 ○○로 ○을 ○○○○이다
6. ○의 ○으로 ○○○ ○을 ○○○○ ○○○ ○○을 ○의 ○ ○○○○○○
7. ○ ○○ ○와 ○과 ○○○이며
8. ○○의 ○와 ○○의 ○○○와 ○○○에 ○○○ ○○○이다
9. ○○○ ○○ ○여 ○의 ○○이 ○ ○에 ○○ ○○ ○○○○○○

9 다윗의 시, 인도자를 따라 뭇랍벤에 맞춘 노래

1. ○가 ○○으로 ○○○께 ○○○○○ ○의 ○○ ○○○ ○○을 ○ ○○이다
2. ○가 ○를 ○○○○ ○○○○○ ○○○○ ○의 ○○을 ○○○○○
3. ○ ○○○이 ○○○ ○에 ○ ○에서 ○○○ ○○○○이다
4. ○께서 ○의 ○와 ○○를 ○○○○○○ ○○에 ○○○ ○○○ ○ ○○○○이다
5. ○○ ○○○을 ○○○○○ ○○을 ○○○○ ○○의 ○○을 ○○ ○ ○○○○이다
6. ○○가 ○○○ ○○○ ○○○○○○○ ○께서 ○○○○ ○○○을 ○○○ ○ ○○이다
7. ○○○께서 ○○○ ○○○이여 ○○을 ○○○ ○○를 ○○○○○○
8. ○○로 ○○를 ○○○○이여 ○○으로 ○○에게 ○○을 ○○○○로다
9. ○○○는 ○○를 ○○○ ○의 ○○이시요 ○○ ○의 ○○이시로다
10. ○○○여 ○의 ○○을 ○○ ○는 ○를 ○○○○○○ ○는 ○를 ○○ ○○을 ○○○ ○○○○○○이다
11. ○○는 ○○에 ○○ ○○○를 ○○○○ ○의 ○○를 ○○ ○에 ○○○○○○
12. ○ ○○을 ○○○○○ ○가 ○○을 ○○○○이여 ○○○ ○의 ○○○○을 ○○ ○○○○○○

13 ○○○여 ○게 ○○를 ○○○○ ○를 ○○의 ○에서 ○○○○○ ○여 ○를 ○○○○ ○에게서 ○○ ○의 ○○을 ○○○

14. ○○○○○ ○가 ○의 ○○을 ○ ○○ ○이요 ○ ○○의 ○에서 ○의 ○○을 ○○○○이다
15. ○○ ○○○은 ○○가 ○ ○○○에 ○○이여 ○○가 ○○ ○○에 ○○ ○이 ○○○○
16. ○○○께서 ○○를 ○○ ○○ ○○을 ○○○○이여 ○○은 ○○가 ○으로 ○○ ○에 ○○○ ○○○○(힉가욘,셀라)
17. ○○○이 ○○로 ○○○이여 ○○○을 ○○○○ ○○ ○○ ○○○이 ○○○○로다
18. ○○○ ○가 ○○ ○○○○을 ○○○ ○○○이여 ○○○ ○○이 ○○○ ○○○○ ○○○○로다
19. ○○○여 ○○○○ ○○으로 ○○를 ○○ ○○○ ○○○ ○○ ○○○이 ○ ○에서 ○○을 ○○ ○○○
20. ○○○여 ○○을 ○○○ ○○○ ○○ ○○○이 ○○는 ○○○ ○○ ○ ○○ ○○○(셀라)

10

1. ○○○여 ○○○○ ○○ ○○○ ○○○○ ○○ ○에 ○○○○이까
2. ○○ ○가 ○○○○ ○○○ ○를 ○○ ○○○○○ ○○이 ○○가 ○○ ○에 ○○○ ○○○
3. ○○은 ○의 ○○의 ○○을 ○○○○ ○○을 ○○○ ○는 ○○○를 ○○○○ ○○○○이다
4. ○○은 ○의 ○○○ ○○로 ○○○를 ○○○께서 ○를 ○○○○ ○○○○○ ○○ ○의 ○○ ○○에 ○○○이 ○○○○이다
5. ○의 ○은 ○○○○ ○○○○ ○의 ○○은 ○○○ ○에게 ○○○ ○○○○ ○는 ○의 ○○ ○○○을 ○○○○
6. ○의 ○○에 ○○○를 ○는 ○○○○ ○○○○ ○○로 ○○을 ○ ○○ ○○○○○ ○○이다
7. ○의 ○에는 ○○와 ○○과 ○○이 ○○○○ ○의 ○ ○에는 ○○와 ○○이 ○○이다
8. ○가 ○○ ○○○ ○에 ○○○ ○ ○○○ ○에서 ○○○ ○를 ○ ○○ ○의 ○은 ○○○ ○를 ○○○이다
9. ○○가 ○○의 ○에 ○○○ ○○ ○가 ○○○ ○에 ○○○ ○○○ ○를 ○○○○ ○○○○ ○○ ○○을 ○○○○ ○○○ ○를 ○○이다
10. ○가 ○○○ ○○○○ ○의 ○○으로 ○○○○ ○○○ ○○이 ○ ○○○이다
11. ○가 ○의 ○○에 ○○○를 ○○○이 ○○○○ ○의 ○○을 ○ ○○○○ ○○○ ○○ ○○○○○○ ○○이다

12. ○○○여 ○○○○○○ ○○○이여 ○을 ○○○○ ○○○ ○○
    을 ○○ ○○○○
13. ○○○○ ○○이 ○○○을 ○○○○ ○의 ○○에 ○○○를 ○는
    ○○○○ ○○○○○ ○○이까
14. ○께서는 ○○○이다 ○는 ○○과 ○○을 ○○○○○ ○의 ○으
    로 ○○○ ○○○○ ○○○ ○가 ○를 ○○○○이다 ○는 ○○
    부터 ○○를 ○○○○ ○○○이다
15. ○○의 ○을 ○○○○ ○○ ○의 ○을 ○ ○○ ○○○ ○ ○○ ○
    까지 ○○○○
16. ○○○께서는 ○○○○○○○ ○이시니 ○○ ○○○이 ○의 ○
    에서 ○○○○○이다
17. ○○○여 ○는 ○○○ ○의 ○○을 ○○○○○○ ○○의 ○○을
    ○○○○○ ○를 ○○○ ○○○○
18. ○○와 ○○ ○○○ ○를 ○○○ ○○○○ ○○에 ○○ ○가 ○
    ○는 ○○○○ ○○○ ○○○이다

---

11 다윗의 시, 인도자를 따라 부르는 노래

1. ○가 ○○○께 ○○○○○ ○○가 ○ ○○에게 ○같이 ○ ○으로 ○○○○ ○은 ○○○인가
2. ○○이 ○을 ○○○ ○○을 ○○에 ○○이여 ○○이 ○○ ○를 ○ ○○ ○서 ○○ ○○○○
3. ○가 ○○○○ ○○이 ○○을 ○○
4. ○○○께서는 ○의 ○○에 ○○○ ○○○의 ○○는 ○○에 ○○이여 ○의 ○이 ○○을 ○○○○○ ○의 ○○이 ○○을 ○○○○○○
5. ○○○는 ○○을 ○○○○○ ○○과 ○○ ○○○○ ○를 ○○에 ○○○○○○
6. ○○에게 ○○을 ○○○○○ ○과 ○○과 ○○○ ○○이 ○○의 ○의 ○○이 ○○로다
7. ○○○는 ○○○○ ○○○ ○을 ○○○○○○ ○○○ ○는 ○의 ○○을 ○○○로다

12 다윗의 시, 인도자를 따라 여덟째 줄에 맞춘 노래

1. ○○○여 ○○○○ ○○○ ○가 ○○○○ ○○○ ○○이 ○○ ○에 ○○○○이다
2. ○○이 ○○에게 ○○ ○○을 ○○이여 ○○○○ ○○과 ○ ○○으로 ○○○○○
3. ○○○께서 ○○ ○○○○ ○○과 ○○○○ ○를 ○○○○○
4. ○○이 ○○○를 ○○의 ○가 ○○○○ ○○ ○○은 ○○ ○이니 ○○를 ○○○ ○ ○○○○ ○이로다
5. ○○○의 ○○에 ○○○ ○○의 ○○과 ○○○ ○○의 ○○으로 ○○○○ ○가 ○○ ○○○ ○를 ○가 ○○○ ○○○ ○○에 ○○○ ○○○○
6. ○○○의 ○○은 ○○○이여 ○ ○○○에 ○○ ○ ○○○ ○ ○○○
7. ○○○여 ○○을 ○○○ ○ ○○로부터 ○○까지 ○○○○○이다
8. ○○○이 ○○ ○에 ○○을 ○○ ○에 ○○○이 ○○에서 ○○○○○

13 다윗의 시, 인도자를 따라 부르는 노래

1. ○○○여 ○○ ○○○○이까 ○를 ○○○ ○○○○이까 ○의 ○ ○을 ○에게서 ○○ ○까지 ○○○○○이까
2. ○의 ○○이 ○○○○ ○○○○ ○○에 ○○○○를 ○○ ○까지 ○○○ ○ ○○가 ○를 ○○ ○○○○를 ○○ ○까지 ○○이까
3. ○○○ ○ ○○○이여 ○를 ○○○○ ○○○○○ ○의 ○을 ○○ ○○ ○○○○ ○가 ○○의 ○을 ○○ ○○○
4. ○○○○ ○의 ○○가 ○○○를 ○가 ○를 ○○○ ○○ ○○○ ○가 ○○○ ○에 ○의 ○○○이 ○○○○ ○○이다
5. ○는 ○○ ○의 ○○을 ○○○○○○○ ○의 ○○은 ○의 ○○을 ○○○○이다
6. ○가 ○○○를 ○○○○○ ○는 ○께서 ○게 ○○을 ○○○이로다

14 다윗의 시, 인도자를 따라 부르는 노래

1. ○○○○ ○는 ○의 ○○에 ○○○를 ○○○이 ○○ ○○○○ ○ ○은 ○○○○ ○ ○○이 ○○○○ ○을 ○○○ ○가 ○○○
2. ○○○께서 ○○에서 ○○을 ○○○○○ ○○이 ○○ ○○○을 ○○ ○가 ○○○ ○○ ○○○
3. ○ ○○○ ○○ ○○○ ○가 ○○ ○을 ○○○ ○가 ○○○ ○○ 도 ○○○
4. ○○을 ○○○ ○는 ○ ○○○○ ○○이 ○ ○○○ ○ ○○을 ○ ○○○ ○○○를 ○○○ ○○○○○○
5. ○○○ ○○○ ○○은 ○○○○○ ○○○○○○○ ○○○이 ○○ 의 ○○에 ○○이로다
6. ○○가 ○○○ ○의 ○○을 ○○○○ ○○ ○○ ○○○는 ○의 ○ ○○가 ○○○○
7. ○○○○의 ○○이 ○○에서 ○○○를 ○○○○ ○○○께서 ○의 ○○을 ○○ ○ ○에서 ○○○○ ○에 ○○이 ○○○○○ ○○○ ○이 ○○○○로다

15 다윗의 시

1. ○○○여 ○의 ○○에 ○○○ ○ ○○○○ ○의 ○○에 ○○ ○ ○○○○이까
2. ○○○○ ○○○ ○○를 ○○○○ ○의 ○○에 ○○을 ○○○
3. ○의 ○로 ○을 ○○○○ ○○○○ ○의 ○○에게 ○을 ○○○ ○ ○○○ ○의 ○○을 ○○○○ ○○○○
4. ○의 ○은 ○○○ ○를 ○○○○ ○○○를 ○○○○○ ○○을 ○ ○○○ ○의 ○○에서 ○○ ○은 ○○○○○○ ○○○ ○○○○
5. ○○를 ○○○○ ○을 ○○ ○○ ○○○○ ○○을 ○○ ○○○ ○를 ○○○ ○○○○ ○이니 ○○ ○을 ○○○ ○는 ○○○ ○○ ○○ ○○○○이다

16 다윗의 믹담

1. ○○○이여 ○를 ○○ ○○○ ○가 ○께 ○○○이다
2. ○가 ○○○께 ○○○ ○는 ○의 ○○이시오니 ○ ○에는 ○의 ○
   이 ○○ ○○○이다
3. ○에 ○○ ○○○은 ○○○ ○○이니 ○의 ○○ ○○○이 ○○에
   게 ○○○
4. ○○ ○에게 ○○을 ○○○ ○는 ○○○이 ○○ ○이라 ○는 ○○
   이 ○○○ ○의 ○○를 ○○○ ○○○○ ○ ○○로 ○ ○○도 ○
   ○○ ○○○○로다
5. ○○○는 ○의 ○○과 ○의 ○의 ○○이시니 ○의 ○○을 ○○○
   ○이다
6. ○게 ○로 ○○○ ○○은 ○○○○ ○에 ○○이여 ○의 ○○이 ○
   로 ○○○○○
7. ○를 ○○○○ ○○○를 ○○○○○ ○마다 ○ ○○이 ○를 ○○
   ○○○
8. ○가 ○○○를 ○○ ○ ○에 ○○이여 ○가 ○의 ○○○에 ○○○
   ○ ○가 ○○○○ ○○○○로다
9. ○○○○ ○의 ○○이 ○○○ ○의 ○도 ○○○○○ ○ ○○도 ○
   ○○ ○○○
10. ○는 ○께서 ○ ○○을 ○○에 ○○○ ○○○○○ ○의 ○○○
    ○를 ○○○○○ ○○○ ○○○○이다
11. ○께서 ○○의 ○을 ○게 ○○○○○ ○의 ○에는 ○○○ ○○
    이 ○○ ○의 ○○○에는 ○○○ ○○○이 ○○이다

17 다윗의 기도

1. ○○○여 ○의 ○○를 ○○○○ ○의 ○○○○에 ○○○○○ ○ ○○○ ○○○ ○○에서 ○○○ ○의 ○○에 ○를 ○○○○○
2. ○께서 ○를 ○○○○○ ○의 ○으로 ○○○을 ○○○○
3. ○께서 ○ ○○을 ○○○○○ ○에 ○게 ○○○○ ○를 ○○○○ ○○ ○을 ○○ ○○○○○○ ○가 ○○○○ ○으로 ○○○○ ○ ○○○이다
4. ○○의 ○○로 ○○○ ○는 ○의 ○○의 ○○을 ○○ ○○○ ○○ ○ ○○○ ○의 ○을 ○○ ○○○○○○○○
5. ○의 ○○이 ○의 ○을 ○○ ○○○ ○○○○ ○○○○○이다
6. ○○○이여 ○게 ○○○○○○○○ ○가 ○○○○○ ○게 ○를 ○○○ ○ ○을 ○○○○
7. ○께 ○○○ ○○을 ○ ○○○ ○○ ○○에게서 ○○○으로 ○○ ○○○ ○여 ○의 ○○○ ○○을 ○○○○○
8. ○를 ○○○ ○○ ○○○○ ○의 ○○ ○○ ○○에 ○○○
9. ○ ○에서 ○를 ○○○○ ○○○과 ○의 ○○을 ○○○ ○○○에게서 ○○○○ ○○○
10. ○○의 ○○은 ○○에 ○○○○ ○○의 ○은 ○○○○ ○○○이다
11. ○○ ○○가 ○○○○ ○을 ○○이 ○○○○ ○○○○ ○에 ○○ ○○○ ○○이다
12. ○는 ○ ○○ ○을 ○○○ ○○ ○○ ○○○ ○○○ ○에 ○○○ ○○ ○○ ○○○이다

13. ○○○여 ○○○ ○를 ○○○○ ○○○○○○ ○의 ○로 ○○에
    게서 ○의 ○○을 ○○○○○
14. ○○○여 ○ ○○에 ○○○○ ○○ ○○의 ○○을 ○○ ○○○에
    게서 ○의 ○으로 ○를 ○○○○ ○○은 ○의 ○○로 ○를 ○○
    ○ ○○로 ○○○○ ○○의 ○○ ○○을 ○○의 ○○ ○○○에게
    ○○○○ ○○이다
15. ○는 ○○○ ○에 ○의 ○○을 ○○○○ ○ ○에 ○의 ○○으로
    ○○○○이다

---

18 여호와의 종 다윗의 시, 인도자를 따라 부르는 노래, 여호와께서 다윗을 그 모든 원수들의 손에서와 사울의 손에서 건져주신 날에 다윗이 이 노래의 말로 여호와께 아뢰어 이르되

1. ○의 ○이신 ○○○여 ○가 ○를 ○○○○이다
2. ○○○는 ○의 ○○이시요 ○의 ○○시오 ○를 ○○○○ ○시요 ○의 ○○○이시오 ○가 ○ ○에 ○○ ○의 ○○시요 ○의 ○○시요 ○의 ○○의 ○이시요 ○의 ○○이시로다
3. ○가 ○○ ○○○ ○○○께 ○○○○ ○ ○○○에게서 ○○을 ○ ○○로다
4. ○○의 ○이 ○를 ○○ ○○의 ○○가 ○를 ○○○ ○○○○
5. ○○의 ○이 ○를 ○○○ ○○의 ○○가 ○게 ○○○○○
6. ○가 ○○ ○에서 ○○○께 ○○○ ○의 ○○○께 ○○○○○○ ○가 ○의 ○○에서 ○ ○○를 ○○○이여 ○의 ○에서 ○의 ○○ ○○이 ○의 ○에 ○○○○
7. ○에 ○이 ○○○○ ○○의 ○도 ○○○○○○ ○의 ○○로 ○○ ○○이로다
8. ○의 ○에서 ○○가 ○○○ ○에서 ○이 ○○ ○○이여 ○ ○에 ○이 ○○○○
9. ○가 ○ ○○을 ○○○○○ ○○○○○ ○의 ○ ○○는 ○○○○ ○○○
10. ○○을 ○○ ○○○이여 ○○ ○○를 ○○ ○○ ○○○○○○○
11. ○가 ○○을 ○의 ○○ ○으로 ○○○ ○○같이 ○○를 ○○○ ○○이여 ○ ○의 ○○과 ○○의 ○○○ ○○으로 ○○○○○○

12. ○ ○에 ○○로 ○○○○ ○○○ ○○이 ○○○ ○○과 ○○이 ○○○○
13. ○○○께서 ○○에서 ○○○○를 ○○○ ○○○○ ○가 ○○을 ○○○ ○○과 ○○을 ○○○○○
14. ○의 ○○을 ○○ ○○을 ○○○이여 ○○ ○○로 ○○을 ○○ ○○○○
15. ○○ ○에 ○○○의 ○○○과 ○○으로 ○○○○ ○ ○이 ○○ ○○ ○○의 ○가 ○○○○○
16. ○가 ○○ ○에서 ○을 ○○ ○를 ○○○ ○○이여 ○○ ○에서 ○를 ○○○○○○
17. ○를 ○○ ○○와 ○○○○ ○에게서 ○○○○이여 ○○은 ○보다 ○이 ○○ ○○이로다
18. ○○이 ○의 ○○의 ○에 ○게 ○○○○○ ○○○께서 ○의 ○ ○가 ○○○○
19. ○를 ○○ ○으로 ○○○○○ ○를 ○○○○○○ ○를 ○○○○○○
20. ○○○께서 ○ ○를 ○○ ○ ○○○ ○ ○의 ○○○을 ○○ ○게 ○○○○○
21. ○는 ○가 ○○○의 ○를 ○○○ ○○○ ○ ○○○을 ○○○ ○ ○○○○○
22. ○의 ○○ ○○가 ○ ○에 ○○ ○게서 ○의 ○○를 ○○○ ○○ ○○○이로다
23. ○○ ○는 ○의 ○에 ○○○○ ○의 ○○에서 ○○○ ○○을 ○ ○○○
24. ○○○○ ○○○께서 ○ ○를 ○○ ○○○○ ○의 ○○에서 ○

○이 ○○○ ○○ ○게 ○○○○○

25. ○○○○ ○에게는 ○의 ○○○○○을 ○○○○○ ○○○ ○에게는 ○의 ○○○○을 ○○○○
26. ○○○ ○에게는 ○의 ○○○○○을 ○○○○ ○○○ ○에게는 ○의 ○○○○을 ○○○○○
27. ○께서 ○○○ ○○은 ○○○○○ ○○○ ○은 ○○○○이다
28. ○께서 ○의 ○○을 ○○이여 ○○○ ○ ○○○이 ○ ○○을 ○ ○○○이다
29. ○가 ○를 ○○○○ ○○을 ○○ ○○○ ○ ○○○을 ○○○○ ○을 ○○○○이다
30. ○○○의 ○는 ○○○○ ○○○의 ○○은 ○○○○ ○는 ○○에게 ○○○ ○○ ○의 ○○시로다
31. ○○○ ○에 ○가 ○○○이며 ○○ ○○○ ○에 ○가 ○○이냐
32. ○ ○○○이 ○으로 ○게 ○ ○○○○ ○ ○을 ○○○○ ○○○
33. ○의 ○을 ○○○ ○ ○○ ○○○ ○를 ○의 ○○ ○에 ○○○○
34. ○ ○을 ○○○ ○○○ ○○○ ○ ○이 ○○을 ○○○○
35. ○ ○께서 ○의 ○○○○ ○○를 ○게 ○○○ ○의 ○○○이 ○를 ○○○ ○의 ○○○이 ○를 ○○ ○○○이다
36. ○ ○○을 ○○ ○○○ ○를 ○○○○ ○○ ○○○이다
37. ○가 ○ ○○를 ○○○○○○ ○○이 ○○○ ○에는 ○○○○ ○ ○○○이다
38. ○가 ○○을 ○○ ○○ ○○○○ ○○○ ○○○ ○○이 ○ ○ ○ ○에 ○○○○○이다
39. ○께서 ○를 ○○○○ ○○○ ○○으로 ○게 ○ ○○○ ○○○

○를 ○○ ○○이 ○게 ○○○○ ○○○이다

40. ○ ○께서 ○ ○○○에게 ○을 ○○로 ○○○ ○○○ ○를 ○○ ○○ ○○을 ○가 ○○ ○○○ ○○○이다

41. ○○이 ○○○○○ ○○○ ○가 ○○○ ○○○께 ○○○○○ ○ ○에게 ○○○○ ○○○○○이다

42. ○가 ○○을 ○○ ○에 ○○ ○○ ○○○○○ ○○의 ○○ ○○ ○○ ○○○이다

43. ○께서 ○를 ○○의 ○○에서 ○○○○ ○○ ○○의 ○○으로 ○○○○○ ○가 ○○ ○○○ ○○이 ○를 ○○○이다

44. ○○이 ○ ○○을 ○○ ○○로 ○게 ○○○이여 ○○○○이 ○게 ○○○○로다

45. ○○ ○○○이 ○○○○ ○ ○○○ ○에서 ○○ ○○○로다

46. ○○○는 ○○ ○○○ ○의 ○○을 ○○○○ ○ ○○의 ○○○을 ○○○로다

47. ○ ○○○이 ○를 ○○○ ○○○ ○○○ ○○○이 ○게 ○○○○ ○ ○○○○

48. ○께서 ○를 ○ ○○○에게서 ○○○○○ ○께서 ○를 ○○○○ ○ ○의 ○에 ○를 ○○ ○○○ ○를 ○○○ ○에게서 ○○○○이다

49. ○○○여 ○○○○ ○가 ○○ ○○○ ○에서 ○께 ○○○○ ○의 ○○을 ○○○○이다

50. ○○○께서 ○ ○에게 ○ ○○을 ○○○ ○○ ○○ ○○ ○에게 ○○를 ○○○이여 ○○○○ ○○과 ○ ○○에게로다

19 다윗의 시, 인도자를 따라 부르는 노래

1. ○○이 ○○○의 ○○을 ○○○○ ○○이 ○의 ○으로 ○○ ○을 ○○○○○○
2. ○은 ○에게 ○○○ ○은 ○에게 ○○을 ○○○
3. ○○도 ○○ ○○도 ○○○ ○○○ ○○도 ○○○
4. ○의 ○○가 ○ ○에 ○○○ ○의 ○○이 ○○ ○까지 ○○○○ ○○○이 ○를 ○○○ ○○에 ○○을 ○○○○○
5. ○는 ○의 ○○에서 ○○○ ○○과 ○○ ○의 ○을 ○○○ ○○○ ○ ○○ ○○○
6. ○○ ○ ○에서 ○○○ ○○ ○○까지 ○○○이여 ○의 ○○에서 ○○ ○가 ○○○
7. ○○○의 ○○은 ○○○○ ○○을 ○○○○○ ○○○의 ○○는 ○○○○ ○○○ ○를 ○○○○ ○○
8. ○○○의 ○○은 ○○○○ ○○을 ○○○ ○○ ○○○의 ○○은 ○○○○ ○을 ○○ ○○○○
9. ○○○를 ○○○○ ○는 ○○○○ ○○까지 ○○○ ○○○의 ○도 ○○○○ ○ ○○○○
10. ○ ○ ○○ ○○보다 ○ ○○○○이며 ○과 ○○○보다 ○ ○○○
11. ○ ○의 ○이 ○○으로 ○○를 ○○ ○○을 ○○으로 ○이 ○○이다
12. ○○ ○○을 ○○ ○○○ ○ ○○○○ ○를 ○○ ○○에서 ○○ ○○ ○○○
13. ○ ○의 ○에게 ○○로 ○를 ○○ ○○ ○○ ○ ○가 ○를 ○○○○ ○○○ ○○○ ○○○○ ○가 ○○○○ ○ ○○에서 ○○○○○이다
14. ○의 ○○이시요 ○의 ○○○이신 ○○○여 ○ ○의 ○과 ○○의 ○○이 ○○ ○에 ○○○○를 ○○○이다

20 다윗의 시, 인도자를 따라 부르는 노래

1. ○○ ○에 ○○○께서 ○게 ○○○○○ ○○의 ○○○의 ○○이 ○를 ○○ ○○○
2. ○○에서 ○를 ○○○○○ ○○에서 ○를 ○○○○
3. ○ ○○ ○○를 ○○○○○ ○ ○○를 ○○○○○를 ○○○○(셀라)
4. ○ ○○의 ○○대로 ○○○○○ ○ ○○ ○○을 ○○○ ○○○를 ○○○○
5. ○○가 ○의 ○○로 ○○○○ ○○를 ○○○ ○○ ○○○의 ○○으로 ○○의 ○○을 ○○○○ ○○○께서 ○ ○○ ○○를 ○○○ ○○○를 ○○○○
6. ○○○께서 ○○에게 ○○ ○○ ○○ ○를 ○○○○○ ○ ○○ ○가 ○○○ ○의 ○○○의 ○○○○ ○으로 ○의 ○○○ ○○에서 ○에게 ○○○○○로다
7. ○○ ○○은 ○○, ○○ ○○은 ○을 ○○○○ ○○는 ○○○ ○○ ○○○의 ○○을 ○○○○로다
8. ○○은 ○○○○○ ○○○○○ ○○는 ○○○ ○○ ○○○
9. ○○○여 ○을 ○○○○○ ○○가 ○○ ○에 ○○에게 ○○○○○

21 다윗의 시, 인도자를 따라 부르는 노래

1. ○○○여 ○이 ○의 ○으로 ○○○○ ○○○○ ○의 ○○으로 ○○○○ ○○ ○○○○○이다
2. ○의 ○○의 ○○을 ○○ ○○○○ ○의 ○○의 ○○를 ○○○○ ○○○○○이다(셀라)
3. ○의 ○○○○ ○으로 ○를 ○○○○○ ○ ○○을 ○의 ○○에 ○○○○이다
4. ○가 ○○을 ○○○ ○께서 ○에게 ○○○○ ○ ○○○ ○○○○이다
5. ○의 ○○이 ○의 ○○을 ○○ ○○○ ○○와 ○○을 ○에게 ○○○○이다
6. ○가 ○○○○ ○○○ ○을 ○○ ○○○ ○ ○에서 ○○○ ○○○ ○○○이다
7. ○이 ○○○를 ○○○○○ ○○○○ ○의 ○○○으로 ○○○○ ○○○○이다
8. ○의 ○이 ○의 ○○ ○○○을 ○○○이여 ○의 ○○○이 ○을 ○○○○ ○○을 ○○○○○○
9. ○이 ○○○ ○에 ○○을 ○○○ ○○ ○○이라 ○○○께서 ○○○○ ○○을 ○○○○○ ○이 ○○을 ○○○○로다
10. ○이 ○○의 ○○을 ○에서 ○○이여 ○○의 ○○을 ○○ ○에서 ○○○로다
11. ○○ ○○이 ○을 ○○○ ○○ ○○를 ○○○○ ○○○ ○○○○
12. ○이 ○○로 ○○○○ ○이여 ○○의 ○○을 ○○○ ○○○를 ○○○로다
13. ○○○여 ○의 ○○으로 ○○을 ○○○○ ○○가 ○의 ○○을 ○○○○ ○○○○ ○○○

22 다윗의 시, 인도자를 따라 아앨렛샤할에 맞춘 노래

1. ○ ○○○이여 ○ ○○○이여 ○○ ○를 ○○○○이까 ○○ ○를 ○ ○ ○○ ○○ ○○○○○○ ○ ○○ ○○를 ○○ ○○○○○이까
2. ○ ○○○이여 ○가 ○에도 ○○○○ ○에도 ○○○○ ○○○○ ○ ○○○○ ○○○○○이다
3. ○○○○의 ○○ ○에 ○○○ ○여 ○는 ○○○○○이다
4. ○○ ○○○이 ○께 ○○○○ ○○○○○○○ ○○을 ○○○○이다
5. ○○이 ○께 ○○○○ ○○을 ○○ ○께 ○○○○ ○○를 ○○○ ○○○○○이다
6. ○는 ○○요 ○○이 ○○○ ○○의 ○○○○요 ○○의 ○○○○ ○이다
7. ○를 ○○ ○는 ○ ○를 ○○○○ ○○을 ○○○○○ ○○를 ○○ ○ ○○○
8. ○가 ○○○께 ○○○○ ○○○○ ○, ○를 ○○○○○ ○○○ ○ ○○이다
9. ○○ ○께서 ○를 ○○에서 ○○○ ○○○ ○ ○○○의 ○을 ○○ ○에 ○○○○ ○○○이다
10. ○가 ○ ○부터 ○께 ○○○ ○○○ ○○에서 ○○ ○부터 ○는 ○의 ○○○이 ○○○이다
11. ○를 ○○ ○○ ○○○○ ○○이 ○○○○ ○○ ○ ○○이다
12. ○○ ○○가 ○를 ○○○○ ○○의 ○○ ○○이 ○를 ○○○○○
13. ○게 ○ ○을 ○○이 ○○○ ○○○○ ○○○○○이다
14. ○는 ○같이 ○○○○○ ○ ○○ ○는 ○○○○○○ ○ ○○은

○○○○○ ○ ○에서 ○○○○

15. ○ ○이 ○○ ○○○ ○○ ○○ ○ ○가 ○○○에 ○○○이다 ○
   께서 ○ ○를 ○○의 ○○ ○에 ○○○이다
16. ○○이 ○를 ○○○○○ ○○ ○○가 ○를 ○○ ○ ○○을 ○○
   ○이다
17. ○가 ○ ○○ ○를 ○ ○ ○○이다 ○○이 ○를 ○○○○ ○○
18. ○ ○○을 ○○○ ○○을 ○○ ○○이다
19. ○○○여 ○○○○ ○○○○ ○의 ○이시여 ○○ ○를 ○○○○
20. ○ ○○을 ○에서 ○○○○ ○ ○○○ ○을 ○의 ○○에서 ○○
   ○○
21. ○를 ○○의 ○에서 ○○○○ ○께서 ○게 ○○○○○ ○○의
   ○에서 ○○○○○이다
22. ○가 ○의 ○○을 ○○에게 ○○○○ ○○ ○○○에서 ○를 ○
   ○○○이다
23. ○○○를 ○○○○○ ○○여 ○를 ○○○○○○ ○○의 ○○ ○
   ○이여 ○에게 ○○을 ○○○○○ ○○ ○○○○ ○○ ○○이여
   ○를 ○○○○○○
24. ○는 ○○○ ○의 ○○를 ○○○○○ ○○○○ ○○○○○ ○의
   ○○을 ○에게서○○○ ○○○○○ ○가 ○○○○ ○에 ○○○
   ○○
25. ○ ○○ ○○○에서 ○의 ○○은 ○께로부터 ○ ○이니 ○를 ○
   ○○○ ○ ○에서 ○의 ○○을 ○○○이다
26. ○○○ ○는 ○○ ○○○ ○이며 ○○○를 ○○ ○는 ○를 ○○
   ○ ○이라 ○○ ○○은 ○○○ ○○○○

27. ○의 ○○ ○이 ○○○를 ○○○○ ○○○○ ○○ ○○의 ○○
   ○○이 ○의 ○에 ○○○○○
28. ○○는 ○○○의 ○이요 ○○○는 ○○ ○○의 ○○○이로다
29. ○○의 ○○ ○○○ ○가 ○○ ○○○ ○이요 ○○ ○으로 ○○
   ○○ ○ ○ ○○ ○○을 ○○○ ○○ ○도 ○ ○ ○에 ○○○로다
30. ○○이 ○를 ○○ ○이요 ○○에 ○를 ○○ ○이며
31. ○○ ○의 ○○를 ○○○ ○○에게 ○○이여 ○께서 ○를 ○○
   ○○ ○ ○이로다

---

23 다윗의 시

1. ○○○는 ○의 ○○시니 ○게 ○○○이 ○○○로다
2. ○가 ○를 ○○ ○○에 ○○○○ ○ ○○ ○○로 ○○○○○○○
3. ○ ○○을 ○○○○○○ ○○ ○○을 ○○○ ○의 ○로 ○○○○
   ○○○
4. ○가 ○○의 ○○○ ○○○로 ○○○○○ ○를 ○○○○○ ○○
   ○은 ○께서 ○와 ○○ ○○이라 ○의 ○○○와 ○○○가 ○를 ○
   ○○○○이다
5. ○께서 ○ ○○의 ○○에서 ○게 ○을 ○○○○○ ○○을 ○ ○○
   에 ○○○○○ ○ ○이 ○○○이다
6. ○ ○○에 ○○○과 ○○○○이 ○○○ ○를 ○○○○ ○가 ○○
   ○의 ○에 ○○○ ○○로다

---

24 다윗의 시

1. ○과 ○○에 ○○○ ○과 ○○와 ○ ○○○에 ○○ ○○은 ○ ○ ○○의 ○이로다
2. ○○○께서 ○ ○를 ○○ ○에 ○○○이여 ○○ ○에 ○○○○○○
3. ○○○의 ○에 ○○ ○가 ○○○ ○의 ○○○ ○에 ○ ○가 ○○ ○○
4. ○ ○이 ○○○○ ○○이 ○○○○ ○을 ○○○ ○에 ○○ ○○○ ○ ○○ ○○○○ ○○ ○○ ○로다
5. ○는 ○○○께 ○을 ○○ ○○의 ○○○께 ○를 ○○○○
6. ○는 ○○○를 ○○ ○○이요 ○○의 ○○○의 ○○을 ○○○ ○로다(셀라)
7. ○○아 ○○ ○○를 ○○○○ ○○○ ○○아 ○○○○○ ○○의 ○이 ○○ ○○○로다
8. ○○의 ○이 ○○○○ ○○○ ○○ ○○○시요 ○○에 ○○ ○○ ○시로다
9. ○○아 ○○ ○○를 ○○○○ ○○○ ○○아 ○○○○○ ○○의 ○이 ○○ ○○○로다
10. ○○의 ○이 ○○○○ ○○의 ○○○께서 ○ ○○의 ○이시로다(셀라)

25 다윗의 시

1. ○○○여 ○의 ○○이 ○를 ○○○○○이다
2. ○의 ○○○이여 ○가 ○께 ○○○○○○○ ○를 ○○○○ ○○ ○ ○○ ○의 ○○○이 ○를 ○○ ○○를 ○○○ ○○○ ○○○
3. ○를 ○○○ ○○은 ○○를 ○○○ ○○○○○○ ○○○○ ○○○ ○○은 ○○를 ○○○이다
4. ○○○여 ○의 ○를 ○게 ○○○○ ○의 ○을 ○게 ○○○○○
5. ○의 ○○로 ○를 ○○○○○ ○○○○○ ○는 ○ ○○의 ○○○이시니 ○가 ○○ ○를 ○○○○이다
6. ○○○여 ○의 ○○○○과 ○○○○이 ○○부터 ○○○○○ ○여 ○○○을 ○○○○○○
7. ○○○여 ○ ○○ ○○의 ○와 ○○을 ○○○○ ○○○ ○의 ○○○ ○을 ○○ ○께서 ○를 ○○○○○ ○의 ○○○으로 ○○○○
8. ○○○는 ○○○○ ○○○○○ ○○○○ ○의 ○로 ○○○을 ○○ ○○○로다
9. ○○○ ○를 ○○로 ○○○○이여 ○○○ ○에게 ○의 ○를 ○○○ ○○로다
10. ○○○의 ○○ ○은 ○의 ○○과 ○○를 ○○○ ○에게 ○○와 ○ ○로다
11. ○○○여 ○의 ○○이 ○○○ ○의 ○○으로 ○○○○ ○○○○
12. ○○○를 ○○○○ ○ ○○○ ○가 ○○ ○을 ○에게 ○○○○○ 로다

13. ○의 ○○은 ○○○ ○○ ○의 ○○은 ○을 ○○○○로다

14. ○○○의 ○○○○이 ○를 ○○○○ ○○에게 ○○이여 ○의 ○○을 ○○에게 ○○○○로다

15. ○ ○이 ○○ ○○○를 ○○○은 ○ ○을 ○○에서 ○○○○ ○○ ○○이로다

16. ○여 ○는 ○○○ ○○○○ ○게 ○○○○ ○에게 ○○를 ○○○○

17. ○ ○○의 ○○이 ○○○○ ○를 ○○에서 ○○ ○○○

18. ○의 ○○와 ○○을 ○○○ ○ ○○ ○를 ○○○○

19. ○ ○○를 ○○○ ○○의 ○가 ○○ ○를 ○○ ○○○○이다

20. ○ ○○을 ○○ ○를 ○○○○○ ○가 ○께 ○○○○ ○○를 ○○ ○ ○○ ○○○

21. ○가 ○를 ○○○○ ○○과 ○○으로 ○를 ○○○○○

22. ○○○이여 ○○○○을 ○ ○○ ○○에서 ○○○○○

---

26 다윗의 시

1. ○가 ○의 ○○○에 ○○○○○○ ○○○○ ○○○○ ○○○를 ○ ○○○○○○ ○○○여 ○를 ○○○○○
2. ○○○여 ○를 ○○○○ ○○○○ ○ ○과 ○ ○○을 ○○○○○
3. ○의 ○○○○이 ○ ○○에 ○○이다 ○가 ○의 ○○ ○에 ○○○
4. ○○○ ○○과 ○○ ○○ ○○○○○○○ ○○○ ○와 ○○○○도 ○○○○이다
5. ○가 ○○○의 ○○를 ○○○○○ ○○ ○와 ○○ ○○ ○○○○이다
6. ○○○여 ○가 ○○○○○ ○을 ○○ ○의 ○○에 ○○ ○○○
7. ○○의 ○○를 ○○○○ ○의 ○○○ ○○ ○을 ○○○이다
8. ○○○여 ○가 ○께서 ○○ ○과 ○의 ○○이 ○○○ ○을 ○○○○ ○
9. ○ ○○을 ○○과 ○○, ○ ○○을 ○○○와 ○○ ○○○ ○○○
10. ○○의 ○에 ○○○이 ○○ ○○의 ○○○에 ○○이 ○○○○○
11. ○는 ○의 ○○○에 ○○○○○ ○를 ○○○○○ ○게 ○○를 ○ ○○○
12. ○ ○이 ○○○ ○에 ○○○○ ○○ ○○○에서 ○○○를 ○○○ ○이다

27 다윗의 시

1. ○○○는 ○의 ○이요 ○의 ○○이시니 ○가 ○○를 ○○○○○ ○ ○○○는 ○ ○○의 ○○이시니 ○가 ○○를 ○○○○○○
2. ○○○이 ○ ○을 ○○○○ ○게로 ○○○ ○의 ○○○, ○의 ○ ○○인 ○○은 ○○○○ ○○○○○
3. ○○가 ○를 ○○○○ ○ ○○○○ ○ ○○이 ○○○ ○○○○ ○ ○이 ○○○ ○를 ○○○○라도 ○는 ○○○ ○○○○로다
4. ○가 ○○○께 ○○○ ○ ○○ ○ ○○을 ○○○○ ○ ○가 ○ ○ ○에 ○○○의 ○에 ○○○ ○○○의 ○○○○을 ○○○○ ○의 ○○에서 ○○○○ ○○이라
5. ○○○께서 ○○ ○에 ○를 ○의 ○○ ○에 ○○○ ○○○○ ○의 ○○ ○○○ ○에 ○를 ○○○○ ○○ ○○ ○에 ○○○로다
6. ○○ ○ ○○가 ○를 ○○○ ○ ○○ ○에 ○○○○ ○가 ○의 ○ ○에서 ○○○ ○○를 ○○○○ ○○○○ ○○○를 ○○○○로다
7. ○○○여 ○가 ○○○○ ○○○○ ○에 ○○○○ ○○ ○를 ○○ ○ ○○○ ○○○○○
8. ○○는 ○ ○○을 ○○○ ○○ ○에 ○가 ○○으로 ○께 ○○○ ○○○여 ○가 ○의 ○○을 ○○○이다 ○○○이다
9. ○의 ○○을 ○게서 ○○○ ○○○ ○의 ○을 ○○○ ○○○ ○○ ○ ○는 ○의 ○○이 ○○○이다 ○의 ○○의 ○○○이시여 ○를 ○○○ ○○○ ○○○ ○○○
10. ○ ○○는 ○를 ○○○○ ○○○는 ○를 ○○○○○이다

11. ○○○여 ○의 ○를 ○게 ○○○○○ ○ ○○를 ○○○○○ ○○ ○ ○로 ○를 ○○○○○
12. ○ ○○을 ○ ○○에게 ○○○ ○○○ ○○○와 ○을 ○○○ ○가 ○○○ ○를 ○○○○○이다
13. ○가 ○ ○○의 ○에서 ○○○의 ○○○을 ○○ ○ ○ ○○○ ○ ○○○
14. ○는 ○○○를 ○○○○○○ ○○○ ○○○○ ○○○를 ○○○ ○○○

---

28 다윗의 시

1. ○○○여 ○가 ○께 ○○○○○○ ○의 ○○이여 ○게 ○를 ○○ ○○○ ○께서 ○게 ○○○○○ ○가 ○○에 ○○○○ ○와 ○○ ○ ○○이다
2. ○가 ○의 ○○○를 ○○○ ○의 ○을 ○○ ○께 ○○○○ ○에 ○의 ○○○○ ○○를 ○○○○
3. ○○과 ○을 ○○○ ○○과 ○○ ○를 ○○○○ ○○○○ ○○은 ○ ○○에게 ○○을 ○○○ ○○의 ○○에는 ○○이 ○○이다
4. ○○이 ○○ ○과 ○○의 ○○가 ○○대로 ○○○○ ○○의 ○이 ○○대로 ○○에게 ○○ ○ ○○○ ○○ ○으로 ○○에게 ○○○○
5. ○○은 ○○○께서 ○○○ ○과 ○으로 ○○○ ○을 ○○○○ ○○○○○ ○○○께서 ○○을 ○○○○ ○○○○ ○○○○○로다
6. ○○○를 ○○○이여 ○ ○○○○ ○○를 ○○○이로다
7. ○○○는 ○의 ○과 ○의 ○○이시니 ○ ○○이 ○를 ○○○○ ○○을 ○○○○ ○○○○ ○ ○○이 ○○ ○○○○ ○ ○○로 ○를 ○○○○로다
8. ○○○는 ○○의 ○이시요 ○의 ○○ ○○ ○○ ○의 ○○의 ○○이시로다
9. ○의 ○○을 ○○○○○ ○의 ○○에 ○을 ○○○ ○ ○○의 ○○가 ○○○ ○○○○ ○○을 ○○○○○

29 다윗의 시

1. ○○ ○○ ○○ ○○아 ○○과 ○○을 ○○○께 ○○○ ○○○○○
2. ○○○께 ○의 ○○에 ○○○ ○○을 ○○○ ○○○ ○을 ○○ ○
   ○○께 ○○○○○○
3. ○○○의 ○○가 ○ ○에 ○○○ ○○의 ○○○이 ○○○○를 ○
   ○○ ○○○는 ○○ ○ ○에 ○○○○
4. ○○○의 ○○가 ○ ○○이여 ○○○의 ○○가 ○○○○○
5. ○○○의 ○○가 ○○○을 ○○○이여 ○○○께서 ○○○ ○○○
   을 ○○ ○○○○○
6. ○ ○○를 ○○○같이 ○○ ○○이여 ○○○과 ○○으로 ○○○
   ○같이 ○○ ○○○○
7. ○○○의 ○○가 ○○을 ○○○○○
8. ○○○의 ○○가 ○○를 ○○○○이여 ○○○께서 ○○○ ○○를
   ○○○○○○○
9. ○○○의 ○○가 ○○○을 ○○○○ ○○○ ○○을 ○○○ ○○
   ○○ ○의 ○○에서 ○의 ○○ ○○이 ○○○를 ○○이라 ○○○
10. ○○○께서 ○○ ○에 ○○○○○이여 ○○○께서 ○○○○○
    ○으로 ○○○○○○
11. ○○○께서 ○○ ○○에게 ○을 ○○이여 ○○○께서 ○○ ○○
    에게 ○○의 ○을 ○○○로다

30 다윗의 시, 곧 성전 낙성가

1. ○○○여 ○가 ○를 ○○ ○은 ○께서 ○를 ○○○○ ○ ○○로 ○○○ ○로 ○○○○ ○○○○ ○○○ ○○○○이다
2. ○○○ ○ ○○○이여 ○가 ○께 ○○○○○ ○를 ○○○○이다
3. ○○○여 ○께서 ○ ○○을 ○○에서 ○○○○ ○를 ○○○ ○○으로 ○○○○ ○○○○ ○○○이다
4. ○의 ○○○아 ○○○를 ○○○○ ○의 ○○○을 ○○○○ ○○ ○○
5. ○의 ○○은 ○○이요 ○의 ○○은 ○○이로다 ○○에는 ○○이 ○○○○○○ ○○에는 ○○이 ○○로다
6. ○가 ○○○ ○에 ○○○를 ○○○ ○○○○ ○○○○○ ○○○○
7. ○○○여 ○의 ○○로 ○를 ○같이 ○○ ○○○○○ ○의 ○○을 ○○○○ ○가 ○○○○○이다
8. ○○○여 ○가 ○께 ○○○○ ○○○께 ○○○○를
9. ○가 ○○에 ○○○ ○에 ○의 ○가 ○○ ○○이 ○○○○ ○○가 ○○○ ○를 ○○○○ ○의 ○○를 ○○○○이까
10. ○○○여 ○○○○ ○게 ○○를 ○○○○ ○○○여 ○를 ○○ ○가 ○○○ ○○○이다
11. ○께서 ○의 ○○이 ○○○ ○게 ○이 ○○ ○○○ ○의 ○○을 ○○○ ○○으로 ○ ○○○○이다
12. ○는 ○○○○ ○○○○ ○ ○○으로 ○를 ○○○○ ○○이니 ○○○ ○의 ○○○이여 ○가 ○께 ○○○ ○○○○이다

31 다윗의 시, 인도자를 따라 부르는 노래

1. ○○○여 ○가 ○께 ○○○○ ○를 ○○○ ○○○○ ○○ ○○○ ○의 ○○로 ○를 ○○○○
2. ○게 ○를 ○○○ ○○ ○○○○ ○게 ○○○ ○○와 ○○○○ ○ ○이 ○○○
3. ○는 ○의 ○○과 ○○이시니 ○○○○ ○의 ○○을 ○○○○○ ○를 ○○○○○ ○○○○○
4. ○○이 ○를 ○○○ ○○○ ○ ○○에서 ○○○○ ○는 ○의 ○○ ○○○이다
5. ○가 ○의 ○을 ○의 ○에 ○○○○이다 ○○의 ○○○ ○○○여 ○를 ○○○○○이다
6. ○가 ○○○ ○○을 ○○○○ ○○을 ○○○○ ○○○를 ○○○ ○이다
7. ○가 ○의 ○○○○을 ○○○○ ○○○○ ○은 ○께서 ○의 ○○을 ○○○ ○○ ○에 ○○ ○ ○○을 ○○○○
8. ○를 ○○의 ○○에 ○○○ ○○○○○ ○ ○을 ○○ ○에 ○○○ ○○○이다
9. ○○○여 ○가 ○○ ○에 ○○○○ ○게 ○○를 ○○○○ ○가 ○ ○ ○○에 ○과 ○○과 ○이 ○○○○이다
10. ○ ○○을 ○○으로 ○○○ ○의 ○○를 ○○으로 ○○이여 ○ ○○이 ○의 ○○ ○○에 ○○○○○ ○의 ○가 ○○○○이다
11. ○가 ○○ ○○○ ○○에 ○을 ○○○ ○ ○○에게서는 ○○ ○ ○○ ○ ○○가 ○○○ ○에서 ○○ ○가 ○를 ○○○○이다
12. ○가 ○○○○○ ○이 ○○ ○를 ○○에 ○○ ○○○ ○○ ○○ ○○과 ○○○이다

13. ○가 ○○의 ○○을 ○○○○○ ○○이 ○○○으로 ○○○○이다 ○○이 ○를 ○○○ ○○ ○○○ ○에 ○ ○○을 ○○○로 ○○○○이다

14. ○○○여 ○○○○○ ○는 ○께 ○○○○ ○○○를 ○는 ○ ○○○이시라 ○○○이다

15. ○의 ○○이 ○의 ○에 ○○○○ ○ ○○○과 ○를 ○○○○ ○○의 ○에서 ○를 ○○ ○○○

16. ○의 ○○을 ○의 ○에게 ○○○○ ○의 ○○○○으로 ○를 ○○○○○

17. ○○○여 ○가 ○를 ○○○○○ ○를 ○○○○ ○○ ○○○ ○○○을 ○○○○ ○○ ○○에서 ○○○○ ○○○

18. ○○○○ ○○○ ○로 ○○○ ○○을 ○○ ○○ ○○이 ○ ○○○ ○ ○○ ○○○

19. ○를 ○○○○○ ○를 ○○○ ○○○○ ○○ ○ ○께 ○○○ ○를 ○○○ ○○ ○에 ○○○ ○○가 ○○ ○○ ○○○

20. ○께서 ○○을 ○의 ○○○ ○에 ○○○ ○○의 ○에서 ○○○○○○○ ○○○ ○○에 ○○○ ○ ○○에서 ○○○ ○○○이다

21. ○○○를 ○○○○○○ ○○○ ○에서 ○의 ○○○ ○○을 ○게 ○○○○이로다

22. ○가 ○○○ ○○○를 ○의 ○○에서 ○○○○ ○○○○○ ○가 ○께 ○○○○ ○에 ○께서 ○의 ○○○○ ○○를 ○○○○이다

23. ○○ ○○ ○○○아 ○○○를 ○○○○ ○○○께서 ○○○ ○를 ○○○○○ ○○○○ ○○○ ○에게 ○○○ ○○○○○○

24. ○○○를 ○○○ ○○○아 ○○○ ○○○○

32 다윗의 마스길

1. ○○의 ○○을 ○○ ○○의 ○가 ○○○ ○는 ○이 ○○○
2. ○○에 ○○○이 ○○ ○○○께 ○○를 ○○○ ○○○○ ○는 ○ 이 ○○○
3. ○가 ○을 ○○ ○○○ ○에 ○○ ○○○○○ ○ ○가 ○○○○○
4. ○의 ○이 ○○로 ○를 ○○○○○ ○ ○○이 ○○○ ○○ ○○ 에 ○○같이 ○○○이다(셀라)
5. ○가 ○○○를 ○ ○○을 ○○○께 ○○○○○ ○○ ○께 ○ ○를 ○○○ ○ ○○을 ○○○ ○○○○○○○ ○ ○께서 ○ ○○을 ○○ ○○이다(셀라)
6. ○로 ○○○○ ○○ ○○○ ○는 ○를 ○○ ○○를 ○○○ ○께 ○ ○○○○ ○○로 ○○가 ○○○○라도 ○에게 ○○○ ○○○이다
7. ○는 ○의 ○○○이오니 ○○에서 ○를 ○○○○○ ○○의 ○○ 로 ○를 ○○○○이다(셀라)
8. ○가 ○ ○ ○을 ○○○ ○○○ ○를 ○○○○ ○○○○로다
9. ○○는 ○○○ ○이나 ○○같이 ○○ ○○○○ ○○○은 ○○과 ○○로 ○○○○ ○○○○ ○○에게 ○○○ ○○ ○○○○로다
10. ○○에게는 ○○ ○○이 ○○○ ○○○를 ○○○○ ○에게는 ○ ○○○이 ○○○로다
11. ○○ ○○○아 ○○○를 ○○○○ ○○○○○○○ ○○이 ○○ ○ ○○○아 ○ ○○○ ○○○○○

33

1. ○○ ○○○아 ○○○를 ○○○○○ ○○은 ○○○ ○○이 ○○ ○ ○ ○로다
2. ○○으로 ○○○께 ○○○○ ○ ○ ○○로 ○○○○○○
3. ○ ○○로 ○를 ○○○○ ○○○ ○○로 ○○○○ ○○○○○○
4. ○○○의 ○○은 ○○○○ ○가 ○○○○ ○은 ○ ○○○○○○
5. ○는 ○○와 ○○를 ○○○○이여 ○○에는 ○○○의 ○○○○이 ○○○○○
6. ○○○의 ○○으로 ○○이 ○○이 ○○○○ ○ ○○을 ○의 ○ ○ ○으로 ○○○○○
7. ○가 ○○○을 ○○ ○○○ ○○ ○○○○ ○○ ○을 ○○에 ○○ ○○
8. ○ ○은 ○○○를 ○○○○○ ○○의 ○○ ○○○은 ○를 ○○○ ○○○
9. ○가 ○○○○○ ○○○○○○ ○○○○○ ○○○ ○○○
10. ○○○께서 ○○○의 ○○을 ○○○○ ○○○의 ○○을 ○○○ ○ ○○○○
11. ○○○의 ○○은 ○○○ ○○ ○의 ○○은 ○○에 ○○○로다
12. ○○○를 ○○ ○○○으로 ○○ ○○ ○ ○○○의 ○○으로 ○ ○○ ○○은 ○이 ○○○
13. ○○○께서 ○○에서 ○○○○ ○○ ○○을 ○○○이여
14. ○ ○가 ○○○○ ○에서 ○○의 ○○ ○○○을 ○○○○○○○○

15. ○는 ○○ ○○의 ○○을 ○○○○ ○○이 ○○ ○을 ○○○○ ○○ ○로다

16. ○○ ○○로 ○○ ○○ ○이 ○○○ ○○가 ○이 ○○○ ○○○ ○○○○ ○○○○○

17. ○○○○ ○에 ○○는 ○○○ ○○가 ○○ ○○○ ○○ ○○○ ○○○○○

18. ○○○는 ○를 ○○○○ ○ ○ ○의 ○○○○을 ○○○ ○를 ○ ○○

19. ○○의 ○○을 ○○에서 ○○○○ ○○이 ○○○ ○에 ○○을 ○○○○○○

20. ○○ ○○이 ○○○를 ○○이여 ○는 ○○의 ○○과 ○○시로다

21. ○○ ○○이 ○를 ○○○○이여 ○○가 ○의 ○○를 ○○○○○ ○○이로다

22. ○○○여 ○○가 ○께 ○○○대로 ○의 ○○○○을 ○○에게 ○ ○○○

34 다윗이 아비멜렉 앞에서 미친 체하다가 쫓겨나서 지은 시

1. ○가 ○○○를 ○○ ○○○이여 ○ ○○로 ○○ ○를 ○○○○이다
2. ○ ○○이 ○○○를 ○○○○○ ○○○ ○○이 ○를 ○○ ○○○
   ○로다
3. ○와 ○○ ○○○를 ○○○○○ ○○ ○○ ○의 ○○을 ○○○
4. ○가 ○○○께 ○○○○ ○게 ○○○○○ ○ ○○ ○○○에서 ○
   를 ○○○○○
5. ○○이 ○를 ○○○○ ○○를 ○○○○ ○○의 ○○은 ○○○○
   ○○○○로다
6. ○ ○○○ ○가 ○○○○○ ○○○께서 ○○○○ ○의 ○○ ○○
   에서 ○○○○○○
7. ○○○의 ○○가 ○를 ○○○○ ○를 ○○ ○ ○○ ○○을 ○○○
   ○○○
8. ○○는 ○○○의 ○○○을 ○○○ ○○○○ ○에게 ○○○ ○는
   ○이 ○○○
9. ○○ ○○들아 ○○○를 ○○○○ ○를 ○○○○ ○에게는 ○○
   ○이 ○○○
10. ○○ ○○는 ○○○○ ○○○○○ ○○○를 ○○ ○는 ○○ ○○
    ○에 ○○○이 ○○○로다
11. ○○ ○○○아 ○○ ○ ○을 ○○○ ○가 ○○○를 ○○○○ ○
    을 ○○에게 ○○○○로다
12. ○○을 ○○○○ ○○를 ○○○○ ○ ○○를 ○○○ ○○이 ○○○

13. ○ ○를 ○에서 ○○○ ○ ○○을 ○○○에서 ○○○○○

14. ○을 ○○○ ○을 ○○○ ○○을 ○○ ○○○○○

15. ○○○의 ○은 ○○을 ○○○○ ○의 ○는 ○○의 ○○○○에 ○○○○○○○

16. ○○○의 ○○은 ○을 ○○○ ○를 ○○○ ○○의 ○○를 ○에서 ○○○ ○○○○○

17. ○○이 ○○○○○ ○○○께서 ○○○○ ○○의 ○○ ○○에서 ○○○○○

18. ○○○는 ○○이 ○○ ○를 ○○○ ○○○ ○○으로 ○○○○ ○를 ○○○○○○○

19. ○○은 ○○이 ○○○ ○○○께서 ○의 ○○ ○○에서 ○○○○○○

20. ○의 ○○ ○를 ○○○○이여 ○ ○에서 ○○도 ○○○ ○○○○○

21. ○이 ○○을 ○○ ○이라 ○○을 ○○○○ ○는 ○을 ○○○로다

22. ○○○께서 ○의 ○○의 ○○을 ○○○○○○ ○에게 ○○○ ○는 ○ ○을 ○○ ○○○○로다

35 다윗의 시

1. ○○○여 ○와 ○○○ ○와 ○○○○ ○와 ○○○ ○와 ○○○○
2. ○○와 ○ ○○를 ○○○○ ○○○ ○를 ○○○○
3. ○을 ○○ ○를 ○○ ○의 ○을 ○○○○ ○ ○ ○○에게 ○는 ○
   ○○이라 ○○○○
4. ○ ○○을 ○○ ○○이 ○○○○ ○○를 ○○○ ○○○ ○를 ○○
   ○○ ○○ ○○이 ○○○ ○○를 ○○○ ○○○
5. ○○을 ○○ ○에 ○와 ○○ ○○○ ○○○의 ○○가 ○○을 ○○
   ○○ ○○○
6. ○○의 ○을 ○○○ ○○○○ ○○○ ○○○의 ○○가 ○○을 ○
   ○○ ○○○
7. ○○이 ○○○○ ○를 ○○○○ ○○의 ○○을 ○○○에 ○○○
   ○○○○ ○ ○○을 ○○○○ ○○을 ○○○○
8. ○○이 ○○○에 ○에게 ○○○ ○○○ ○가 ○○ ○○에 ○○가
   ○○○ ○○○ ○○ ○에 ○○○○ ○○○
9. ○ ○○이 ○○○를 ○○○ ○이여 ○의 ○○을 ○○○○로다
10. ○ ○○ ○가 ○○○를 ○○○와 ○○ ○가 ○○○ ○는 ○○○
    ○를 ○보다 ○○ ○에게서 ○○○○ ○○○○ ○○○ ○를 ○○
    ○○ ○에게서 ○○○○ ○라 ○○로다
11. ○○○ ○○○이 ○○○○ ○가 ○○ ○○○ ○로 ○게 ○○○○
12. ○게 ○을 ○으로 ○○ ○의 ○○을 ○○○○○
13. ○는 ○○이 ○ ○○○ ○에 ○○ ○○을 ○○○ ○○○○ ○ ○
    ○을 ○○○ ○○○○ ○ ○○가 ○ ○으로 ○○○○○
14. ○가 ○의 ○○와 ○○에게 ○○같이 ○○에게 ○○○○○ ○가
    ○을 ○○○ ○○○○를 ○○○를 ○○같이 ○○○○
15. ○○○ ○가 ○○○○ ○○이 ○○○○ ○○ ○○이여 ○○○가
    ○가 ○○ ○○○ ○에 ○○○ ○를 ○○ ○○를 ○○○○○○○

16. ○○은 ○○에서 ○○○○ ○○○○ ○같이 ○를 ○○○ ○○의 ○를 ○○○
17. ○여 ○○ ○까지 ○○○○○ ○○이까 ○ ○○을 ○ ○○○에게서 ○○○○○ ○ ○○○ ○을 ○○○에게서 ○○○○
18. ○가 ○○ ○에서 ○께 ○○○○ ○○ ○○ ○에서 ○를 ○○○ ○이다
19. ○○○○ ○의 ○○○ ○가 ○로 ○○○○ ○○○○ ○○○ ○○ ○ ○○○○ ○를 ○○○○ ○○이 ○○ ○○○○ ○○○ ○○○
20. ○○ ○○은 ○○을 ○○○ ○○○○ ○○○ ○○○ ○에 ○○ ○○을 ○○○○로 ○○○○
21. ○ ○○이 ○를 ○○○ ○을 ○○ ○○○ ○○ ○○가 ○○○○ ○ ○○이다
22. ○○○여 ○께서 ○를 ○○○○○ ○○○○ ○○○○ ○여 ○를 ○○○○ ○○○○
23. ○의 ○○○, ○의 ○여 ○○○ ○○○ ○를 ○○○○○ ○의 ○ ○를 ○○○○○
24. ○○○ ○의 ○○○이여 ○의 ○○대로 ○를 ○○○○ ○○이 ○로 ○○○○ ○○○○ ○○○ ○○○
25. ○○이 ○○○으로 ○○○를 ○○ ○○을 ○○○○○ ○○ ○○ ○ ○○○ ○○가 ○를 ○○○ ○○○ ○○○ ○○○
26. ○의 ○○을 ○○○○ ○○이 ○○ ○○○○ ○○를 ○○○ ○ ○○ ○를 ○○○ ○○○ ○○○ ○○이 ○○와 ○을 ○○○ ○○○
27. ○의 ○를 ○○○○○ ○○이 ○○○ ○○○○○ ○○○○○ ○ ○○ ○의 ○의 ○○○을 ○○○○○ ○○○는 ○○○○○ ○○ ○을 ○○이 ○○ ○○○ ○○○
28. ○의 ○가 ○의 ○를 ○○○ ○○○○ ○를 ○○○○이다

36 여호와의 종 다윗의 시, 인도자를 따라 부르는 노래

1. ○○의 ○가 ○의 ○○○으로 ○○○를 ○의 ○에는 ○○○을 ○ ○○○○ ○이 ○○ ○○
2. ○가 ○○○ ○○○○를 ○○의 ○○은 ○○○○ ○○○○ ○○ ○을 ○○도 ○○○○○ ○이로다
3. ○의 ○에서 ○○○ ○은 ○○과 ○○이라 ○는 ○○와 ○○을 ○○○○
4. ○는 ○의 ○○에서 ○○을 ○○○ ○○○ ○○ ○에 ○○ ○을 ○○○○ ○○○○○○
5. ○○○여 ○의 ○○○○이 ○○에 ○○ ○의 ○○○○이 ○○에 ○○○○○
6. ○의 ○는 ○○○의 ○○과 ○○ ○의 ○○은 ○ ○○와 ○○○이다 ○○○여 ○는 ○○과 ○○을 ○○○ ○○○이다
7. ○○○이여 ○의 ○○○○이 ○○ ○○ ○○○○○○ ○○○이 ○의 ○○ ○○ ○○에 ○○○이다
8. ○○이 ○의 ○에 ○○ ○○ ○으로 ○○○ ○이라 ○께서 ○의 ○○의 ○○을 ○○○ ○○○이다
9. ○○로 ○○의 ○○이 ○께 ○○○○ ○의 ○ ○에서 ○○가 ○을 ○○이다
10. ○를 ○○ ○○에게 ○의 ○○○○을 ○○ ○○○○ ○○이 ○ ○○ ○에게 ○의 ○○를 ○○○○
11. ○○○ ○의 ○이 ○게 ○○○ ○○○ ○○○ ○○○의 ○이 ○를 ○○○○ ○○○ ○○○
12. ○을 ○○○ ○○이 ○○○ ○○○○○ ○○○○○ ○○ ○○○ ○ ○○○이다

37 다윗의 시

1. ○을 ○○○ ○○ ○○에 ○○○○ ○○ ○○를 ○○○ ○○을 ○
   ○○○ ○○○○
2. ○○은 ○과 ○○ ○○ ○○을 ○○ ○이며 ○○ ○○같이 ○○
   ○ ○○이로다
3. ○○○를 ○○○○ ○을 ○○○ ○에 ○○○ ○○ ○의 ○○을 ○
   ○○○로 ○○○○○
4. ○ ○○○를 ○○○○ ○가 ○ ○○의 ○○을 ○게 ○○○ ○○○
   로다
5. ○ ○을 ○○○께 ○○○ ○를 ○○○○ ○가 ○○○○
6. ○ ○를 ○같이 ○○○○○ ○ ○○를 ○○의 ○같이 ○○○○○
7. ○○○ ○에 ○○○○ ○○ ○○○○ ○○ ○이 ○○○○ ○○ ○
   를 ○○○ ○ ○○에 ○○○○ ○○○○
8. ○을 ○○○ ○를 ○○○ ○○○○ ○○ ○○○ ○을 ○○○이라
9. ○○로 ○을 ○○○ ○○은 ○○○ ○이나 ○○○를 ○○○○ ○
   ○은 ○을 ○○○○로다
10. ○○ ○에는 ○○이 ○○○○○ ○가 ○○을 ○○○ ○○○○○
    ○○○로다
11. ○○○ ○○○ ○○은 ○을 ○○○○ ○○○ ○○으로 ○○○○
    ○로다
12. ○○이 ○○ ○○를 ○○○ ○를 ○○○ ○의 ○를 ○○○○
13. ○○○ ○께서 ○를 ○○○○○○ ○의 ○이 ○○○을 ○○이로다

14. ○○이 ○을 ○○ ○을 ○○ ○○○○ ○○○ ○를 ○○○○○
○ ○○가 ○○○ ○를 ○○○○ ○○
15. ○○의 ○은 ○○○ ○○의 ○○을 ○○○ ○○의 ○은 ○○○
○로다
16. ○○의 ○○ ○○가 ○○의 ○○○보다 ○○○
17. ○○의 ○은 ○○○○ ○○은 ○○○께서 ○○○○○○
18. ○○○께서 ○○○ ○의 ○을 ○○○○ ○○의 ○○은 ○○○○
로다
19. ○○은 ○○ ○에 ○○○○을 ○○○ ○○○○ ○○의 ○에도
○○○ ○이나
20. ○○○은 ○○○○ ○○○의 ○○○은 ○○ ○의 ○○같이 ○○
○○가 ○○ ○○○○로다
21. ○○은 ○○ ○○ ○○○○ ○○은 ○○를 ○○○ ○○○○
22. ○의 ○을 ○○ ○○은 ○을 ○○○○ ○의 ○○를 ○○ ○○은
○○○○로다
23. ○○○께서 ○○의 ○○을 ○○○○ ○의 ○을 ○○○○○○
24. ○는 ○○○○ ○○ ○○○○○ ○○○은 ○○○께서 ○의 ○으
로 ○○○이로다
25. ○가 ○○○부터 ○○까지 ○○이 ○○을 ○○○○ ○의 ○○이
○○○을 ○○ ○○○○○
26. ○는 ○○○○ ○○를 ○○○ ○○ ○○ ○의 ○○이 ○을 ○○
○○
27. ○에서 ○○ ○을 ○○○ ○○○○ ○○○ ○○○

28. ○○○께서 ○○를 ○○○○○ ○의 ○○를 ○○○ ○○○○이
로다 ○○은 ○○○ ○○를 ○○○ ○○의 ○○은 ○○○○로다

29. ○○이 ○을 ○○○이여 ○○○ ○○○ ○○로다

30. ○○의 ○은 ○○○○○ ○의 ○는 ○○를 ○○○

31. ○의 ○○에는 ○○○의 ○이 ○○○ ○의 ○○은 ○○○이 ○
○○로다

32. ○○이 ○○을 ○○○ ○○○ ○○를 ○○○

33. ○○○는 ○를 ○○의 ○에 ○○○○ ○○○○○ ○○ ○에도
○○○○ ○○○○○로다

34. ○○○를 ○○○ ○의 ○를 ○○○ ○○○○ ○가 ○을 ○○○
○ ○○ ○이라 ○○이 ○○○ ○에 ○가 ○○○ ○○로다

35. ○가 ○○의 ○ ○○을 ○○ ○ ○○의 ○에 ○○○ ○○○이 ○
○○과 ○○○

36. ○가 ○○○ ○에 ○는 ○○○○○ ○가 ○○○ ○○○○ ○○
○○○

37. ○○○ ○○을 ○○○ ○○○ ○를 ○○○○ ○○ ○○○ ○의
○○는 ○○이로다

38. ○○○○은 ○○ ○○○○○ ○○의 ○○는 ○○○ ○이나

39. ○○○의 ○○은 ○○○로부터 ○○○ ○는 ○○ ○에 ○○의
○○이시로다

40. ○○○께서 ○○을 ○○ ○○○○ ○○○에게서 ○○ ○○○○
은 ○를 ○○○ ○○이로다

38 다윗의 기념하는 시

1. ○○○여 ○의 ○○○으로 ○를 ○○○○ ○○○ ○의 ○○○○으로 ○를 ○○○○○○○
2. ○의 ○○이 ○를 ○○○ ○의 ○이 ○를 ○○ ○○○○이다
3. ○의 ○○로 ○○○○ ○ ○에 ○○ ○이 ○○○○ ○의 ○로 ○○○○ ○ ○에 ○○○이 ○○이다
4. ○ ○○이 ○ ○○에 ○○○ ○○○ ○ ○○○ ○가 ○○○ ○ ○○이다
5. ○ ○○가 ○○ ○○가 ○○○ ○가 ○○○ ○○○○○이다
6. ○가 ○○○ ○○ ○○○○○○ ○○○○ ○○ ○에 ○○○이다
7. ○ ○○에 ○○가 ○○○○ ○ ○에 ○○ ○이 ○○이다
8. ○가 ○○○○ ○○ ○○○○○○ ○○이 ○○○○ ○○○○이다
9. ○여 ○의 ○○ ○○이 ○ ○에 ○○○○ ○의 ○○이 ○ ○에 ○○○○ ○○○○이다
10. ○ ○○이 ○○ ○ ○○이 ○○○ ○ ○의 ○도 ○를 ○○○이다
11. ○가 ○○○○ ○와 ○ ○○○이 ○ ○○를 ○○○○ ○ ○○○도 ○○ ○○이다
12. ○ ○○을 ○○ ○가 ○○를 ○○ ○를 ○○○○ ○가 ○○○ ○을 ○○○ ○○○○ ○○를 ○○○○
13. ○는 ○ ○○ ○같이 ○○ ○○○○ ○ ○○○ ○같이 ○을 ○○○○○○○
14. ○는 ○○ ○○○ ○ ○○○ ○ ○에는 ○○○ ○이 ○○이다

15. ○○○여 ○가 ○를 ○○○○○ ○ ○ ○○○이 ○게 ○○○○○ 이다

16. ○가 ○○○를 ○○○○ ○○이 ○ ○○에 ○○○○ ○가 ○○○ ○에 ○를 ○○○ ○○○ ○○○○ ○○○이다

17. ○가 ○○○○ ○○○ ○의 ○○이 ○○ ○ ○에 ○○○○

18. ○ ○○을 ○○○ ○ ○를 ○○○○○이다

19. ○ ○○가 ○○○○ ○○○ ○○○○ ○를 ○○○○ ○가 ○○○

20. ○ ○으로 ○을 ○○○○ ○○이 ○가 ○을 ○○○○ ○ ○○에 ○를 ○○○○이다

21. ○○○여 ○를 ○○○ ○○○ ○의 ○○○이여 ○를 ○○○○ ○ ○○

22. ○○ ○를 ○○○○ ○ ○의 ○○이시여

39 다윗의 시, 인도자를 따라 여두둔 형식으로 부르는 노래

1. ○가 ○○○를 ○의 ○○를 ○○○○ ○ ○로 ○○○○ ○○○○○ ○○이 ○ ○에 ○○ ○에 ○가 ○ ○에 ○○을 ○○○○ ○○○○
2. ○가 ○○○○ ○○ ○도 ○○ ○○○○ ○의 ○○이 ○ ○○○○
3. ○ ○○이 ○ ○에서 ○○○○ ○○ ○○로 ○○○ ○에 ○이 ○ ○○ ○의 ○로 ○○○를
4. ○○○여 ○의 ○○과 ○○이 ○○○○인지 ○○○○ ○가 ○의 ○○○을 ○○ ○○○
5. ○께서 ○의 ○을 ○ ○ ○○만큼 ○○ ○○○ ○의 ○○이 ○ ○에는 ○○○ ○○○○ ○○은 ○가 ○○○ ○ ○○ ○에도 ○○로 ○○가 ○○○○○이다(셀라)
6. ○○로 ○ ○○은 ○○○같이 ○○○ ○○ ○로 ○○○○ ○○을 ○○○ ○가 ○○○○ ○○ ○○○이다
7. ○여 ○○ ○가 ○○을 ○○○○ ○의 ○○은 ○께 ○○이다
8. ○를 ○○ ○에서 ○○○○ ○○○ ○에게서 ○을 ○○○ ○○○ ○ ○○○
9. ○가 ○○○○ ○을 ○○ ○○○은 ○께서 ○를 ○○○ ○○○○이다
10. ○의 ○○을 ○에게서 ○○○○ ○의 ○이 ○○으로 ○가 ○○ ○○○이다
11. ○께서 ○○을 ○○○○ ○○을 ○○○○ ○에 ○ ○○를 ○○○같이 ○○○○ ○○○ ○○○ ○○이란 ○○ ○○ ○○○이다(셀라)

12. ○○○여 ○의 ○○를 ○○○○ ○의 ○○○○에 ○를 ○○○○
○ ○가 ○○ ○○ ○에 ○○○○ ○○○○ ○는 ○와 ○○ ○○
○○○이며 ○의 ○○ ○○○처럼 ○○○이다
13. ○는 ○를 ○○○○ ○가 ○○ ○○○○ ○에 ○의 ○○을 ○○
○○○○

---

40 다윗의 시, 인도자를 따라 부르는 노래

1. ○가 ○○○를 ○○○○ ○○○○○ ○를 ○○○○ ○의 ○○○
○을 ○○○○○
2. ○를 ○가 ○○ ○○○와 ○○에서 ○○○○○○ ○ ○을 ○○ ○
에 ○○ ○ ○○을 ○○○○ ○○○○
3. ○ ○○ ○ ○○ ○○○께 ○○ ○○을 ○ ○에 ○○○○ ○○ ○
○이 ○○ ○○○○○ ○○○를 ○○○○로다
4. ○○○를 ○○○○ ○○○ ○와 ○○에 ○○○○ ○를 ○○○○
○○○○ ○는 ○이 ○○○
5. ○○○ ○의 ○○○이여 ○께서 ○○○ ○○이 ○○ ○○를 ○○
○ ○의 ○○도 ○○ ○○도 ○와 ○○ ○가 ○○이다 ○가 ○○
○○ ○○○○ ○○ ○○ ○○ ○ ○를 ○○도 ○○이다
6. ○께서 ○ ○를 ○○○ ○게 ○○○○○를 ○○와 ○○을 ○○○
○ ○○○○○ ○○와 ○○○를 ○○○○ ○○○○○ ○○○○
7. ○ ○에 ○가 ○○○를 ○가 ○○이다 ○를 ○○○ ○○○ ○이
○○○○ ○에 ○○이다

8. ○의 ○○○이여 ○가 ○의 ○ ○○○를 ○○○○ ○의 ○이 ○의
   ○○에 ○○이다 ○○○이다
9. ○가 ○○ ○○ ○○○에서 ○의 ○○ ○○을 ○○○○이다 ○○
   ○여 ○가 ○ ○○을 ○○ ○○○ ○을 ○께서 ○○○이다
10. ○가 ○의 ○○를 ○ ○○에 ○○○ ○○○○ ○의 ○○과 ○○
    을 ○○○○○○ ○가 ○의 ○○와 ○○를 ○○ ○○ ○○○에
    서 ○○○ ○○○○○이다
11. ○○○여 ○의 ○○을 ○게서 ○○○ ○○○ ○의 ○○와 ○○
    로 ○를 ○○ ○○○○○
12. ○○○ ○○이 ○를 ○○○○ ○의 ○○이 ○를 ○○○○ ○○
    ○○ ○도 ○○○ ○가 ○의 ○○○보다 ○○○○ ○가 ○○○○
    ○○○이다
13. ○○○여 ○○을 ○○○ ○를 ○○○○○ ○○○여 ○○ ○를
    ○○○○
14. ○ ○○을 ○○ ○○○ ○○ ○는 ○ ○○와 ○○를 ○○○ ○○
    ○ ○의 ○를 ○○○○ ○는 ○ ○○○ ○을 ○○○ ○○○
15. ○를 ○○○ ○○ ○○ ○○ ○○○○ ○○이 ○○ ○○로 ○○
    ○○ ○○○ ○○○
16. ○를 ○○ ○는 ○ ○ ○에서 ○○○○○ ○○○○ ○○○ ○의
    ○○을 ○○○○ ○는 ○○ ○○○를 ○○○는 ○○○○○ ○○
    ○○○
17. ○는 ○○○○ ○○○○○ ○께서는 ○를 ○○○○○○ ○는 ○
    의 ○○이시요 ○를 ○○○○ ○시라 ○의 ○○○이여 ○○○○
    ○○○

41 다윗의 시, 인도자를 따라 부르는 노래

1. ○○○ ○를 ○○○○ ○에게 ○이 ○○이여 ○○의 ○에 ○○○ 께서 ○를 ○○○○로다
2. ○○○께서 ○를 ○○○ ○○ ○○○○ ○가 ○ ○○에서 ○을 ○ ○ ○이라 ○여 ○를 ○ ○○들의 ○에 ○○○ ○○○
3. ○○○께서 ○를 ○○에서 ○○○○ ○가 ○○ ○○ ○마다 ○의 ○을 ○○ ○○○이다
4. ○가 ○○○를 ○○○여 ○게 ○○를 ○○○○ ○가 ○께 ○○○ ○○○○ ○를 ○○○○ ○○○이다
5. ○의 ○○가 ○게 ○○○ ○○○○를 ○가 ○○ ○에나 ○○ ○의 ○○이 ○○○ ○○○○ ○○
6. ○를 ○○ ○○는 ○○을 ○○○ ○의 ○○에 ○을 ○○○○ ○○ ○는 ○를 ○○ ○○○○○
7. ○를 ○○○○ ○가 ○ ○○같이 ○게 ○○○ ○○○○○ ○를 ○ ○○○ ○○○
8. ○○○를 ○○ ○이 ○에게 ○○○○ ○○ ○가 ○○ ○○ ○○○ ○ ○○○○ ○○○
9. ○가 ○○○○ ○ ○을 ○○○○ ○의 ○○○ ○○도 ○를 ○○ ○○ ○의 ○○○를 ○○○이다
10. ○○○○○ ○ ○○○여 ○게 ○○를 ○○○○ ○를 ○○○○ ○가 ○○에게 ○○○○ ○○○ ○로써
11. ○ ○○가 ○를 ○○○ ○○○○ ○께서 ○를 ○○○○○ ○을 ○가 ○○○이다
12. ○께서 ○를 ○○○ ○에 ○○○○ ○○○ ○ ○에 ○○○○이다
13. ○○○○의 ○○○ ○○○를 ○○부터 ○○까지 ○○○○○○ ○○

제 2 권

42 권고라 자손의 마스길, 인도자를 따라 부르는 노래

1. ○○○이여 ○○이 ○○○을 ○○에 ○○○같이 ○ ○○이 ○를
○○에 ○○○○이다
2. ○ ○○이 ○○○ ○ ○○ ○○○ ○○○을 ○○○○○ ○가 ○○
○에 ○○○○ ○○○의 ○○을 ○○○
3. ○○○이 ○○ ○게 ○○ ○이 ○ ○○○이 ○○ ○○○ ○○○ ○
○○이 ○○로 ○ ○○이 ○○○○
4. ○가 ○에 ○○을 ○○○ ○○와 ○○○○ ○○과 ○○의 ○○를
○○ ○○을 ○○○의 ○으로 ○○○○○○ ○○ ○ ○을 ○○○
○ ○ ○○이 ○○○○○
5. ○ ○○아 ○가 ○○○○ ○○○○ ○○○○ ○ ○에서 ○○○ ○
○○ ○는 ○○○께 ○○을 ○○ ○가 ○○○ ○○○으로 ○○○
○ ○가 ○○○ ○○○○로다
6. ○ ○○○이여 ○ ○○이 ○ ○에서 ○○이 ○○○ ○가 ○○ ○
과 ○○○과 ○○○에서 ○를 ○○○○이다
7. ○의 ○○ ○○에 ○○ ○○가 ○○ ○○○ ○의 ○○ ○○와 ○○
이 ○를 ○○○○이다
8. ○에는 ○○○께서 ○의 ○○○○을 ○○○○ ○에는 ○의 ○○
이 ○게 ○○ ○○의 ○○○께 ○○○○로다
9. ○ ○○이신 ○○○께 ○○○를 ○○○○ ○를 ○○○○이까 ○
가 ○○○○ ○○의 ○○로 ○○○○ ○○○ ○○○이까 ○○로다
10. ○ ○를 ○○○ ○같이 ○ ○○이 ○를 ○○○○ ○ ○게 ○○○

를 ○ ○○○이 ○○ ○○○ ○○○

11. ○ ○○아 ○가 ○○○○ ○○○○ ○○○○ ○ ○에서 ○○○
    ○○○ ○는 ○○○께 ○○을 ○○ ○는 ○가 ○○○ ○○○으
    로 ○○○○ ○ ○○○을 ○○○ ○○○○로다

43

1. ○○○이여 ○를 ○○○○○ ○○○○ ○○○ ○○에 ○○○ ○
   ○○를 ○○○○○ ○○○○ ○○○ ○에게서 ○를 ○○○○
2. ○는 ○의 ○이 ○○ ○○○이시거늘 ○○○○ ○를 ○○○○이
   까 ○가 ○○○○ ○○의 ○○으로 ○○○○ ○○○ ○○○이까
3. ○의 ○과 ○의 ○○를 ○○○○ ○를 ○○○○○ ○의 ○○○ ○
   과 ○께서 ○○○○에 ○○○ ○○○
4. ○○○ ○가 ○○○의 ○○에 ○○○ ○의 ○ ○○의 ○○○께 ○
   ○○이다 ○○○이여 ○의 ○○○이여 ○가 ○○으로 ○를 ○○
   ○○이다
5. ○ ○○아 ○가 ○○○○ ○○○○ ○○○○ ○ ○에서 ○○○ ○
   ○○ ○는 ○○○께 ○○을 ○○ ○가 ○○○ ○○○으로 ○○○
   ○ ○ ○○○을 ○○○ ○○○○로다

---

44 고라 자손의 마스길, 인도자를 따라 부르는 노래

1. ○○○이여 ○께서 ○○ ○○○의 ○ ○ ○○에 ○○○ ○을 ○○
   이 ○○에게 ○○○○ ○○가 ○○ ○로 ○○○이다
2. ○께서 ○의 ○으로 ○ ○○을 ○○○○○ ○○ ○○○을 ○ ○에
   ○○○○ ○○○ ○께서 ○○ ○○○은 ○○○○ ○○○ ○○ ○
   ○○은 ○○○○ ○○○이다
3. ○○이 ○○ ○로 ○을 ○○ ○○○이 ○○○ ○○의 ○이 ○○을
   ○○○도 ○○○ ○○ ○의 ○○○과 ○의 ○과 ○의 ○○의 ○으
   로 ○○○○ ○께서 ○○을 ○○○○ ○○○○이다
4. ○○○이여 ○는 ○의 ○이시니 ○○에게 ○○을 ○○○○
5. ○○가 ○를 ○○○○ ○○ ○○을 ○○○ ○○를 ○○ ○○○○
   ○를 ○의 ○○으로 ○○○이다
6. ○는 ○ ○을 ○○○○ ○○○ ○이라 ○ ○이 ○를 ○○○○ ○
   ○○이다
7. ○○ ○께서 ○○를 ○○ ○○○에게서 ○○○○○ ○○를 ○○
   ○○ ○로 ○○를 ○○○ ○○○이다
8. ○○가 ○○ ○○○을 ○○○○○이다 ○○는 ○○○의 ○○에
   ○○○ ○○○○이다(셀라)
9. ○○○ ○○는 ○께서 ○○를 ○○ ○을 ○○○ ○○○ ○○ ○○
   와 ○○ ○○○○ ○○○○○이다
10. ○께서 ○○를 ○○○에게서 ○○○○ ○○○ ○○를 ○○○○
    ○가 ○○를 ○○○ ○○○○○이다
11. ○께서 ○○를 ○○○○ ○처럼 ○○에게 ○○○○○ ○○ ○○
    ○에 ○○를 ○○○○이다
12. ○께서 ○의 ○○을 ○○으로 ○○이여 ○○을 ○ ○으로 ○○

을 ○○ ○○○○이다
13. ○께서 ○○로 ○○○ ○○에게 ○을 ○○○ ○○○ ○○이 ○
○를 ○○○○ ○○○○ ○○○○이다
14. ○께서 ○○를 ○ ○○ ○에 ○○○○○가 ○○ ○○○ ○○ ○
에서 ○○ ○○을 ○○○ ○○○이다
15. ○의 ○○이 ○○ ○ ○에 ○○○ ○○가 ○ ○○을 ○○○○
16. ○를 ○○○○ ○○○ ○○ ○○이요 ○의 ○○와 ○의 ○○○
○○○○이다
17. ○ ○○ ○이 ○○에게 ○○○○○ ○○가 ○를 ○○ ○○○○
○의 ○○을 ○○○ ○○○○○이다
18. ○○의 ○○은 ○○○○ ○○○○ ○○ ○○도 ○의 ○을 ○○
○ ○○○○○○
19. ○께서 ○○를 ○○○의 ○○에 ○○ ○○○○ ○○를 ○○의
○○로 ○○○○이다
20. ○○가 ○○ ○○○의 ○○을 ○○○○○○ ○○ ○을 ○○ ○
에게 ○○○ ○○○
21. ○○○이 ○를 ○○○○ ○○○○○○이까 ○○ ○는 ○○의 ○
○을 ○○○이다
22. ○○가 ○○ ○를 ○○○ ○○을 ○○○ ○○ ○○○ ○같이 ○
○을 ○○○이다
23. ○여 ○○○ ○○○○ ○○○○이까 ○○○○○ ○○를 ○○○
○○○ ○○○
24. ○○○○ ○의 ○○을 ○○○○ ○○의 ○○과 ○○를 ○○○○이까
25. ○○ ○○은 ○○ ○에 ○○○○ ○○ ○은 ○에 ○○○이다
26. ○○○ ○○를 ○○○○ ○의 ○○○○으로 ○○○○ ○○를 ○
○○○○

45 고라자손의 마스길, 사랑의 노래, 인도자를 따라 소산님에 맞춘 것

1. ○ ○○이 ○○ ○로 ○을 ○○○ ○○ ○을 ○○○○ ○ ○는 ○
   ○○가 ○○○ ○○○의 ○○과 ○○○
2. ○은 ○○○보다 ○○○○ ○○를 ○○에 ○○○○ ○○○○ ○
   ○○이 ○에게 ○○○ ○을 ○○○○
3. ○○여 ○을 ○○에 ○○ ○의 ○○와 ○○을 ○○○○
4. ○은 ○○와 ○○와 ○○를 ○○○ ○의 ○○을 ○○○○ ○○에
   ○○○○ ○의 ○○○이 ○에게 ○○○ ○을 ○○○○이다
5. ○의 ○○은 ○○○○ ○의 ○○의 ○○을 ○○○ ○○이 ○의 ○
   에 ○○○○○○○
6. ○○○이여 ○의 ○○는 ○○○○ ○의 ○○의 ○는 ○○○ ○○
   ○이다
7. ○은 ○○를 ○○○○ ○을 ○○○○○ ○○○○ ○○○ ○ ○의
   ○○○이 ○○○의 ○○을 ○에게 ○○ ○의 ○○보다 ○○○○
   ○○○이다
8. ○의 ○○ ○은 ○○과 ○○과 ○○의 ○○가 ○○○ ○○○에서
   ○○○ ○○은 ○을 ○○○ ○○○
9. ○이 ○○○ ○○ ○○○ ○에는 ○○의 ○이 ○○○ ○○는 ○○
   의 ○으로 ○○○ ○의 ○○○에 ○○○
10. ○이여 ○○ ○○ ○를 ○○○○○○ ○ ○○과 ○ ○○○의 ○
    을 ○○○○○○○
11. ○○○○ ○이 ○ ○○○○을 ○○○○○○ ○는 ○ ○○이시니

○는 ○를 ○○○○○○

12. ○○의 ○은 ○○을 ○○○ ○○ ○ ○○ ○도 ○ ○○ ○○를 ○○○로다

13. ○의 ○은 ○○에서 ○○ ○○를 ○○○ ○의 ○은 ○으로 ○ ○ ○○○

14. ○ ○○ ○을 ○○ ○는 ○께로 ○○○을 ○○○ ○○○○ ○○ ○○○도 ○께로 ○○○ ○ ○이라

15. ○○은 ○○과 ○○○으로 ○○○을 ○○ ○○에 ○○○○로다

16. ○의 ○○○은 ○의 ○○○을 ○○○ ○이라 ○이 ○○로 ○ ○ ○의 ○○을 ○○○로다

17. ○가 ○의 ○○을 ○○에 ○○○○ ○○○ ○○○○ ○○이 ○을 ○○○ ○○○○로다

---

46 고라자손의 시, 인도자를 따라 알라못에 맞춘 노래

1. ○○○은 ○○의 ○○○시요 ○이시니 ○○ ○에 ○○ ○ ○○이 시라
2. ○○○○ ○이 ○○○○ ○이 ○○○ ○○ ○○○에 ○○○○
3. ○○○이 ○○○○ ○○○○ ○○이 ○○으로 ○이 ○○○○○○ ○○는 ○○○○○ ○○ ○○로다(셀라)
4. ○ ○○가 ○○ ○○○ ○○ ○○○의 ○ ○ ○○○○ ○의 ○○를 ○○○ ○○○
5. ○○○이 ○ ○ ○에 ○○○ ○이 ○○○○ ○○○ ○이라 ○○에 ○○○이 ○○○○로다
6. ○ ○○가 ○○○ ○○이 ○○○○○ ○가 ○○를 ○○○ ○이 ○ ○○○
7. ○○의 ○○○께서 ○○와 ○○ ○○○ ○○의 ○○○은 ○○의 ○○○시로다(셀라)
8. ○○ ○○○의 ○○을 ○○○○ ○가 ○을 ○○○로 ○○○○○
9. ○가 ○ ○까지 ○○을 ○○ ○○이여 ○을 ○○ ○을 ○○○ ○ ○를 ○○○○○○○
10. ○○○○를 ○○는 ○○○ ○○ ○가 ○○○ ○을 ○○○○ ○가 ○ ○○ ○에서 ○○을 ○○○○ ○가 ○○ ○에서 ○○을 ○ ○○○ ○○○○
11. ○○의 ○○○께서 ○○와 ○○ ○○○ ○○의 ○○○은 ○○의 ○○○시로다(셀라)

47 고라 자손의 시, 인도자를 따라 부르는 노래

1. ○○ ○○○아 ○○○을 ○○ ○○○ ○○로 ○○○께 ○○○ ○○
2. ○○○○ ○○○는 ○○○○○ ○ ○에 ○ ○이 ○○이로다
3. ○○○께서 ○○을 ○○에게, ○○○을 ○○ ○ ○○에 ○○○○ ○○○
4. ○○를 ○○○ ○○을 ○○○○○ ○ ○○○○ ○○의 ○○로다 (셀라)
5. ○○○께서 ○○○ ○○ ○에 ○○○○이여 ○○○께서 ○○ ○ ○ ○에 ○○○○○○
6. ○○○○ ○○○을 ○○○○ ○○○○ ○○ ○을 ○○○○
7. ○○○은 ○ ○의 ○○○이라 ○○의 ○로 ○○○○○○
8. ○○○이 ○ ○○을 ○○○○○ ○○○이 ○의 ○○○ ○○에 ○ ○○○○
9. ○ ○○의 ○○○이 ○○이여 ○○○○의 ○○○의 ○○이 ○○ ○ ○○의 ○○ ○○는 ○○○의 ○○이여 ○는 ○○을 ○○○○로다

48 고라 자손의 시 곧 노래

1. ○○○는 ○○○○○ ○○ ○○○의 ○, ○○○ ○에서 ○○○ ○ ○ ○○○○로다
2. ○가 ○○ ○○○○ ○ ○○가 ○○○○이여 ○ ○의 ○ ○ ○○에 ○○ ○○ ○이 ○○○○○
3. ○○○이 ○ ○○ ○○에서 ○○를 ○○로 ○○○○○
4. ○○이 ○○○ ○○ ○○○○이여
5. ○○이 ○○ ○○○ ○○○ ○○ ○○○○○
6. ○○○ ○○이 ○○을 ○○○○○ ○○이 ○○○○ ○○의 ○○ ○○○
7. ○께서 ○○으로 ○○○의 ○를 ○○○○○○
8. ○○가 ○○대로 ○○의 ○○○의 ○, ○○ ○○○의 ○에서 ○○ ○○ ○○○이 ○를 ○○○ ○○○○ ○○○로다(셀라)
9. ○○○이여 ○○가 ○의 ○ ○○○에서 ○의 ○○○○을 ○○○ ○○이다
10. ○○○이여 ○의 ○○과 ○○ ○○도 ○ ○까지 ○○○○ ○의 ○○○에는 ○○가 ○○○○○이다
11. ○의 ○○으로 ○○○○ ○○ ○은 ○○○○ ○○의 ○○은 ○ ○○○○○○
12. ○○는 ○○을 ○○○ ○ ○을 ○○○○ ○ ○○○을 ○○ ○○
13. ○의 ○○을 ○○○ ○○ ○의 ○○을 ○○○ ○○에 ○○○
14. ○ ○○○은 ○○○ ○○ ○○○이시니 ○가 ○○를 ○○ ○까지 ○○○○○로다

49 고라 자손의 시, 인도자를 따라 부르는 노래

1. ○ ○○○아 ○를 ○○○ ○○의 ○○○아 ○○ ○를 ○○○○
2. ○○○○를 ○○○○ ○ ○○○○○
3. ○ ○은 ○○를 ○○○○ ○ ○○은 ○○을 ○○ ○○로 ○○○○
로다
4. ○가 ○○에 ○ ○를 ○○○○ ○○으로 ○의 ○○○ ○을 ○○
로다
5. ○○이 ○를 ○○○○○ ○를 ○○○○ ○○의 ○을 ○가 ○○ ○
○○○○
6. ○○의 ○○을 ○○○○ ○○○을 ○○○○ ○는
7. ○○도 ○○의 ○○를 ○○○○ ○○○ ○를 ○○ ○○을 ○○○
께 ○○○도 ○○ ○은
8. ○○의 ○○을 ○○○○ ○이 ○○ ○○○
9. ○가 ○○○ ○○○ ○○을 ○○ ○○ ○○○
10. ○○○ ○는 ○○ ○○ ○도 ○○ ○○○○ ○○○ ○도 ○○
○○○ ○○의 ○○은 ○에게 ○○○○ ○○○ ○을 ○○ ○○
로다
11. ○○○ ○○의 ○ ○○에 ○○의 ○은 ○○○ ○○ ○○의 ○
○는 ○○에 ○○○○ ○○ ○○의 ○○를 ○○ ○○으로 ○○
○○
12. ○○은 ○○○○ ○○○○ ○○이여 ○○○○ ○○ ○○○
13. ○○이 ○○ ○○○○ ○○의 ○이며 ○○의 ○을 ○○○○ ○

○의 ○○이로다(셀라)

14. ○○은 ○같이 ○○에 ○○로 ○○○○○○ ○○이 ○○의 ○○
○ ○이라 ○○○ ○○이 ○○에 ○○을 ○○○○○ ○○의 ○○
○○은 ○○○○ ○○이 ○○의 ○○가 ○○○

15. ○○○ ○○○은 ○를 ○○○○○○ ○○○○ ○ ○○을 ○○의
○○에서 ○○○○○로다(셀라)

16. ○○이 ○○○○ ○의 ○의 ○○이 ○○ ○에 ○는 ○○○○○
○○○○

17. ○가 ○○○ ○○○○ ○이 ○○ ○의 ○○이 ○를 ○○ ○○○
○ ○○이로다

18. ○가 ○○ ○○에 ○○를 ○○○○ ○○○ ○○ ○으로 ○○○
에게 ○○을 ○○○○○

19. ○○은 ○○의 ○○ ○○○에게로 ○○○○○ ○○○ ○을 ○○
○○○로다

20. ○○○○ ○○○ ○○○ ○○은 ○○○○ ○○ ○○○

50 아삽의 시

1. ○○○○ ○ ○○○ ○○○께서 ○○○○ ○ ○○ ○○부터 ○○ ○까지 ○○을 ○○○○○
2. ○○○ ○○○○ ○○에서 ○○○이 ○을 ○○○○○
3. ○○ ○○○이 ○○ ○○○○ ○○○○○ ○ ○에는 ○○○ ○이 ○○ ○ ○○에는 ○○이 ○○로다
4. ○○○이 ○○의 ○○을 ○○○○○○ ○ ○○과 ○○ ○에 ○○ ○○
5. ○○○○ ○의 ○○○을 ○ ○에 ○○○ ○○은 ○○로 ○와 ○○ ○ ○○이니라 ○○○○
6. ○○이 ○의 ○○를 ○○○○○ ○○○ ○는 ○○○○○이로다 (셀라)
7. ○ ○○아 ○○○○○ ○가 ○○○○ ○○○○아 ○가 ○게 ○○ ○○○ ○는 ○○○ ○ ○ ○○○이로다
8. ○는 ○ ○○ ○○에 ○를 ○○○○는 ○○○○○ ○ ○○가 ○○ ○ ○에 ○○이로다
9. ○가 ○ ○에서 ○○나 ○ ○○에서 ○○○를 ○○○○ ○○○ ○○
10. ○는 ○○의 ○○○과 ○ ○의 ○○이 ○ ○ ○이며
11. ○의 ○○ ○○도 ○가 ○○ ○이며 ○의 ○○도 ○ ○○이로다
12. ○가 ○○ ○○○ ○게 ○○○ ○○○ ○은 ○○와 ○○에 ○○ ○ ○이 ○ ○○이로다

13. ○가 ○○의 ○○를 ○○○ ○○의 ○를 ○○○○○
14. ○○로 ○○○께 ○○를 ○○○ ○○○○ ○에게 ○ ○○을 ○ ○○
15. ○○ ○에 ○를 ○○○ ○가 ○를 ○○○○ ○가 ○를 ○○○○ ○○로다
16. ○○에게는 ○○○이 ○○○○ ○가 ○○○○ ○ ○○를 ○○○ ○ ○○을 ○ ○에 ○○○
17. ○가 ○○을 ○○○○ ○ ○을 ○ ○로 ○○○
18. ○○을 ○○ ○와 ○○○○ ○○○○ ○○과 ○○가 ○○
19. ○ ○을 ○에게 ○○ ○○ ○ ○로 ○○을 ○○○
20. ○○○ ○ ○○를 ○○○○ ○ ○○○의 ○○을 ○○○○○○
21. ○가 ○ ○을 ○○○○ ○가 ○○○○○○ ○가 ○를 ○와 ○○ ○로 ○○○○○○ ○○○ ○가 ○를 ○○○○ ○ ○를 ○ ○ ○에 ○○○ ○○○○○ ○○○○○
22. ○○○을 ○○○○ ○○여 ○○ ○를 ○○○○ ○○○ ○○○○ ○가 ○○를 ○○○○ ○○○ ○○○○
23. ○○로 ○○를 ○○○ ○가 ○를 ○○○○ ○○○ ○의 ○○를 ○○ ○○ ○에게 ○가 ○○○의 ○○을 ○○○○

51 다윗의 시, 인도자를 따라 부르는 노래, 다윗이 밧세바와 동침한 후 선지자 나단이 그에게 왔을 때

1. ○○○이여 ○의 ○○를 ○○ ○게 ○○를 ○○○○ ○의 ○○ ○ ○을 ○○ ○ ○○을 ○○ ○○○
2. ○의 ○○을 ○○○ ○○○○ ○의 ○를 ○○○ ○○○○
3. ○○ ○는 ○ ○○를 ○○○ ○ ○가 ○○ ○ ○에 ○○이다
4. ○가 ○께만 ○○○○ ○의 ○○에 ○을 ○○○○○○ ○께서 ○ ○○○ ○에 ○○○○○ ○○ ○께서 ○○○○ ○에 ○○○○○ ○○이다
5. ○가 ○○ ○에서 ○○○○○이여 ○○○가 ○ ○에서 ○를 ○○ ○○○이다
6. ○○○ ○께서는 ○○이 ○○○을 ○○○○○ ○게 ○○를 ○○ ○ ○○○○○이다
7. ○○○로 ○를 ○○○○ ○○○ ○가 ○○○이다 ○의 ○를 ○○ ○○○ ○가 ○보다 ○○이다
8. ○게 ○○○ ○○ ○○를 ○○ ○○○ ○께서 ○○○ ○○도 ○○ ○○○ ○○○
9. ○의 ○○을 ○ ○에서 ○○○○○ ○ ○○ ○○을 ○○ ○○○
10. ○○○이여 ○ ○에 ○○ ○○을 ○○○○○ ○ ○에 ○○○ ○을 ○○○ ○○○
11. ○를 ○ ○에서 ○○○○ ○○○ ○의 ○○을 ○게서 ○○○ ○ ○○
12. ○의 ○○의 ○○○을 ○게 ○○○○ ○○○ ○○○○ ○○을

○○ ○를 ○○○○

13. ○○○○ ○가 ○○○에게 ○의 ○를 ○○○○○ ○○○이 ○께 ○○○○이다
14. ○○○이여 ○의 ○○의 ○○○이여 ○○○ ○에서 ○를 ○○○ ○ ○ ○가 ○의 ○를 ○○ ○○○○이다
15. ○여 ○ ○○을 ○○ ○○○ ○ ○이 ○를 ○○○○ ○○○○ 이다
16. ○께서는 ○○를 ○○○○ ○○○○○○ ○○○ ○○○○ ○가 ○○○ ○이라 ○는 ○○를 ○○○○ ○○○○○이다
17. ○○○께서 ○○○○ ○○는 ○○ ○○이라 ○○○이여 ○○○ ○○○○ ○○을 ○께서 ○○○○ ○○○○○이다
18. ○의 ○○으로 ○○에 ○을 ○○○○ ○○○○ ○을 ○○○○
19. ○ ○에 ○께서 ○○○ ○○와 ○○와 ○○○ ○○를 ○○○○ ○○ ○ ○에 ○○이 ○○를 ○의 ○○에 ○○○이다

52 다윗의 마스길, 인도자를 따라 부르는 노래, 에돔인 도엑이 사울에게 이르러 다윗이 아히멜렉의 집에 왔다고 그에게 말하던 때에

1. ○○○ ○여 ○가 ○○○○ ○○ ○○을 ○○○ ○○○○○ ○○○의 ○○○○은 ○○ ○○○
2. ○ ○가 ○○ ○을 ○○○ ○○○○ ○○같이 ○○를 ○○○○○
3. ○가 ○보다 ○을 ○○○○ ○를 ○○보다 ○○을 ○○○○○○(셀라)
4. ○○○ ○여 ○는 ○을 ○○○ ○○ ○을 ○○○○○○
5. ○○○ ○○○이 ○○○ ○를 ○○○이여 ○를 ○○○ ○ ○○에서 ○○○○ ○○○○ ○에서 ○ ○○를 ○○○로다(셀라)
6. ○○이 ○○ ○○○○○ ○ ○를 ○○○ ○○○를
7. ○ ○○은 ○○○을 ○○ ○으로 ○○ ○○○○ ○○ ○○ ○○의 ○○○을 ○○○○ ○○의 ○으로 ○○○ ○○○○ ○○ ○라 ○○로다
8. ○○○ ○는 ○○○의 ○에 ○○ ○○ ○○ ○○ ○○이여 ○○○의 ○○○○을 ○○○ ○○○○로다
9. ○께서 ○를 ○○○○○○ ○가 ○○○ ○께 ○○○○ ○의 ○○이 ○○○○○ ○의 ○○ ○에서 ○가 ○의 ○○을 ○○○○이다

53 다윗의 마스길, 인도자를 따라 마할랏에 맞춘 노래

1. ○○○○ ○는 ○의 ○○에 ○○○를 ○○○이 ○○ ○○○ ○○은 ○○○○ ○○○ ○을 ○○이여 ○을 ○○○ ○가 ○○○
2. ○○○이 ○○에서 ○○을 ○○○○○ ○○이 ○○ ○와 ○○○을 ○○ ○가 ○○○ ○○ ○○○
3. ○○ ○○○ ○○ ○○○ ○가 ○○ ○을 ○○○ ○ ○○○ ○ ○○도 ○○○
4. ○○을 ○○○ ○○은 ○○○○ ○○이 ○ ○○○ ○ ○○을 ○○○○ ○○○을 ○○○ ○○○○○○
5. ○○이 ○○○이 ○○ ○에서 ○○ ○○○○○○○ ○를 ○○○○ ○ ○ ○○의 ○를 ○○○이 ○○○이라 ○○○이 ○○을 ○○○○○○ ○가 ○○에게 ○○를 ○○○ ○○○○
6. ○○에서 ○○○○을 ○○○○ ○ ○ ○○○○ ○○○이 ○○ ○○의 ○○○ ○을 ○○○○ ○에 ○○이 ○○○○○ ○○○○이 ○○○○로다

54 다윗의 마스길, 인도자를 따라 현악에 맞춘 노래, 십 사람이 사울에게 이르러 말하기를 다윗이 우리가 있는 곳에 숨지 아니하였나이까 하던 때에

1. ○○○이여 ○의 ○○으로 ○를 ○○○○○ ○의 ○으로 ○를 ○ ○○○○
2. ○○○이여 ○ ○○를 ○○○○ ○ ○의 ○에 ○를 ○○○○○
3. ○○ ○○이 ○○○ ○를 ○○ ○○○ ○○이 ○의 ○○을 ○○○ ○ ○○○을 ○○ ○에 ○○ ○○○○○○○이다(셀라)
4. ○○○은 ○를 ○○ ○시며 ○께서는 ○ ○○을 ○○○ ○○○ ○ ○○이다
5. ○께서는 ○ ○○에게 ○으로 ○○○○○ ○의 ○○○○으로 ○ ○을 ○○○○
6. ○가 ○○○로 ○께 ○○○○이다 ○○○여 ○의 ○○에 ○○○ ○○○ ○의 ○○이 ○○○○○이다
7. ○○○ ○께서는 ○○ ○○에서 ○를 ○○○○ ○ ○○가 ○○ ○ ○ ○을 ○ ○이 ○○○ ○○ ○○○이다

55 다윗의 마스길, 인도자를 따라 현악에 맞춘 노래

1. ○○○이여 ○ ○○에 ○를 ○○○○○ ○가 ○○○ ○에 ○○ ○ ○○
2. ○게 ○○○ ○○○○○ ○가 ○○으로 ○○○ ○○○ ○○○ ○○
3. ○는 ○○의 ○○와 ○○의 ○○ ○○이라 ○○이 ○○을 ○게 ○ ○○ ○○○ ○를 ○○○○이다
4. ○ ○○이 ○ ○에서 ○○ ○○○○ ○○의 ○○이 ○게 ○○○ ○○
5. ○○○과 ○○이 ○게 ○○○ ○○가 ○를 ○○○○
6. ○는 ○○○를 ○○ ○게 ○○○같이 ○○가 ○○○ ○○○○ ○ ○ ○○로다
7. ○가 ○○ ○○○○ ○○에 ○○○○로다(셀라)
8. ○가 ○의 ○○○로 ○○ ○○ ○○과 ○○을 ○○○○ ○○○○
9. ○가 ○○에서 ○○와 ○○을 ○○○○○ ○여 ○○을 ○○○○ ○○의 ○를 ○○ ○○○○
10. ○○이 ○○로 ○○ ○에 ○○ ○○○ ○○에는 ○○과 ○○이 ○○○
11. ○○이 ○ ○에 ○○ ○○과 ○○○가 ○ ○○를 ○○○ ○○○ ○○
12. ○를 ○○○○ ○는 ○○가 ○○○ ○○○○○ ○가 ○○○○○ ○를 ○○○ ○○를 ○○○ ○는 ○를 ○○○○ ○가 ○○○ ○

○○○ ○○○○ ○가 ○를 ○○○ ○○○○○

13. ○는 ○ ○로다 ○의 ○○, ○의 ○○요 ○의 ○○○ ○○로다

14. ○○가 ○○ ○○○○ ○○○○ ○○와 ○○○○ ○○○의 ○ ○
에서 ○○○○

15. ○○이 ○○○ ○○에게 ○○○ ○ ○로 ○○에 ○○○○○○ ○
는 ○○이 ○○의 ○○에 ○○ ○○ ○○○에 ○○이로다

16. ○는 ○○○께 ○○○○○○ ○○○께서 ○를 ○○○○○로다

17. ○○과 ○○과 ○○에 ○가 ○○○○ ○○○○○ ○○○께서 ○
○○를 ○○○○로다

18. ○를 ○○○○ ○ ○○○ ○를 ○○ ○○에서 ○가 ○ ○○을 ○
○○○ ○○○○ ○○○○

19. ○부터 ○○○ ○○○이 ○○○○ ○○을 ○○○○이다(셀라)
○○은 ○○○ ○○○○ ○○○을 ○○○○ ○○○○○이다

20. ○는 ○을 ○○ ○○와 ○○○ ○를 ○○ ○의 ○○을 ○○○○
○○

21. ○의 ○은 ○○ ○○보다 ○○○○○ ○의 ○○은 ○○이요 ○
의 ○은 ○○보다 ○○○ ○○은 ○○ ○이로다

22. ○ ○을 ○○○께 ○○○ ○가 ○를 ○○○○ ○○의 ○○○을
○○○ ○○○○ ○○○○○로다

23. ○○○이여 ○께서 ○○로 ○○의 ○○○에 ○○○ ○○○이다
○를 ○○○ ○○ ○○○ ○○은 ○○의 ○의 ○도 ○○ ○○ ○
이나 ○는 ○를 ○○○○이다

56 다윗의 믹담시, 인도자를 따라 요낫엘렘 르호김에 맞춘 노래, 다윗이 가드에서 블레셋인에게 잡힌 때에

1. ○○○이여 ○게 ○○를 ○○○○ ○○이 ○를 ○○○○ ○○ ○○ ○○○○이다
2. ○ ○○가 ○○ ○를 ○○○○○ ○를 ○○○○ ○○ ○○이 ○○○○
3. ○가 ○○○○○ ○에는 ○가 ○를 ○○○○이다
4. ○가 ○○○을 ○○○○ ○ ○○을 ○○○○○○ ○가 ○○○을 ○○○○○○ ○○○○○ ○○○○○ ○○을 ○○ ○○이 ○게 ○○○○이까
5. ○○이 ○○ ○ ○을 ○○○○ ○를 ○○ ○○의 ○○ ○○은 ○○이라
6. ○○이 ○ ○○을 ○○○○ ○과 ○○ ○ ○○ ○○ ○ ○○○를 ○○○○이다
7. ○○이 ○을 ○○○○ ○○○○○이까 ○○○이여 ○○○○ ○ ○○을 ○○○○
8. ○의 ○○○을 ○께서 ○○○○○○○ ○의 ○○을 ○의 ○에 ○○○○ ○○이 ○의 ○에 ○○○○ ○○○○○이까
9. ○가 ○○○ ○에 ○ ○○○이 ○○○○○ ○○으로 ○○○이 ○○○○을 ○가 ○○이다
10. ○가 ○○○을 ○○○○ ○의 ○○을 ○○○○ ○○○를 ○○○○ ○의 ○○을 ○○○○이다
11. ○가 ○○○을 ○○○○○○ ○○○○○ ○○○○○ ○○이 ○

게 ○○○○이까

12. ○○○이여 ○가 ○께 ○○○이 ○○○○ ○가 ○○○를 ○께 ○○○○

13. ○께서 ○ ○○을 ○○에서 ○○○○이라 ○께서 ○로 ○○○ ○, ○○의 ○에 ○○○ ○○○○ ○○○○ ○○○○ ○○ ○○ ○○○이까

---

57 다윗의 믹담시, 인도자를 따라 알다스헷에 맞춘 노래, 다윗이 사울을 피하여 굴에 있던 때에

1. ○○○이여 ○게 ○○를 ○○○○ ○게 ○○를 ○○○○ ○ ○○이 ○께로 ○○○ ○의 ○○ ○○ ○○에서 ○ ○○○이 ○○○까지 ○○○이다

2. ○가 ○○○○ ○○○께 ○○○○이여 ○ ○를 ○○○ ○○ ○을 ○○○○ ○○○께로다

3. ○가 ○○에서 ○○○ ○를 ○○○○ ○의 ○○에서 ○를 ○○○○○○(셀라) ○○○이 ○의 ○○와 ○○를 ○○○○로다

4. ○ ○○이 ○○○ ○○○에서 ○○ ○가 ○ ○○○ ○○ ○에 ○○○○ ○ ○○의 ○○ ○에라 ○○의 ○는 ○과 ○○이요 ○○의 ○는 ○○○○ ○ ○○○

5. ○○○이여 ○는 ○○ ○에 ○○ ○○○○ ○의 ○○이 ○ ○○ ○에 ○○○○를 ○○○이다

6. ○○이 ○ ○○을 ○○○○ ○○을 ○○○○○○ ○ ○○이 ○○ ○○○ ○○이 ○ ○에 ○○○를 ○○○ ○○○이 ○ ○에 ○○○ ○(셀라)

7. ○○○이여 ○ ○○이 ○○○○○ ○ ○○이 ○○○○○○○ ○가 ○○○○ ○가 ○○○○이다

8. ○ ○○아 ○○○○ ○○야, ○○아, ○○○○ ○가 ○○을 ○○○ 로다

9. ○여 ○가 ○○ ○에서 ○께 ○○○○○ ○ ○○ ○에서 ○를 ○ ○○○이다

10. ○○ ○의 ○○는 ○○ ○○에 ○○○ ○의 ○○는 ○○에 ○○ ○이다

11. ○○○이여 ○는 ○○ ○에 ○○ ○○○○ ○의 ○○이 ○ ○○ ○에 ○○○○를 ○○○이다

---

58 다윗의 믹담시, 인도자를 따라 알다스헷에 맞춘 노래

1. ○○○○아 ○○가 ○○를 ○○○ ○○○ ○○ ○○○○ ○○○아
   ○○가 ○○○○ ○○○○ ○○○ ○○ ○○○○
2. ○○○ ○○가 ○○에 ○을 ○○○ ○에서 ○○ ○으로 ○○을 ○
   ○ ○○○○
3. ○○은 ○○에서부터 ○○○○이여 ○○○부터 ○○로 ○○○ ○
   ○을 ○○○○○
4. ○○의 ○은 ○의 ○ ○○○ ○○은 ○를 ○○ ○○○○ ○○ ○
   ○○
5. ○○의 ○○○ ○○도 ○○ ○○ ○○○ ○○의 ○○도 ○○○ ○
   ○○○ ○○로다
6. ○○○이여 ○○의 ○에서 ○를 ○○○○ ○○○여 ○○ ○○의
   ○○○를 ○○ ○○○
7. ○○이 ○○ ○○○ ○같이 ○○○○ ○○○ ○○○ ○○이 ○○
   ○○ ○○○
8. ○○○○ ○○ ○○○ ○○ ○○○ ○○○○ ○○○ ○○○ ○○
   가 ○○을 ○○ ○○ ○○ ○○○
9. ○○○○ ○이 ○○를 ○○○ ○○ ○에 ○○○든지 ○○○ ○○
   든지 ○○ ○○으로 ○○○○○ ○○○
10. ○○이 ○○의 ○○ ○○을 ○○ ○○○이여 ○의 ○을 ○○의
    ○에 ○○○로다
11. ○○에 ○○의 ○이 ○○로 ○○에게 ○○이 ○○ ○○로 ○에
    서 ○○○○○ ○○○이 ○○○ ○○로다

59 다윗의 믹담시, 인도자를 따라 알다스헷에 맞춘 노래 사울이 사람을 보내어 다윗을 죽이려고 그 집을 지킨 때에

1. ○의 ○○○이여 ○의 ○○에게서 ○를 ○○○○ ○○○ ○○○ ○에게서 ○를 ○○ ○○○
2. ○을 ○○○ ○에게서 ○를 ○○○○ ○ ○○○를 ○○○ ○에게서 ○를 ○○○○○
3. ○○이 ○의 ○○을 ○○○○ ○○○ ○○○○ ○○ ○○이 ○○○를 ○○○○○ ○○○여 ○는 ○의 ○○으로 ○○○○이 ○○○ ○의 ○로 ○○○○도 ○○○○이다
4. ○가 ○○이 ○○○ ○○이 ○○○○ ○○○ ○○○○○ ○여 ○를 ○○○○ ○○○ ○○ ○○ ○○○
5. ○○은 ○○의 ○○○ ○○○, ○○○○의 ○○○이시오니 ○○○ ○○ ○○○을 ○○○○ ○을 ○○○ ○○ ○○에게 ○○를 ○○○ ○○○(셀라)
6. ○○이 ○○○ ○○○○ ○처럼 ○○ ○으로 ○○ ○○○
7. ○○의 ○으로는 ○을 ○○○ ○○의 ○○에는 ○이 ○○ ○○○를 ○가 ○○○○ ○○이다
8. ○○○여 ○께서 ○○을 ○○○○○ ○○ ○○○을 ○○○○○이다
9. ○○○은 ○의 ○○이시니 ○의 ○으로 ○○○○ ○가 ○를 ○○○이다
10. ○의 ○○○이 ○의 ○○○○으로 ○를 ○○○○○ ○○○이 ○의 ○○가 ○○ ○○ ○을 ○가 ○○ ○○○이다

11. ○○을 ○○○ ○○○○ ○의 ○○이 ○○○ ○○이다 ○○ ○○ ○○ ○여 ○의 ○○으로 ○○을 ○○○○ ○○○○
12. ○○의 ○○의 ○은 ○ ○○의 ○의 ○라 ○○이 ○○○ ○○와 ○○○로 ○○○○ ○○이 ○ ○○○ ○에서 ○○○○○ ○○○
13. ○○○○으로 ○○○○○ ○○○○까지 ○○○○ ○○○이 ○○ ○에서 ○○○○을 ○ ○까지 ○○ ○○○(셀라)
14. ○○에게 ○○○ ○○○○ ○처럼 ○○ ○으로 ○○ ○○○ ○ ○○
15. ○○은 ○○ ○을 ○○ ○○○○○ ○○○을 ○○ ○○○ ○을 ○○○○○
16. ○는 ○의 ○을 ○○○○ ○○에 ○의 ○○○○을 ○○ ○○○ ○○ ○는 ○의 ○○이시며 ○의 ○○ ○에 ○○○○○○이다
17. ○의 ○ 이시여 ○가 ○께 ○○○○○○ ○○○은 ○의 ○○이시며 ○를 ○○○ ○○○○ ○○○○○○○이다

60 다윗이 교훈하기 위하여 지은 믹담, 인도자를 따라 수산에듯에 맞춘 노래, 다윗이 아람 나하라임과 아람소바와 싸우는 중에 요압이 돌아와 에돔을 소금 골짜기에서 쳐서 만 이천 명을 죽인 때에

1. ○○○이여 ○께서 ○○를 ○○ ○○○○ ○○○○○○○ ○○은 ○○를 ○○○○○○
2. ○께서 ○을 ○○○○○ ○○○○ ○○○○○ ○ ○을 ○○○○ ○이 ○○○○○이다
3. ○께서 ○의 ○○에게 ○○○을 ○○○○ ○○○○○ ○○ ○○ ○를 ○○에게 ○○○ ○○○이다
4. ○를 ○○○○ ○에게 ○○을 ○○○ ○○를 ○○○ ○○ ○○○ 이다(셀라)
5. ○께서 ○○○○○ ○를 ○○○○ ○○○ ○의 ○○○으로 ○○ ○○○ ○○○○○
6. ○○○이 ○의 ○○○○으로 ○○○○○ ○가 ○○○○ ○가 ○ ○을 ○○○ ○○ ○○○를 ○○○○○
7. ○○○이 ○ ○이요 ○○○도 ○ ○이며 ○○○○은 ○ ○○의 ○ ○요 ○○는 ○의 ○이며
8. ○○은 ○의 ○○○이라 ○○에는 ○의 ○○을 ○○○○ ○○○ 아 ○로 ○○○○ ○○○ ○○○○
9. ○가 ○를 ○○○ ○○○ ○에 ○○○ ○가 ○를 ○○에 ○○○○
10. ○○○이여 ○께서 ○○를 ○○○ ○○○○○이까 ○○○이여 ○께서 ○○ ○○와 ○○ ○○○○ ○○○○○이다
11. ○○를 ○○ ○○을 ○○ ○○○ ○○의 ○○은 ○○○○이다
12. ○○가 ○○○을 ○○○○ ○○○○ ○○○○ ○는 ○○의 ○○을 ○○○ ○○이로다

61 다윗의 시, 인도자를 따라 현악에 맞춘 노래

1. ○○○이여 ○의 ○○○○을 ○○○○ ○ ○○에 ○○○○○
2. ○ ○○이 ○○○ ○에 ○ ○에서부터 ○께 ○○○○○○○ ○보다 ○○ ○○에 ○를 ○○○○○
3. ○는 ○의 ○○○시요 ○○를 ○○○ ○○○ ○○○○○○이다
4. ○가 ○○○ ○의 ○○에 ○○○ ○가 ○의 ○○ ○○로 ○○○이다(셀라)
5. ○ ○○○이여 ○께서 ○의 ○○을 ○○○○ ○의 ○○을 ○○○○ ○가 ○○ ○○을 ○게 ○○○이다
6. ○께서 ○에게 ○○○○ ○○ ○의 ○○가 ○○ ○에 ○○○ ○○○이다
7. ○가 ○○○ ○○○ ○에서 ○○○○○ ○○와 ○○를 ○○○○○를 ○○○○○
8. ○○○○○ ○가 ○의 ○○을 ○○○ ○○○○ ○○ ○의 ○○을 ○○○○이다

62 다윗의 시, 인도자를 따라 여두둔의 법칙에 따라 부르는 노래

1. ○의 ○○이 ○○○ ○○○만 ○○이여 ○의 ○○이 ○에게서 ○
   ○○○○
2. ○○ ○만이 ○의 ○○이시요 ○의 ○○이시요 ○의 ○○이시니
   ○가 ○○ ○○○○ ○○○○로다
3. ○○○○ ○과 ○○○○ ○○○같이 ○○을 ○○○○ ○○가 ○
   ○○ ○○○○를 ○○까지 ○○○○
4. ○○이 ○를 ○의 ○○ ○○에서 ○○○○○만 ○○○ ○○을 ○
   ○ ○○ ○으로는 ○○이요 ○으로는 ○○로다(셀라)
5. ○의 ○○아 ○○○ ○○○만 ○○○ ○○ ○의 ○○이 ○로부터
   ○○○○○
6. ○○ ○만이 ○의 ○○이시요 ○의 ○○이시요 ○의 ○○이시니
   ○가 ○○○○ ○○○○로다
7. ○의 ○○과 ○○이 ○○○께 ○○이여 ○ ○의 ○○과 ○○○도
   ○○○께 ○○○
8. ○○○아 ○○로 ○를 ○○○○ ○의 ○에 ○○을 ○○○ ○○○
   은 ○○의 ○○○시로다(셀라)
9. ○, ○○○○ ○○은 ○○이며 ○○도 ○○○이니 ○○에 ○○ ○
   ○은 ○○보다 ○○○○로다
10. ○○을 ○○○○ ○○ ○○○ ○으로 ○○○○○○ ○○ ○○이
    ○○○ ○○에 ○○을 ○○ ○○○○
11. ○○○이 ○○ ○ ○○ ○○을 ○가 ○○○○ ○○은 ○○○께
    ○○○○ ○○○○
12. ○여 ○○○은 ○께 ○○○○ ○께서 ○ ○○이 ○○대로 ○○○
    ○○이다

63 다윗의 시, 유다 광야에 있을 때에

1. ○○○이여 ○는 ○의 ○○○이시라 ○가 ○○○ ○를 ○○ ○이 ○○ ○○○ ○○○ ○에서 ○ ○○이 ○를 ○○○○ ○ ○○가 ○를 ○○○○이다
2. ○가 ○의 ○○과 ○○을 ○○ ○○○ ○와 ○○ ○○에서 ○를 ○○○○○이다
3. ○의 ○○○○이 ○○보다 ○○○○ ○ ○○이 ○를 ○○○ ○이라
4. ○○○○ ○의 ○○에 ○를 ○○○○ ○의 ○○으로 ○○○○ ○의 ○을 ○○이다
5. ○○와 ○○○ ○을 ○○과 ○○ ○의 ○○이 ○○○ ○이라 ○의 ○이 ○○ ○○로 ○를 ○○○○
6. ○가 ○의 ○○에서 ○를 ○○○○ ○○에 ○의 ○○을 ○○ ○○로 ○○○ ○에 ○○○○
7. ○는 ○의 ○○이 ○○○이라 ○가 ○의 ○○ ○○에서 ○○○ ○○○이다
8. ○의 ○○이 ○를 ○○○ ○○○ ○의 ○○○이 ○를 ○○○○○○
9. ○의 ○○을 ○○ ○○○ ○○ ○○은 ○ ○○ ○에 ○○○○
10. ○의 ○○에 ○○○ ○○○의 ○○가 ○○이다
11. ○은 ○○○을 ○○○○○○ ○께 ○○○ ○마다 ○○○ ○이나 ○○○ ○○ ○의 ○은 ○○○로다

64 다윗의 시, 인도자를 따라 부르는 노래

1. ○○○이여 ○가 ○○○○ ○○를 ○○○○ ○○의 ○○○에서 ○의 ○○을 ○○○○○
2. ○는 ○을 ○○○ ○○의 ○○에서 ○를 ○○ ○○○ ○을 ○○○ ○○의 ○○에서 ○를 ○○○ ○○○
3. ○○이 ○같이 ○○ ○를 ○○○○ ○○같이 ○○ ○로 ○○○
4. ○○ ○에서 ○○○ ○를 ○○ ○○○ ○○ ○○○○○ ○○○○ ○○
5. ○○은 ○○ ○○으로 ○○ ○○○○ ○○○ ○○ ○○를 ○○ ○ ○○○ ○○ ○이 ○가 ○○를 ○○○ ○○
6. ○○은 ○○을 ○○○ ○○○를 ○○가 ○○을 ○○○ ○○○ ○ ○○의 ○○과 ○○이 ○○○
7. ○○○ ○○○이 ○○을 ○○○○ ○○이 ○○○ ○○에 ○○○ 로다
8. ○○○○ ○○이 ○○○○○○ ○○의 ○가 ○○을 ○○이라 ○ ○을 ○○ ○가 ○ ○○를 ○○○로다
9. ○○ ○○이 ○○○○○ ○○○의 ○을 ○○○○ ○의 ○○○을 ○○ ○○○○로다
10. ○○은 ○○○로 ○○○○ ○○○○○ ○에게 ○○○○ ○○이 ○○○ ○는 ○ ○○○○로다

65 다윗의 시, 인도자를 따라 부르는 노래

1. ○○○이여 ○○이 ○○에서 ○를 ○○○○○ ○○이 ○○을 ○께 ○○○○이다
2. ○○를 ○○○○ ○여 ○○ ○○가 ○께 ○○○○이다
3. ○○이 ○를 ○○○○○ ○○의 ○○을 ○께서 ○○○○이다
4. ○께서 ○○○○ ○○○ ○○ ○○ ○의 ○에 ○○ ○○ ○○은 ○이 ○○이다 ○○가 ○의 ○ ○ ○의 ○○의 ○○○○으로 ○○ ○○이다
5. ○○ ○○의 ○○○이시여 ○의 ○○ ○과 ○ ○○에 ○○ ○가 ○ ○○ ○께서 ○를 ○○ ○○○○ ○로 ○○에게 ○○○○○이다
6. ○는 ○의 ○으로 ○을 ○○○○ ○○으로 ○를 ○○○
7. ○○의 ○○과 ○○의 ○○○과 ○○의 ○○까지 ○○○○○이다
8. ○ ○에 ○○ ○가 ○의 ○○를 ○○○○○이다 ○께서 ○○ ○○ ○과 ○○ ○○ ○을 ○○○○○ ○○○
9. ○을 ○○○ ○을 ○○ ○○ ○○○○ ○○○ ○○○의 ○에 ○이 ○○○○ ○○○ ○같이 ○을 ○○○○ ○에 ○○에게 ○○을 ○ ○○이다
10. ○께서 ○○○에 ○을 ○○○ ○○ ○ ○○을 ○○○○ ○○○ ○ ○○로 ○○○○ ○○○ ○ ○에 ○을 ○○○이다
11. ○의 ○○으로 ○ ○를 ○ ○○○○ ○의 ○에는 ○○○○이 ○ ○○○
12. ○의 ○○에도 ○○○○ ○○ ○○이 ○○으로 ○를 ○○○이다
13. ○○은 ○ ○로 ○ ○○○ ○○○는 ○○으로 ○○○○ ○○이 ○ ○○○ ○○○ ○ ○○ ○○이다

66 시, 인도자를 따라 부르는 노래

1. ○ ○이여 ○○○께 ○○○ ○○를 ○○○○
2. ○의 ○○의 ○○을 ○○○○ ○○○○ ○○○○○○
3. ○○○께 ○○○를 ○의 ○이 ○○ ○○ ○○○○○○ ○의 ○ ○ ○으로 ○○○○ ○의 ○○가 ○께 ○○○ ○이며
4. ○ ○이 ○께 ○○○○ ○를 ○○○○ ○의 ○○을 ○○○○이다 ○○○○(셀라)
5. ○○ ○○○께서 ○○○ ○을 ○○ ○○의 ○○○에게 ○○○이 ○○○○○○
6. ○○○이 ○○를 ○○○ ○○가 ○○ ○○○○○ ○○가 ○○○ ○을 ○○○ ○○가 ○○○ ○로 ○○○○ ○○○○○○
7. ○가 ○의 ○○으로 ○○○ ○○○○○ ○의 ○으로 ○○○을 ○ ○○○○ ○○○○ ○○은 ○○○○ ○○○○(셀라)
8. ○○○아 ○○ ○○○을 ○○○○ ○의 ○○ ○○를 ○○○ ○○ ○○
9. ○는 ○○ ○○을 ○○ ○○○ ○○의 ○○○을 ○○○○ ○○○ ○○ ○시로다
10. ○○○이여 ○께서 ○○를 ○○○○○ ○○를 ○○○○○를 ○을 ○○○ ○○ ○○○○
11. ○○를 ○○ ○○에 ○○○ ○○○ ○○○ ○을 ○○ ○○에 ○ ○ ○○○○
12. ○○○이 ○○ ○○를 ○○ ○○ ○○○이다 ○○가 ○과 ○을

○○○○○○ ○께서 ○○를 ○○○○ ○○○ ○에 ○○○○ 이다

13. ○가 ○○○을 ○○○ ○의 ○에 ○○○○ ○의 ○○을 ○께 ○ ○○○
14. ○는 ○ ○○이 ○ ○이요 ○ ○○ ○에 ○ ○이 ○○ ○○○ 이다
15. ○가 ○○의 ○○와 ○○ ○○ ○으로 ○께 ○○를 ○○○ ○○ 와 ○○를 ○○○이다(셀라)
16. ○○○을 ○○○○○ ○○○아 ○ ○○ ○○○ ○○○이 ○의 ○ ○을 ○○○ ○○○ ○을 ○가 ○○○○로다
17. ○가 ○의 ○으로 ○에게 ○○○○○ ○의 ○로 ○○ ○○○ ○○○
18. ○가 ○의 ○○에 ○○을 ○○○○○ ○께서 ○○ ○○○○○○
19. ○○○ ○○○이 ○로 ○○○○이여 ○ ○○ ○○에 ○를 ○○○ ○○○
20. ○○○을 ○○○○로다 ○가 ○ ○○를 ○○○○ ○○○○○ ○ 의 ○○○○을 ○게서 ○○○도 ○○○○○○

67 시 곧 노래, 인도자를 따라 현악에 맞춘 것

1. ○○○은 ○○에게 ○○를 ○○○ ○을 ○○○ ○의 ○○○을 ○○에게 ○○○(셀라)
2. ○의 ○를 ○ ○에, ○의 ○○을 ○○ ○○에게 ○○○○
3. ○○○이여 ○○○이 ○를 ○○○○ ○○○ ○○ ○○○이 ○를 ○○○○ ○○○
4. ○ ○○은 ○○○ ○○○ ○○○○○ ○는 ○○○을 ○○○ ○○ ○○○ ○ ○의 ○○○을 ○○○○ ○○○○이다(셀라)
5. ○○○이여 ○○○이 ○를 ○○○○ ○○○ ○○ ○○으로 ○를 ○○○○ ○○○
6. ○이 ○의 ○○을 ○○ ○○○○ ○○○ ○ ○○ ○○○이 ○○에게 ○을 ○○○로다
7. ○○○이 ○○에게 ○을 ○○○○ ○의 ○○ ○이 ○○○을 ○○ ○○로다

68 다윗의 시, 인도자를 따라 부르는 노래

1. ○○○이 ○○○○○ ○○○은 ○○○○ ○를 ○○○○ ○○은 ○ ○에서 ○○○○이다
2. ○○가 ○○ ○○○ ○○을 ○○○○○ ○ ○에서 ○이 ○○같이 ○○이 ○○○ ○에서 ○○○ ○○○
3. ○○은 ○○○○ ○○○ ○에서 ○○○ ○○○○ ○○○○○○○
4. ○○○께 ○○○○ ○의 ○○을 ○○○○ ○○을 ○○ ○○에 ○ ○○○ ○를 ○○○ ○○를 ○○○○ ○의 ○○은 ○○○이시니 ○의 ○에서 ○○○○○
5. ○의 ○○○ ○○에 ○○ ○○○은 ○○의 ○○○시며 ○○의 ○ ○○이시라
6. ○○○이 ○○○ ○○은 ○○과 ○○ ○○○○○ ○○ ○○은 ○ ○○ ○○ ○○○○ ○○○○○ ○○ ○○○○ ○○의 ○○는 ○ ○○ ○이로다
7. ○○○이여 ○의 ○○ ○에서 ○○ ○○○ ○○에서 ○○○○○ ○에(셀라)
8. ○이 ○○○○ ○○이 ○○○ ○에서 ○○○○ ○ ○○○도 ○○ ○ ○ ○○○○의 ○○○ ○에서 ○○○○○이다
9. ○○○이여 ○께서 ○○○ ○를 ○○○ ○의 ○○이 ○○○ ○에 ○께서 ○○을 ○○○○ ○○○
10. ○의 ○○을 ○ ○○○에 ○○ ○○○이다 ○○○이여 ○께서 ○○○ ○를 ○○○ ○의 ○○을 ○○○○○이다
11. ○께서 ○○을 ○○○ ○○을 ○○○○ ○○○은 ○ ○○라

12. ○○ ○○의 ○○이 ○○○○ ○○○○ ○에 ○○ ○○○도 ○○ ○을 ○○○○
13. ○○가 ○ ○○에 ○○ ○에는 ○ ○○를 ○으로 ○○○ ○ ○을 ○○으로 ○○ ○○○ ○○○
14. ○○○○ ○가 ○○을 ○ ○에서 ○○○ ○에는 ○○에 ○이 ○ ○ ○○○
15. ○○의 ○은 ○○○의 ○○이여 ○○의 ○은 ○○ ○이로다
16. ○○ ○○ ○○아 ○○○○ ○○○이 ○○○ ○○ ○을 ○○○○ ○○○ ○○로 ○○○께서 ○ ○에 ○○○ ○○○로다
17. ○○○의 ○○는 ○○이요 ○○이라 ○께서 ○ ○에 ○○이 ○○ ○ ○○에 ○○ ○○○
18. ○께서 ○○ ○으로 ○○○○ ○○○○ ○○을 ○○○○ ○○○을 ○○○에게서 ○○○○ ○○○○로부터도 ○○○○ ○○○ ○○○이 ○○과 ○○ ○○○ ○○이로다
19. ○마다 ○○ ○을 ○○○ ○ ○ ○○의 ○○이신 ○○○을 ○○ ○○로다(셀라)
20. ○○○은 ○○에게 ○○의 ○○○이시라 ○○에서 ○○○은 ○ ○○○로 ○○○○○○
21. ○의 ○○○의 ○○ ○ ○를 ○○ ○○○ ○의 ○○○는 ○○○이 ○○ ○○○○○로다
22. ○께서 ○○○○○를 ○가 ○○을 ○○에서 ○○○○ ○○ ○○ ○○ ○에서 ○○ ○○○ ○○
23. ○가 ○○을 ○○ ○○ ○○의 ○에 ○ ○을 ○○○ ○○ ○ ○의 ○의 ○로 ○ ○○○에게서 ○ ○○을 ○○ ○○○ ○○○○

24. ○○○이여 ○○이 ○께서 ○○○○을 ○○○○ ○ ○의 ○○○,
   ○의 ○이 ○○로 ○○○○○ ○이라
25. ○○ ○○ ○○○ ○에서 ○○ ○○○ ○○은 ○○○ ○○를 ○
   ○○○ ○○은 ○○○○이다
26. ○○○○의 ○○에서 ○○ ○○여 ○○ ○에 ○○○ ○ ○를 ○
   ○○○○○
27. ○○에는 ○○을 ○○○○ ○○ ○○○과 ○○의 ○○과 ○○의
   ○○와 ○○○의 ○○과 ○○○의 ○○이 ○○○
28. ○ ○○○이 ○의 ○을 ○○○○○○ ○○○이여 ○○를 ○○○
   ○○○ ○을 ○○○○ ○○○
29. ○○○○에 ○○ ○의 ○을 ○○○ ○○이 ○께 ○○을 ○○○
   이다
30. ○○의 ○○○과 ○○의 ○○와 ○○의 ○○○를 ○○○○○ ○ ○
   ○을 ○ ○○에 ○○○○ ○가 ○○을 ○○○ ○○을 ○○○○○
31. ○○○은 ○○에서 ○○○ ○○○은 ○○○을 ○○○ ○ ○을
   ○○○ ○○로다
32. ○의 ○○○아 ○○○께 ○○○○ ○께 ○○○○○○(셀라)
33. ○○ ○○○의 ○○을 ○○ ○에게 ○○○○ ○께서 ○ ○○를
   ○○○ ○○○ ○○로다
34. ○○는 ○○○께 ○○을 ○○○○○ ○의 ○○이 ○○○○ ○에
   ○○ ○의 ○○이 ○○ ○에 ○○○
35. ○○○이여 ○○을 ○○에서 ○○○○○이다 ○○○○의 ○○○
   은 ○의 ○○에게 ○과 ○○을 ○○○○ ○○○을 ○○○○○○

69 다윗의 시, 인도자를 따라 소산님에 맞춘 노래

1. ○○○이여 ○를 ○○○○○ ○○이 ○ ○○에까지 ○○ ○○○○이다
2. ○는 ○ ○이 ○○ ○○ ○○에 ○○○ ○○ ○에 ○○○○ ○ ○이 ○게 ○○○이다
3. ○가 ○○○○으로 ○○○○ ○의 ○이 ○○○ ○의 ○○○을 ○○○ ○의 ○이 ○○○○이다
4. ○○ ○○ ○를 ○○○○ ○가 ○의 ○○○보다 ○○ ○○○○ ○의 ○○가 ○○ ○를 ○○○ ○○ ○가 ○○○○○ ○가 ○○○○○○ ○도 ○○ ○○ ○○○이다
5. ○○○이여 ○는 ○의 ○○○을 ○○○○ ○의 ○가 ○ ○에서 ○○이 ○○이다
6. ○ ○○의 ○○○여 ○를 ○○○ ○○이 ○를 ○○○ ○○를 ○○○ ○○ ○○○○○○○○의 ○○○이여 ○를 ○○ ○가 ○로 ○○○○ ○을 ○○○ ○○ ○○○○
7. ○가 ○를 ○○○ ○○을 ○○○○○ ○○가 ○의 ○○에 ○○○이다
8. ○가 ○의 ○○에게는 ○이 ○○ ○의 ○○○의 ○○에게는 ○○○○이 ○○○이다
9. ○의 ○을 ○○○ ○○이 ○를 ○○○ ○를 ○○○○ ○○이 ○게 ○○○이다
10. ○가 ○○○ ○○○○○○ ○○이 ○○○ ○의 ○이 ○○○○
11. ○가 ○○ ○로 ○ ○을 ○○○○ ○가 ○○의 ○○○가 ○○○이다

12. ○○에 ○○ ○가 ○를 ○○○○ ○○에 ○○ ○○가 ○을 ○○
    ○○○○이다
13. ○○○여 ○를 ○○○○ ○에 ○가 ○께 ○○○○○ ○○○이여
    ○○ ○○와 ○○의 ○○로 ○게 ○○○○○
14. ○를 ○○에서 ○○○ ○○○ ○○ ○○○ ○를 ○○○○ ○에
    게서와 ○○ ○에서 ○○○○
15. ○ ○이 ○를 ○○○○ ○○이 ○를 ○○○ ○○○ ○○○ ○○
    ○가 ○ ○에 ○○ ○○의 ○을 ○○ ○○○ ○○○
16. ○○○여 ○의 ○○○○이 ○○○○○ ○게 ○○○○○ ○의 ○○
    ○○에 ○○ ○게로 ○○○○○
17. ○의 ○○을 ○의 ○에게서 ○○○ ○○○ ○가 ○○ ○에 ○○○
    ○ ○○ ○게 ○○○○○
18. ○ ○○에게 ○○○○○ ○○○○○ ○ ○○로 ○○○○ ○를 ○
    ○○○○
19. ○께서 ○의 ○○과 ○○와 ○○을 ○○○이다 ○의 ○○○○이
    ○ ○○ ○에 ○○이다
20. ○○이 ○의 ○○을 ○○○ ○○ ○○이 ○○○○ ○○○ ○○ ○
    를 ○○○ ○○ ○○○ ○○ ○를 ○○○ ○○ ○○○○이다
21. ○○이 ○○를 ○의 ○○○로 ○○ ○○○ ○에는 ○를 ○○○ ○
    ○○○○
22. ○○의 ○○이 ○○가 ○○ ○○○ ○○의 ○○이 ○이 ○○ ○○○
23. ○○의 ○이 ○○○ ○○ ○○○ ○○○ ○○의 ○○가 ○○ ○○
    ○ ○○○
24. ○의 ○○를 ○○의 ○에 ○○○○ ○의 ○○○○ ○가 ○○에게
    ○○○ ○○○

25. ○○의 ○○가 ○○○○ ○○○ ○○의 ○○에 ○○ ○가 ○○ ○ ○○
26. ○○ ○○이 ○께서 ○○ ○를 ○○○○ ○께서 ○○○ ○○ ○의 ○○을 ○○○○○○
27. ○○의 ○○에 ○○을 ○○○ ○의 ○○에 ○○○○ ○○○ ○○○
28. ○○을 ○○○에서 ○○○ ○○○과 ○○ ○○○○ ○○ ○○○
29. ○○ ○는 ○○○○ ○○○○ ○○○이여 ○의 ○○으로 ○를 ○ ○○○
30. ○가 ○○로 ○○○의 ○○을 ○○○○ ○○○으로 ○○○을 ○○ ○○○ ○○○
31. ○○이 ○ ○ ○과 ○이 ○○ ○○를 ○○보다 ○○○를 ○○ ○○ ○○ ○이 ○ ○이라
32. ○○○ ○가 ○를 ○○ ○○○○○ ○○○을 ○○ ○○○아 ○○ ○○을 ○○○○ ○○○○
33. ○○○는 ○○○ ○의 ○○를 ○○○○ ○○로 ○○○○ ○○ ○를 ○○○○ ○○○○○○
34. ○○가 ○를 ○○○ ○이요 ○○와 ○ ○의 ○○ ○○도 ○○○○로다
35. ○○○이 ○○을 ○○○○○ ○○ ○○○을 ○○○○○○ ○○가 ○○에 ○○ ○○를 ○○○로다
36. ○의 ○○의 ○○이 ○○ ○를 ○○○○ ○의 ○○을 ○○○○ ○가 ○ ○에 ○○로다

70 다윗의 시로 기념식에서 인도자를 따라 부르는 노래

1. ○○○이여 ○를 ○○○○ ○○○여 ○○ ○를 ○○○○
2. ○의 ○○을 ○○ ○○이 ○○와 ○○을 ○○○ ○○○ ○의 ○○을 ○○○○ ○○이 ○로 ○○○ ○○를 ○○○ ○○○
3. ○○, ○○ ○○ ○○이 ○○ ○○로 ○○○○ ○로 ○○○○ ○○○
4. ○를 ○○ ○○ ○○이 ○로 ○○○○ ○○○○ ○○○○○ ○○○ ○의 ○○을 ○○○○ ○○이 ○○ ○○○를 ○○○은 ○○○○○ ○○ ○○○
5. ○는 ○○○○ ○○○○○ ○○○이여 ○○ ○게 ○○○○ ○는 ○의 ○○이시요 ○를 ○○○○ ○시오니 ○○○여 ○○○○ ○○○

71

1. ○○○여 ○가 ○께 ○○○○ ○가 ○○○ ○○를 ○○○ ○○ ○ ○○
2. ○의 ○로 ○를 ○○○○ ○를 ○○ ○○○ ○의 ○를 ○게 ○○ ○○ ○를 ○○○○○
3. ○는 ○가 ○○ ○○○ ○○ ○○가 ○○○ ○께서 ○를 ○○○○ ○ ○○○○○ ○는 ○께서 ○의 ○○이시요 ○의 ○○○○○○이다
4. ○의 ○○○이여 ○를 ○○의 ○ ○ ○○○ ○와 ○○○ ○의 ○ ○에서 ○○○ ○○○
5. ○ ○○○여 ○는 ○의 ○○이시요 ○가 ○○ ○부터 ○○○ ○시라
6. ○가 ○○에서부터 ○를 ○○○○○○ ○의 ○○○의 ○에서부터 ○께서 ○를 ○○○○○○ ○는 ○○ ○를 ○○○○이다
7. ○는 ○○에게 ○○○ ○○ ○○ ○○○○○ ○는 ○의 ○○○ ○ ○○시오니
8. ○를 ○○○과 ○께 ○○ ○○이 ○○○○ ○ ○에 ○○○○이다
9. ○○ ○에 ○를 ○○○ ○○○ ○ ○이 ○○○ ○에 ○를 ○○○ ○○○
10. ○ ○○○이 ○게 ○○○ ○○○ ○ ○○을 ○○○ ○○이 ○○ ○○○
11. ○○○를 ○○○이 ○를 ○○○○○ ○○ ○○○ ○○ ○가 ○○ ○○○
12. ○○○이여 ○를 ○○ ○○ ○○○ ○의 ○○○이여 ○○ ○를 ○○○○

13. ○ ○○을 ○○○○ ○○이 ○○와 ○○을 ○○○ ○○○ ○를 ○○○○ ○○ ○○에게는 ○과 ○○이 ○○○ ○○○

14. ○는 ○○ ○○을 ○○ ○를 ○○○○ ○○○○이다

15. ○가 ○○○ ○ ○○ ○의 ○○와 ○○을 ○ ○으로 ○○ ○○○이다

16. ○가 ○ ○○○의 ○○○ ○○을 ○○○ ○○○○○ ○의 ○○만 ○○○○이다

17 . ○○○이여 ○를 ○○○부터 ○○○○○○○ ○가 ○○까지 ○의 ○○○ ○○을 ○○○○이다

18. ○○○이여 ○가 ○○ ○○이 ○ ○에도 ○를 ○○○ ○○○ ○가 ○의 ○을 ○○에 ○○○ ○의 ○○을 ○○의 ○○ ○○에게 ○○○까지 ○를 ○○○ ○○○

19. ○○○이여 ○의 ○가 ○○ ○○○ ○○○○이다 ○○○이여 ○께서 ○ ○을 ○○○○○○ ○가 ○와 ○○○이까

20. ○○에게 ○○ ○○ ○○ ○○을 ○○○ ○께서 ○○를 ○○ ○ ○○○ ○ ○○ ○에서 ○○ ○○○ ○○○○이다

21. ○를 ○○ ○○○○ ○○○ ○○○○ ○를 ○○○○○

22. ○의 ○○○이여 ○가 ○ ○○로 ○를 ○○○○ ○의 ○○을 ○ ○○○이다 ○○○○의 ○○○○ ○여 ○가 ○○으로 ○를 ○○ ○○이다

23. ○가 ○를 ○○○ ○에 ○의 ○○이 ○○ ○○○ ○께서 ○○○ ○ ○ ○○이 ○○○ ○○이다

24 . ○○○ ○○ ○○이 ○○와 ○○을 ○○○○이다

제 3 권

72 솔로몬의 시

1. ○○○이여 ○의 ○○○을 ○에게 ○○○ ○의 ○○를 ○의 ○○에게 ○○○
2. ○가 ○의 ○○을 ○○로 ○○○○ ○의 ○○○ ○를 ○○로 ○○○○○
3. ○로 ○○○○ ○○이 ○○에게 ○○을 ○○ ○○ ○○도 ○○○○로다
4. ○가 ○○○ ○○의 ○○○을 ○○○○ ○○○ ○의 ○○을 ○○○○ ○○○○ ○를 ○○○로다
5. ○○이 ○가 ○○ ○○에도 ○를 ○○○○○ ○이 ○○ ○○에도 ○○로 ○○○○로다
6. ○는 ○ ○ ○에 ○○○ ○같이, ○을 ○○○ ○○○같이 ○○○○
7. ○의 ○에 ○○이 ○○○○ ○○의 ○○○이 ○이 ○○ ○까지 ○○○로다
8. ○가 ○○에서부터 ○○까지와 ○에서부터 ○ ○까지 ○○○○○
9. ○○에 ○○ ○는 ○ ○에 ○○○ ○의 ○○○은 ○○을 ○○ ○이며
10. ○○○와 ○의 ○○이 ○○을 ○○○ ○○와 ○○ ○○이 ○○을 ○○○로다
11. ○○ ○이 ○의 ○에 ○○○○ ○○ ○○이 ○ ○를 ○○○로다
12. ○는 ○○○ ○가 ○○○○ ○에 ○○○ ○○이 ○○ ○○○ ○

도 ○○○

13. ○는 ○○○ ○와 ○○○ ○를 ○○○ ○○○ ○○○ ○의 ○○
    을 ○○○○
14. ○○의 ○○을 ○○과 ○○에서 ○○○○○ ○○의 ○가 ○의
    ○ ○에서 ○○○ ○○을 ○○○로다
15. ○○이 ○○○○ ○○의 ○을 ○에게 ○○○ ○○○이 ○를 ○
    ○○ ○○ ○○○○ ○○ ○○○○로다
16. ○ ○○○의 ○에도 ○○이 ○○○○ ○○의 ○○가 ○○○같이
    ○○○○ ○에 ○○ ○가 ○의 ○같이 ○○○○로다
17. ○의 ○○이 ○○○이여 ○의 ○○이 ○와 ○○ ○○○○로다 ○
    ○○이 ○로 ○○○○ ○을 ○○○○ ○○ ○○이 ○ ○를 ○○
    ○ ○○로다
18. ○로 ○○○ ○○을 ○○○○ ○○○ ○○○ ○ ○○○○의 ○○
    ○을 ○○○○
19. ○ ○○○○ ○○을 ○○○ ○○○○○○ ○ ○에 ○의 ○○이
    ○○○○○○ ○○
20. ○○의 ○○ ○○의 ○○가 ○○○○

73 아삽의 시

1. ○○○이 ○○○ ○○○○ ○ ○○이 ○○○ ○에게 ○을 ○○○○
2. ○는 ○○ ○○○ ○○○○ ○의 ○○이 ○○○○ ○○○○○
3. ○는 ○가 ○○의 ○○○을 ○○ ○○○ ○를 ○○○○○이로다
4. ○○은 ○○ ○에도 ○○이 ○○ ○ ○이 ○○○○
5. ○○○이 ○○○ ○○이 ○○에게는 ○○ ○○○이 ○○○ ○○도 ○○에게는 ○○○
6. ○○○○ ○○이 ○○의 ○○○요 ○○가 ○○의 ○이며
7. ○○으로 ○○의 ○이 ○○○○ ○○의 ○○은 ○○의 ○○보다 ○○○
8. ○○은 ○○○○ ○○○ ○○○ ○○ ○서 ○○○○ ○○○
9. ○○의 ○은 ○○에 ○○ ○○의 ○는 ○에 ○○ ○○○○
10. ○○○○ ○의 ○○이 ○○로 ○○○○ ○에 ○○○ ○을 ○ ○ ○○
11. ○○○를 ○○○이 ○○ ○○ ○○○에게 ○○이 ○○○ ○○ ○○
12. ○○○○ ○○은 ○○○이라도 ○○ ○○○○ ○○은 ○○ ○○ ○○○
13. ○가 ○ ○○을 ○○○○ ○○ ○ ○을 ○○ ○○○○ ○ ○이 ○로 ○○○○
14. ○는 ○○ ○○을 ○○○ ○○마다 ○○을 ○○○○
15. ○가 ○○ ○○○ ○○○를 ○가 ○○처럼 ○○○○ ○○○○○

○는 ○의 ○○○의 ○○에 ○○○ ○○을 ○○○○○이다

16. ○가 ○○○ ○를 ○○ ○○ ○○○○ ○○이 ○게 ○○ ○○이 ○○○○
17. ○○○의 ○○에 ○○○ ○에야 ○○의 ○○을 ○가 ○○○○이다
18. ○께서 ○○○ ○○을 ○○○○ ○에 ○○○ ○○에 ○○○○
19. ○○이 ○○○○ ○○ ○○○ ○○○○○○ ○○ ○○로 ○○은 ○○○○○이다
20. ○여 ○○이 ○ ○에는 ○을 ○○○○○ ○께서 ○○ ○에는 ○ ○의 ○○을 ○○○○○이다
21. ○ ○○이 ○○○○ ○ ○○이 ○○○이다
22. ○가 ○같이 ○○ ○○○으로 ○ ○에 ○○이오나
23. ○가 ○○ ○와 ○○ ○○ ○께서 ○ ○○○을 ○○○○이다
24. ○의 ○○으로 ○를 ○○○○○ ○에는 ○○으로 ○를 ○○○ ○○○
25. ○○에서는 ○ ○에 ○가 ○게 ○○○○ ○에서는 ○ ○에 ○가 ○○○ ○ ○○이다
26. ○ ○○와 ○○은 ○○○○ ○○○은 ○ ○○의 ○○이시요 ○ ○○ ○○이시라
27. ○○ ○를 ○○○○ ○는 ○○○○ ○○같이 ○를 ○○ ○를 ○께서 ○ ○○○○이다
28. ○○○께 ○○○ ○이 ○게 ○이라 ○가 ○ ○○○를 ○의 ○○ ○로 ○○ ○의 ○○ ○○을 ○○○○이다

74 아삽의 마스길

1. ○○○이여 ○께서 ○○○○ ○○를 ○○○ ○○○○이까 ○○○○ ○께서 ○○○○ ○을 ○○○ ○○의 ○○를 ○○○○이까
2. ○○부터 ○○○○ ○○○○ ○의 ○○의 ○○로 ○○○ ○의 ○○을 ○○○○○ ○께서 ○○○ ○○ ○도 ○○○○○
3. ○○○ ○○○ ○을 ○○○ ○의 ○을 ○○ ○○○○ ○○가 ○○에서 ○○ ○을 ○○○○이다
4. ○의 ○○이 ○의 ○○ ○○○에서 ○○○ ○○○의 ○○을 ○○○○으로 ○○○○
5. ○○은 ○○ ○○를 ○○ ○○을 ○○ ○○ ○○○이다
6. ○○ ○○이 ○○와 ○○로 ○○의 ○○ ○○○을 ○○ ○○○
7. ○의 ○○를 ○○○○ ○의 ○○이 ○○ ○을 ○○○ ○에 ○○○이다
8. ○○이 ○○○으로 ○○○를 ○○가 ○○을 ○○○○ ○○ ○ ○에 ○○ ○○○의 ○○ ○○을 ○○○○이다
9. ○○의 ○○은 ○○○ ○○○○ ○○○도 ○ ○○ ○○○ ○○ ○이 ○○○ ○○○○ ○○ ○에 ○○ ○도 ○○이다
10. ○○○이여 ○○이 ○○까지 ○○○○○○ ○○가 ○의 ○○을 ○○○ ○○○○이까
11. ○께서 ○○○○ ○의 ○ ○ ○의 ○○○을 ○○○○이까 ○의 ○에서 ○을 ○○○○ ○○을 ○○○○
12. ○○○은 ○○부터 ○의 ○이시라 ○○에게 ○○을 ○○○○이다

13. ○께서 ○의 ○○으로 ○○를 ○○○○ ○ ○○○ ○○의 ○○
    를 ○○○○○○
14. ○○○○의 ○○를 ○○○○ ○○을 ○○에 ○○ ○에게 ○○○
    로 ○○○○
15. ○께서 ○○를 ○○○ ○ ○을 ○○○ ○께서 ○ ○○○ ○○을
    ○○○ ○○○이다
16. ○도 ○의 ○이요 ○도 ○의 ○이라 ○께서 ○과 ○를 ○○○○
    ○○
17. ○께서 ○의 ○○를 ○○○○ ○께서 ○○과 ○○을 ○○○○이다
18. ○○○여 ○○을 ○○○○○ ○○가 ○를 ○○○○ ○○○ ○○이
    ○의 ○○을 ○○○○○이다
19. ○의 ○○○○의 ○○을 ○○○에게 ○○○○○ ○의 ○○○ ○의
    ○○을 ○○○ ○○ ○○○
20. ○ ○○을 ○○○ ○○○ ○○ ○의 ○○○ ○에 ○○○ ○의 ○○
    가 ○○○○이다
21. ○○ ○○ ○가 ○○○○ ○○○○ ○○ ○○○ ○○○ ○와 ○○
    ○ ○가 ○의 ○○을 ○○○○ ○○○
22. ○○○이여 ○○○ ○의 ○○○을 ○○○ ○○○ ○가 ○○ ○를
    ○○○○ ○을 ○○○○○
23. ○의 ○○○의 ○○를 ○○ ○○○ ○○○ ○께 ○○○○ ○의 ○
    ○○ ○○가 ○○ ○께 ○○○○이다

75 아삽의 시, 인도자를 따라 알다스헷에 맞춘 노래

1. ○○○이여 ○○가 ○께 ○○○○ ○○○은 ○의 ○○이 ○○○이라 ○○○이 ○의 ○○○ ○○을 ○○○○이다
2. ○의 ○○이 ○가 ○○ ○○이 ○○○ ○가 ○○○ ○○○○○
3. ○의 ○○은 ○가 ○○○○○ ○과 ○ ○○ ○○이 ○○○○○ ○○○○(셀라)
4. ○가 ○○○ ○○에게 ○○○○ ○○○ ○○ ○○ ○○○에게 ○을 ○○ ○○ ○○○○
5. ○○ ○을 ○○ ○○ ○○ ○○○ ○으로 ○○○ ○○○○
6. ○○ ○○○ ○이 ○○에서나 ○○에서 ○○○○ ○○○○ ○○에서도 ○○○○ ○○○○
7. ○○ ○○○이신 ○○○이 ○를 ○○○○ ○를 ○○○○○○
8. ○○○의 ○에 ○이 ○○ ○ ○○이 ○○○○○○ ○에 ○○ ○이 ○○○ ○ ○을 ○○○이 ○○ ○○○○ ○로 ○ ○○○까지도 ○의 ○○ ○○이 ○○○ ○○○로다
9. ○는 ○○의 ○○○을 ○○○ ○○○○ ○○○○
10. ○ ○○○의 ○을 ○ ○○ ○○의 ○은 ○○ ○○로다

76 아삽의 시, 인도자를 따라 현악에 맞춘 노래

1. ○○○은 ○○에 ○○○○○○ ○의 ○○이 ○○○○에 ○○○○
2. ○의 ○○은 ○○에 ○○이여 ○의 ○○는 ○○에 ○○○
3. ○○에서 ○가 ○○과 ○○와 ○과 ○○을 ○○○○○○(셀라)
4. ○는 ○○○ ○에서 ○○○○○○ ○○○○○○
5. ○○이 ○○ ○도 ○○ ○을 ○○○○ ○에 ○○ ○이며 ○○○도 ○○ ○○에게 ○○을 ○ ○을 ○○ ○ ○○○
6. ○○의 ○○○이여 ○께서 ○○○○○ ○○와 ○이 ○ ○○ ○○ ○○이다
7. ○께서는 ○○ ○○ ○시니 ○께서 ○ ○ ○○○ ○에 ○가 ○의 ○○에 ○○이까
8. ○께서 ○○에서 ○○을 ○○○○○ ○이 ○○○ ○○○○○○
9. ○ ○○○이 ○의 ○○ ○○○ ○를 ○○○○○○ ○○○○ ○○ ○○ ○에로다(셀라)
10. ○○○ ○○의 ○○○은 ○를 ○○○○ ○○이요 ○ ○○ ○○ ○은 ○께서 ○○○○이다
11. ○○는 ○○○ ○○ ○○○께 ○○○○ ○○○ ○○에 ○○ ○○ ○○도 ○○○ ○○○ ○에게 ○○을 ○○○로다
12. ○가 ○○○의 ○를 ○○○○○ ○는 ○○의 ○○에게 ○○○○ ○로다

77 아삽의 시, 인도자를 따라 여두둔의 법칙에 따라 부르는 노래

1. ○가 ○ ○○으로 ○○○께 ○○○○○○ ○ ○○으로 ○○○께 ○○○○○ ○게 ○를 ○○○○○로다
2. ○의 ○○ ○에 ○가 ○를 ○○○○ ○에는 ○ ○을 ○○ ○○○ ○○○○○○ ○ ○○이 ○○ ○○를 ○○○○○○
3. ○가 ○○○을 ○○○○ ○○○○ ○○○○ ○ ○○이 ○○○○ (셀라)
4. ○께서 ○가 ○을 ○○○ ○○○ ○○○ ○가 ○○○ ○○ ○ ○ ○이다
5. ○가 ○○ ○ ○○○ ○○을 ○○○○○○○
6. ○에 ○○ ○○를 ○가 ○○○○ ○ ○○으로, ○가 ○ ○○으로 ○○○○를
7. ○께서 ○○○ ○○○○, ○○는 ○○를 ○○○ ○○○○○,
8. ○의 ○○○○은 ○○○ ○○○○, ○의 ○○○○도 ○○○ ○○ ○○○,
9. ○○○이 ○가 ○○○ ○○를 ○○○○○, ○○○으로 ○가 ○○ ○ ○○을 ○○○○○ ○○○이다(셀라)
10. ○ ○가 ○○○를 ○는 ○의 ○○이라 ○○○의 ○○○의 ○
11. ○ ○○○의 ○○을 ○○○○ ○께서 ○○에 ○○○ ○○○ ○ 을 ○○○○이다
12. ○ ○의 ○○ ○을 ○○ ○○로 ○○○○ ○의 ○○를 ○○ ○○ 로 ○○○○이다

13. ○○○이여 ○의 ○는 ○○ ○○○○○○ ○○○과 ○○ ○○○ ○ ○이 ○○○○이까
14. ○는 ○○○ ○을 ○○○ ○○○이시라 ○○○ ○에 ○의 ○○을 ○○○○
15. ○의 ○로 ○의 ○○ ○ ○○과 ○○의 ○○을 ○○○○○이다 (셀라)
16. ○○○이여 ○○이 ○를 ○○○이다 ○○이 ○를 ○○ ○○○○ ○ ○○도 ○○○○○
17. ○○이 ○을 ○○ ○○이 ○○를 ○○ ○의 ○○도 ○○○○이다
18. ○○○○○ ○에 ○의 ○○○○가 ○○○ ○○가 ○○를 ○○○ ○이 ○○○○ ○○○○이다
19. ○의 ○이 ○○에 ○○○ ○의 ○○ ○이 ○ ○에 ○○○○ ○의 ○○○를 ○ ○ ○○○이다
20. ○의 ○○을 ○ ○같이 ○○와 ○○의 ○으로 ○○○○○이다

78 아삽의 마스길

1. ○ ○○이여, ○ ○○을 ○○○ ○ ○의 ○에 ○를 ○○○○○○
2. ○가 ○을 ○○ ○○로 ○○○ ○○부터 ○○○○○ ○을 ○○○
   ○ ○○
3. ○는 ○○가 ○○○ ○○ ○요 ○○의 ○○○이 ○○에게 ○○ ○○
4. ○○가 ○를 ○○의 ○○에게 ○○○ ○○○○ ○○○의 ○○와
   ○의 ○○과 ○가 ○○○ ○○○ ○○을 ○○에 ○○○로다
5. ○○○께서 ○○를 ○○에게 ○○○○ ○○를 ○○○○에게 ○○
   ○○ ○○ ○○○에게 ○○○○ ○○의 ○○에게 ○○○ ○○○○
6. ○는 ○○로 ○○ ○ ○○○ ○○에게 ○를 ○○ ○○ ○○은 ○
   ○○ ○○의 ○○에게 ○○○
7. ○○로 ○○의 ○○을 ○○○께 ○○ ○○○께서 ○○○ ○을 ○
   ○ ○○○○ ○○ ○의 ○○을 ○○○
8. ○○의 ○○○ ○ ○○○○ ○○○○ ○○의 ○○이 ○○○○ ○
   ○○ ○ ○○이 ○○○께 ○○○○ ○○○○ ○○와 ○○ ○○ ○
   ○○○ ○○ ○○이로다
9. ○○○○ ○○은 ○○를 ○○○ ○을 ○○○○ ○○의 ○에 ○○
   ○○○
10. ○○이 ○○○의 ○○을 ○○○ ○○○○ ○의 ○○ ○○을 ○
    ○○○
11. ○○○께서 ○○○ ○과 ○○에게 ○○○ ○의 ○○○ ○을 ○
    ○○○

12. ○○에 ○○○이 ○○ ○ ○○○에서 ○○○ ○을 ○○의 ○○ ○의 ○○에서 ○○○○○
13. ○가 ○○를 ○○ ○을 ○○○ ○○ ○○ ○○○ ○○을 ○○○ ○ ○○○○
14. ○에는 ○○으로, ○에는 ○○으로 ○○○○○○
15. ○○에서 ○○을 ○○○○ ○○ ○○ ○에서 ○○○ ○처럼 ○○ ○○ ○○○ ○○○○
16. ○ ○○에서 ○○를 ○○ ○이 ○같이 ○○○ ○○○○
17. ○○은 ○○○○ ○○○께 ○○○○ ○○○ ○에서 ○○○를 ○ ○○○○○
18. ○○이 ○○의 ○○대로 ○○을 ○○○ ○○의 ○○에 ○○○을 ○○○○○○
19. ○○ ○○○ ○○○을 ○○○○ ○○○를 ○○○이 ○○에서 ○ ○을 ○○○ ○ ○○○
20. ○○ ○가 ○○을 ○○ ○을 ○○○ ○○가 ○○○○ ○가 ○○ ○도 ○○○ ○○ ○○을 ○○○ ○○도 ○○○○○ ○○○○
21. ○○○○ ○○○께서 ○○ ○○○○○ ○○에게 ○같이 ○○○ ○ ○○ ○○○○에게 ○○가 ○○ ○○○○
22. ○는 ○○○을 ○○ ○○○○ ○의 ○○을 ○○○○ ○○○ ○ ○이로다
23. ○○○ ○가 ○의 ○○을 ○○○○○ ○○ ○을 ○○○
24. ○○에게 ○○를 ○같이 ○○ ○○○○ ○○ ○○을 ○○에게 ○○○○

25. ○○이 ○○ ○의 ○을 ○○○○ ○가 ○○을 ○○에게 ○○○ ○○○○
26. ○가 ○○을 ○○에서 ○○ ○○○ ○의 ○○으로 ○○을 ○○ ○○○
27. ○○처럼 ○○ ○○를 ○같이 ○○○○ ○○ ○를 ○○의 ○○ 같이 ○○○○○
28. ○가 ○○들을 ○○의 ○○에 ○○○○ ○○ ○○의 ○○에 ○ ○○○○○
29. ○○이 ○○ ○○ ○○○○○ ○○○이 ○○의 ○대로 ○○에게 ○○○○
30. ○○○ ○○이 ○○의 ○○을 ○○○ ○○○○ ○○의 ○○ ○ 이 ○○ ○○의 ○에 ○○ ○에
31. ○○○이 ○○에게 ○○을 ○○○○ ○○○ ○○ ○를 ○○○○ ○○○○의 ○○을 ○ ○○○○○○○○
32. ○○○에도 ○○은 ○○○ ○○○○ ○의 ○○○ ○○을 ○○ ○○○○○○○
33. ○○○이 ○○의 ○○을 ○○○ ○○○ ○○○ ○○의 ○○를 ○○○으로 ○○○ ○○○○
34. ○○○이 ○○을 ○○○ ○에 ○○이 ○에게 ○○○ ○○○ ○ ○○을 ○○○ ○○○
35. ○○○이 ○○의 ○○이시며 ○○○○ ○○○이 ○○의 ○○○ 이심을 ○○○○○○
36. ○○○ ○○이 ○으로 ○에게 ○○○○ ○○ ○로 ○에게 ○○

을 ○○○○○

37. ○는 ○○○께 ○○○ ○○의 ○○이 ○○이 ○○○ ○의 ○○에 ○○○○ ○○○○○이로다

38. ○○ ○○○은 ○○○○○○ ○○을 ○○ ○○○ ○○○○○ ○ ○○○○ ○의 ○○를 ○○ ○ ○○○○○ ○의 ○○ ○을 ○ ○ ○ ○○ ○○○○○○

39. ○○은 ○○이며 ○○ ○○ ○○○○ ○○○ ○○임을 ○○○○ ○이라

40. ○○이 ○○에서 ○에게 ○○○○ ○○에서 ○를 ○○○○ ○이 ○ ○○○

41. ○○이 ○○○ ○○○을 ○○○○ ○○○○ ○○○○의 ○○○ ○ ○를 ○○○ ○○○○

42. ○○이 ○의 ○○의 ○을 ○○○○ ○○○○ ○○에게서 ○○을 ○○○○ ○도 ○○○○ ○○○○○○

43. ○ ○에 ○○○이 ○○에서 ○의 ○○○을, ○○ ○에서 ○의 ○ ○○을 ○○○○

44. ○○의 ○과 ○○를 ○로 ○○○ ○○로 ○○ ○ ○○ ○○○

45. ○○○ ○를 ○○에게 ○○○ ○○을 ○○ ○○○ ○○○를 ○ ○○ ○○○ ○○○○

46. ○○의 ○○○을 ○○에게 ○○○ ○○이 ○○○ ○을 ○○○에게 ○○○○

47. ○○의 ○○○○를 ○○으로, ○들의 ○○○를 ○○로 ○○○ ○○

48. ○○의 ○○을 ○○에, ○들의 ○ ○를 ○○○에 ○○○○○

49. ○의 ○○○ ○○○과 ○○와 ○○와 ○○ ○ ○○의 ○○○을
○○에게 ○○○○○○○

50. ○는 ○○로 ○을 ○○○ ○○의 ○○이 ○○을 ○○○ ○○○
○○○ ○○의 ○○을 ○○○에 ○○○○○

51. ○○에서 ○○ ○○ ○ ○의 ○○에 ○○ ○들의 ○○의 ○○ ○
을 ○○○○

52. ○가 ○○ ○○은 ○같이 ○○○○ ○○○ ○○에서 ○ ○같이
○○○○○○

53. ○○을 ○○○ ○○○○○ ○○은 ○○○이 ○○○○ ○○의 ○
○는 ○○에 ○○○○

54. ○○을 ○의 ○○의 ○○ ○ ○의 ○○○으로 ○○○ ○으로 ○
○○○○

55. ○ ○○를 ○○의 ○에서 ○○○○○ ○을 ○○ ○○의 ○○를
○○○○○ ○○○○의 ○○○이 ○○의 ○○에 ○○ ○○○○

56. ○○○ ○○은 ○○○○ ○○○을 ○○○○ ○○○○ ○의 ○○
을 ○○○ ○○○○

57. ○○의 ○○○ ○○ ○○○○ ○○을 ○○○ ○○○ ○같이 ○○
○○

58. ○○ ○○○로 ○의 ○○○을 ○○○○ ○○의 ○○○ ○○○로
○를 ○○○○ ○○○○

59. ○○○이 ○○○○ ○○○ ○○○○을 ○○ ○○○○

60. ○○ ○○○ ○○○ ○○ ○ ○○의 ○○을 ○○○○

61. ○가 ○의 ○○을 ○○에게 ○○ ○○○ ○의 ○○을 ○○의 ○에 ○○○○

62. ○가 ○의 ○○ ○○에 ○○○ ○의 ○○을 ○에 ○○○○○

63. ○○의 ○○은 ○에 ○○○○ ○○의 ○○○은 ○○ ○○를 ○○ ○ ○○○○

64. ○○의 ○○○○은 ○에 ○○○○○ ○○의 ○○○은 ○○도 ○○ ○○○○○

65. ○ ○에 ○께서 ○에서 ○○○ ○처럼, ○○○를 ○○○ ○○○○ ○○처럼 ○○○○

66. ○의 ○○○을 ○ ○○○○ ○○○ ○○에게 ○○○ ○○○○

67. ○ ○○의 ○○을 ○○○○ ○○○○ ○○를 ○○○ ○○○○○

68. ○○ ○○ ○○와 ○가 ○○○○○ ○○○을 ○○○○

69. ○의 ○○를 ○의 ○○ ○○, ○○○ ○○ ○ ○○ ○○○○○

70. ○ ○의 ○ ○○을 ○○○○ ○의 ○○에서 ○○○○

71. ○ ○을 ○○○ ○에서 ○를 ○○○ ○○ ○의 ○○인 ○○, ○의 ○○인 ○○○○을 ○○○ ○○○○

72. ○에 ○가 ○○을 ○○ ○○의 ○○○으로 ○○○ ○의 ○의 ○○○으로 ○○을 ○○○○○○

79 아삽의 시

1. ○○○이여 ○○ ○○○이 ○의 ○○의 ○에 ○○○○ ○의 ○○을 ○○○○ ○○○○이 ○○○○가 ○○ ○○○이다
2. ○○이 ○의 ○○의 ○○를 ○○의 ○에게 ○으로, ○의 ○○○의 ○○를 ○의 ○○에게 ○○
3. ○○의 ○를 ○○○○ ○○에 ○같이 ○○○○ ○○을 ○○○○ ○가 ○○○이다
4. ○○는 ○○ ○○에게 ○○○○가 ○○ ○○를 ○○○ ○에게 ○○와 ○○○○가 ○○○이다
5. ○○○여 ○○ ○○○○이까 ○○○ ○○○○이까 ○의 ○○가 ○○○ ○○○이까
6. ○를 ○○ ○○○○ ○○○과 ○의 ○○을 ○○○ ○○○○ ○○ ○에게 ○의 ○를 ○○○○
7. ○○이 ○○을 ○○○ ○의 ○○를 ○○○○ ○○○이다
8. ○○ ○○○의 ○○을 ○○○○ ○○○ ○의 ○○로 ○○를 ○○ ○○○○○ ○○가 ○○ ○○○○ ○○○이다
9. ○○ ○○의 ○○○이여 ○의 ○○의 ○○○○○ ○○를 ○○○ ○○를 ○○○○ ○의 ○○을 ○○○○ ○○○ ○○를 ○○○○ ○○ ○를 ○○○○
10. ○○ ○○○이 ○○○○ ○○의 ○○○이 ○○ ○○○ ○○○이까 ○의 ○○이 ○○○에 ○○ ○○를 ○○의 ○○에서 ○○ ○○에게 ○○ ○○○

11. ○○ ○의 ○○을 ○의 ○에 ○○○ ○○○ ○○○로 ○○○ ○
도 ○의 ○○ ○○을 ○○ ○○○○○
12. ○여 ○○ ○○이 ○를 ○○○ ○ ○○을 ○○의 ○에 ○ ○나
○○○○
13. ○○는 ○의 ○○이요 ○의 ○○의 ○이니 ○○는 ○○○ ○께
○○○○ ○의 ○○를 ○○에 ○○○이다

---

80 아삽의 시, 인도자를 따라 소산님에듯에 맞춘 노래

1. ○○을 ○ ○같이 ○○○○○ ○○○○의 ○○여 ○를 ○○○○
○ ○○ ○○에 ○○○○ ○여 ○을 ○○○○
2. ○○○○과 ○○○과 ○○○ ○에서 ○의 ○○을 ○○○○ ○○
를 ○○○○ ○○○
3. ○○○이여 ○○를 ○○○○○ ○의 ○○○을 ○○○ ○○가 ○
○을 ○○ ○○○
4. ○○의 ○○○ ○○○여 ○의 ○○의 ○○에 ○○○ ○○ ○까지
○○○○이까
5. ○께서 ○○에게 ○○의 ○○을 ○○○○ ○○ ○○을 ○○○ ○
○○이다
6. ○○를 ○○ ○○에게 ○○○○가 ○○ ○○○ ○○ ○○○이 ○
○ ○○○이다
7. ○○의 ○○○이여 ○○를 ○○○○ ○○○ ○의 ○○의 ○○를

○○○ ○○가 ○○을 ○○ ○○○

8. ○께서 ○ ○○○○를 ○○에서 ○○○○ ○○○을 ○○○○○ ○○을 ○○○○이다

9. ○께서 ○ ○서 ○○○○○○ ○ ○○가 ○○ ○○○ ○에 ○○ ○○

10. ○ ○○이 ○○을 ○○○ ○ ○○는 ○○○의 ○○○ ○○○

11. ○ ○○가 ○○까지 ○○ ○○이 ○까지 ○○○○

12. ○께서 ○○○○ ○ ○을 ○○○ ○을 ○○○○ ○○ ○○이 ○○을 ○○ ○○○이까

13. ○ ○의 ○○○○이 ○○○○ ○○○○이 ○○이다

14. ○○의 ○○○이여 ○○○○○ ○○○○○ ○○에서 ○○○○○ ○ ○○○○를 ○○○○

15. ○의 ○○○으로 ○○○ ○○요 ○를 ○○○ ○○○ ○○ ○○○이다

16. ○○이 ○○○ ○○을 ○○○ ○의 ○○으로 ○○○○ ○○○○○

17. ○의 ○○○에 ○○ ○ ○ ○를 ○○○ ○○○ ○○ ○○에게 ○의 ○을 ○○○○

18. ○○○○○ ○○가 ○에게서 ○○○○ ○○○○○○ ○○를 ○○○○ ○○○ ○○가 ○의 ○○을 ○○○이다

19. ○○의 ○○○ ○○○여 ○○를 ○○○ ○○○ ○의 ○○의 ○○를 ○○에게 ○○○○ ○○가 ○○을 ○○○이다

81 아삽의 시, 인도자를 깃딧에 맞춘 노래

1. ○○의 ○○이 ○○○ ○○○을 ○○○ ○○○ ○○○○ ○○의 ○○○을 ○○○ ○○○ ○○○○○○
2. ○를 ○○○ ○○를 ○○ ○○○○ ○○에 ○○를 ○○○○○○
3. ○○○와 ○○과 ○○의 ○○에 ○○을 ○○○○
4. ○는 ○○○○의 ○○요 ○○의 ○○○의 ○○로다
5. ○○○이 ○○ ○을 ○○ ○○○○○ ○에 ○○의 ○○ ○에 ○를 ○○로 ○○○○○ ○○○ ○가 ○○ ○○○ ○○을 ○○○○
6. ○○○○ ○가 ○의 ○○에서 ○을 ○○○ ○의 ○에서 ○○○를 ○○ ○○○○
7. ○가 ○○ ○에 ○○○○○ ○가 ○를 ○○○ ○○○○의 ○○○ ○에서 ○게 ○○○○ ○○○ ○○에서 ○를 ○○○○○○(셀라)
8. ○ ○○이여 ○○○ ○가 ○게 ○○○○○ ○○○○이여 ○게 ○ ○를 ○○○○
9. ○○ ○에 ○○ ○을 ○○ ○○ ○○ ○에게 ○○○ ○○○○
10. ○는 ○를 ○○ ○에서 ○○○○ ○ ○○○ ○ ○○○이니 ○ ○을 ○○ ○○ ○가 ○○○○ ○○○○
11. ○ ○○이 ○ ○○를 ○○ ○○○○ ○○○○이 ○를 ○○○ ○ ○○○○○
12. ○○○○ ○가 ○의 ○○을 ○○○대로 ○○ ○○ ○의 ○○대로 ○○○ ○○○○
13. ○ ○○아 ○ ○을 ○○○ ○○○○아 ○ ○를 ○○○
14. ○○○○ ○가 ○○ ○○의 ○○를 ○○○ ○ ○을 ○○ ○○의

○○○을 ○○○
15. ○○○를 ○○○○ ○는 ○에게 ○○○○ ○ ○○라도 ○○의 ○
○는 ○○○ ○○○○○
16. ○ ○가 ○○○ ○을 ○○에게 ○○○ ○○에서 ○○○ ○로 ○를
○○○○ ○○○ ○○○○

---

82 아삽의 시

1. ○○○은 ○○의 ○○ ○○○에 ○○○ ○○○은 ○들 ○○○에
서 ○○○○○○○
2. ○○가 ○○○○ ○○을 ○○ ○○의 ○ ○○를 ○○까지 ○○○
○(셀라)
3. ○○○ ○와 ○○를 ○○○ ○○○○ ○○○ ○와 ○○○ ○에게
○○를 ○○○○
4. ○○○ ○와 ○○○ ○를 ○○○○ ○○○의 ○에서 ○○○○○
○○○○○
5. ○○은 ○○도 ○○○ ○○○도 ○○○ ○○ ○에 ○○○○ ○의
○○ ○가 ○○○○○
6. ○가 ○○○를 ○○는 ○○이며 ○ ○○○의 ○○○이라 ○○○○
7. ○○○ ○○는 ○○처럼 ○○○ ○○의 ○○ ○○ ○○○○로다
8. ○○○이여 ○○○○ ○○을 ○○○○○ ○○ ○○가 ○의 ○○
이기 ○○○○이다

---

83 아삽의 시 곧 노래

1. ○○○이여 ○○○○ ○○○ ○○○이여 ○○○○ ○○○ ○○○ ○ ○○○
2. ○○ ○의 ○○○이 ○○○ ○를 ○○○○ ○○이 ○○를 ○○○이다
3. ○○이 ○의 ○○을 ○○○○ ○○를 ○○○ ○께서 ○○○ ○를 ○○○ ○○ ○○○○
4. ○○○를 ○○ ○○을 ○○○ ○○ ○○가 ○○ ○○○ ○○ ○○ ○○의 ○○으로 ○○는 ○○○○ ○○○ ○○ ○○이다
5. ○○이 ○○○으로 ○○○○ ○를 ○○○○ ○○ ○○○○
6. ○ ○○의 ○○과 ○○○○○과 ○○과 ○○○이며
7. ○○과 ○○과 ○○○이며 ○○○과 ○○ ○○이요
8. ○○○도 ○○과 ○○○○ ○ ○○의 ○○이 ○○○이다(셀라)
9. ○는 ○○○○에게 ○○○ ○같이, ○○ ○○에서 ○○○와 ○○에게 ○○○ ○같이 ○○에게도 ○○○○
10. ○○은 ○○에서 ○○○○ ○에 ○○이 ○○○이다
11. ○○의 ○○○이 ○○과 ○○ ○○ ○○○ ○○의 ○○ ○○○은 ○○와 ○○○와 ○○ ○○○
12. ○○이 ○○○를 ○○가 ○○○의 ○○을 ○○의 ○○로 ○○○ ○○○이다
13. ○의 ○○○이여 ○○이 ○○○○ ○○ ○○ ○○○ ○○에 ○○ ○ ○○○○ ○○ ○○○

14. ○○을 ○○○ ○과 ○에 ○○ ○○ ○○
15. ○의 ○○으로 ○○을 ○○○○ ○의 ○○으로 ○○을 ○○○ ○○○
16. ○○○여 ○○의 ○○에 ○○가 ○○○○ ○○ ○○이 ○의 ○○을 ○○ ○○○
17. ○○로 ○○를 ○○○ ○○○ ○○○ ○○○ ○○와 ○○을 ○○○ ○○
18. ○○○라 ○○○○ ○만 ○ ○○의 ○○○로 ○○ ○○○

84 고라 자손의 시, 인도자를 따라 깃딧에 맞춘 노래

1. ○○의 ○○○여 ○의 ○○이 ○○ ○○ ○○○○○○○
2. ○ ○○이 ○○○의 ○○을 ○○○○ ○○○이여 ○ ○○과 ○○가 ○○ ○○○ ○○○께 ○○○○이다
3. ○의 ○, ○의 ○○○, ○○의 ○○○여 ○의 ○○에서 ○○도 ○ ○을 ○○ ○○도 ○○들 ○○○○를 ○○○이다
4. ○의 ○에 ○○ ○○은 ○이 ○○○ ○○이 ○○ ○를 ○○○○이다(셀라)
5. ○께 ○을 ○○ ○ ○○에 ○○의 ○○가 ○○ ○는 ○이 ○○이다
6. ○○이 ○○ ○○○로 ○○○ ○에 ○ ○에 ○○ ○이 ○○ ○이며 ○○ ○가 ○을 ○○ ○○이다
7. ○○은 ○을 ○○ ○ ○○ ○○○ ○○에서 ○○○ ○에 ○○ ○○○○이다
8. ○○의 ○○○ ○○○여 ○ ○○를 ○○○○ ○○의 ○○○이여 ○를 ○○○○○(셀라)
9. ○○ ○○이신 ○○○이여 ○께서 ○○ ○○○ ○의 ○○을 ○○ ○○○○
10. ○의 ○○에서의 ○ ○이 ○○ ○에서의 ○ ○보다 ○○○ ○○의 ○○에 ○○ ○보다 ○ ○○○의 ○○ ○○○로 ○○ ○이 ○○○○
11. ○○○ ○○○은 ○요 ○○이시라 ○○○께서 ○○와 ○○를 ○○○ ○○○○ ○○○ ○에게 ○○ ○을 ○○○ ○○○○ ○○○○이다
12. ○○의 ○○○여 ○께 ○○○○ ○는 ○이 ○○이다

85 고라 자손의 시, 인도자를 따라 부르는 노래

1. ○○○여 ○께서 ○의 ○에 ○○를 ○○○ ○○의 ○○ ○ ○○이 ○○○○ ○○○○
2. ○의 ○○의 ○○을 ○○○○ ○○의 ○○ ○를 ○○○○이다(셀라)
3. ○의 ○○ ○○를 ○○○○ ○의 ○○를 ○○○○○이다
4. ○○ ○○의 ○○○이여 ○○를 ○○○○○ ○○에게 ○○○ ○의 ○○를 ○○○○
5. ○께서 ○○에게 ○○○ ○○○○ ○○에 ○○○○○○이까
6. ○께서 ○○를 ○○ ○○○ ○의 ○○이 ○를 ○○○○○ ○○ ○ ○○○○○이까
7. ○○○여 ○의 ○○○○을 ○○에게 ○○○○ ○의 ○○을 ○○에게 ○○○
8. ○가 ○○○ ○○○께서 ○○ ○○을 ○○○○ ○○ ○의 ○○, ○의 ○○○에게 ○○을 ○○○○ ○이라 ○○은 ○○ ○○○○ ○로 ○○○○ ○○로다
9. ○○○ ○의 ○○이 ○를 ○○○○ ○에게 ○○○○ ○○이 ○○ ○에 ○○○○이다
10. ○○와 ○○가 ○○ ○○○ ○와 ○○이 ○○ ○○○○○○
11. ○○는 ○에서 ○○○○ ○는 ○○에서 ○○○○○
12. ○○○께서 ○○ ○을 ○○○○ ○○ ○이 ○ ○○을 ○○로다
13. ○가 ○의 ○에 ○○ ○○ ○의 ○을 ○○○로다

86 다윗의 기도

1. ○○○여 ○는 ○○○○ ○○○○○ ○의 ○를 ○○○ ○게 ○○ ○○○
2. ○는 ○○○○○ ○ ○○을 ○○○○○ ○ ○ ○○○이여 ○를 ○ ○○○ ○을 ○○○○○
3. ○여 ○게 ○○를 ○○○○ ○가 ○○ ○께 ○○○○이다
4. ○여 ○ ○○이 ○를 ○○○○○○ ○여 ○ ○○을 ○○○ ○○○
5. ○는 ○○○ ○○○○를 ○○○○○○ ○께 ○○○○ ○에게 ○ ○○이 ○○○○○이다
6. ○○○여 ○의 ○○에 ○를 ○○○○○ ○가 ○○○○ ○○를 ○ ○○○
7. ○의 ○○ ○에 ○가 ○께 ○○○○○○ ○께서 ○게 ○○○○○이다
8. ○여 ○○ ○에 ○와 ○○ ○ ○○○○ ○의 ○○○과 ○○ ○도 ○○이다
9. ○여 ○께서 ○○○ ○○ ○○이 ○○ ○의 ○에 ○○○○ ○의 ○○에 ○○을 ○○○이다
10. ○○ ○는 ○○○○ ○○○ ○○을 ○○○○○ ○○이 ○○○○ ○○이다
11. ○○○여 ○의 ○를 ○게 ○○○○○ ○가 ○의 ○○에 ○○○○ ○ ○○으로 ○의 ○○을 ○○○○ ○○○
12. ○ ○의 ○○○이여 ○가 ○○으로 ○를 ○○○○ ○○○○ ○의 ○○에 ○○을 ○○○○○
13. ○는 ○게 ○○○ ○의 ○○○○이 ○○ ○ ○○을 ○○ ○○에

서 ○○○○○○이다

14. ○○○이여 ○○○ ○○이 ○○○ ○를 ○○ ○○○ ○의 ○○가 ○ ○○을 ○○○○○ ○○ ○에 ○를 ○○ ○○○○○이다
15. ○○○ ○여 ○는 ○○○ ○○○○ ○○를 ○○○○ ○○○를 ○ ○○○○ ○○와 ○○이 ○○○○ ○○○이시오니
16. ○게로 ○○○○ ○게 ○○를 ○○○○ ○의 ○에게 ○을 ○○ ○ ○의 ○○의 ○○을 ○○○○○
17. ○○의 ○○을 ○게 ○○○○ ○○○ ○를 ○○○○ ○○이 ○○ ○ ○○○ ○○○○ ○○○여 ○는 ○를 ○○ ○○○○○ ○○○이다

87 고라 자손의 시 곧 노래

1. ○의 ○○이 ○○에 ○○이여
2. ○○○께서 ○○의 ○○ ○○보다 ○○의 ○○을 ○○○○○○○
3. ○○○의 ○이여 ○를 ○○○ ○○○○○ ○○○○○(셀라)
4. ○는 ○○과 ○○○이 ○를 ○○ ○ ○에 ○○ ○○○○ ○○ ○ ○○과 ○○와 ○○여 ○○○도 ○○○ ○○ ○○로다
5. ○○에 ○○○ ○○○를 ○ ○○, ○ ○○이 ○○○ ○○○ ○○○ ○ ○○○가 ○○ ○○을 ○○○○ ○○○○
6. ○○○께서 ○○○을 ○○○ ○에는 ○ ○를 ○○○ ○ ○○이 ○ ○○ ○○ ○○○로다(셀라)
7. ○○○○ ○와 ○○ ○○ ○○이 ○○○를 ○의 ○○ ○○이 ○게 ○○ ○○로다

88 고라 자손의 찬송 시 곧 에스라인 헤만의 마스길, 인도자를 따라 마할랏르안놋에 맞춘 노래

1. ○○○ ○ ○○의 ○○○이여 ○가 ○○로 ○ ○에서 ○○○○○ ○○

2. ○의 ○○가 ○ ○에 ○○○ ○○○ ○의 ○○○○에 ○의 ○를 ○○○ ○○○

3. ○○ ○의 ○○에는 ○○이 ○○○○ ○의 ○○은 ○○에 ○○○ ○○○

4. ○는 ○○에 ○○○○ ○ 같이 ○○○○ ○ ○○ ○○와 ○○○

5. ○○ ○ ○에 ○○○ ○ ○○○○ ○○을 ○○○ ○○에 ○○ ○ ○○○이다 ○께서 ○○을 ○○ ○○○○ ○○○○○ ○○은 ○의 ○에서 ○○○ ○○이다

6. ○께서 ○를 ○○ ○○○와 ○○○ ○○○ ○에 ○○○○○

7. ○의 ○가 ○를 ○○ ○○○○ ○의 ○○ ○○가 ○를 ○○○ ○ ○○이다(셀라)

8. ○께서 ○가 ○○ ○를 ○게서 ○○ ○○○ ○○○ ○를 ○○에게 ○○○ ○이 ○○○○○○○ ○은 ○○○ ○○ ○ ○○ ○○○이다

9. ○○으로 ○○○○ ○ ○이 ○○○○이다 ○○○여 ○가 ○○ ○를 ○○○ ○를 ○○○ ○의 ○ ○을 ○○○이다

10. ○께서 ○○ ○에게 ○○○ ○을 ○○○○○이까 ○○○이 ○○ ○ ○를 ○○○○이까(셀라)

11. ○의 ○○○○을 ○○에서, ○의 ○○○○을 ○○ ○에서 ○○○ ○ ○○○이까

12. ○○ ○에서 ○의 ○○과 ○○의 ○에서 ○의 ○○를 ○ ○ ○○○이까
13. ○○○여 ○○ ○가 ○께 ○○○○○○○ ○○에 ○의 ○○가 ○의 ○에 ○○○이다
14. ○○○여 ○○○○ ○의 ○○을 ○○○○ ○○○○ ○의 ○○을 ○게서 ○○○○이까
15. ○가 ○○ ○부터 ○○을 ○○○ ○○ ○○○○○ ○께서 ○○○ ○○ ○에 ○○○○○이다
16. ○의 ○○가 ○게 ○○○ ○의 ○○○이 ○를 ○○○이다
17. ○○ ○이 ○같이 ○○ ○를 ○○○ ○○ ○를 ○○○○이다
18. ○는 ○게서 ○○○○ ○와 ○○를 ○○ ○○○ ○○○ ○가 ○○ ○를 ○○에 ○○○이다

89 에스라인 에단의 마스길

1. ○가 ○○○의 ○○○○을 ○○○ ○○○○ ○의 ○○○○을 ○
   ○으로 ○○에 ○○ ○○이다
2. ○가 ○○○를 ○○○○을 ○○○ ○○○○ ○의 ○○○○을 ○
   ○에서 ○○○ ○○○○ ○○○이다
3. ○께서 ○○○○ ○는 ○가 ○○ ○와 ○○을 ○○○ ○ ○ ○○
   에게 ○○○○를
4. ○가 ○ ○○을 ○○○ ○○○ ○○ ○ ○○를 ○○에 ○○○○ ○
   ○○이다(셀라)
5. ○○○여 ○의 ○○○ ○을 ○○이 ○○○ ○이요 ○의 ○○도 ○○
   ○ ○○의 ○○ ○○○에서 ○○○○이다
6. ○○ ○○ ○에서 ○○ ○○○와 ○○○ ○ ○○○ ○○ ○에서 ○
   ○○와 ○○ ○ ○○○이까
7. ○○○은 ○○○ ○의 ○○ ○○○에서 ○○ ○○○○ ○시오며 ○
   ○ ○○ ○○ ○ ○에 ○○ ○○○○ ○○○이다
8. ○○○ ○○의 ○○○이여 ○와 ○○ ○○○○ ○가 ○○○이까 ○
   ○○여 ○의 ○○○○이 ○를 ○○○이다
9. ○께서 ○○의 ○○를 ○○○○○ ○ ○○가 ○○○ ○에 ○○○○
   ○○○이다
10. ○께서 ○○을 ○○ ○○ ○ ○○ ○○○○○ ○의 ○○를 ○의 ○
    ○의 ○로 ○○○○이다
11. ○○이 ○의 ○이요 ○도 ○의 ○이라 ○○와 ○ ○에 ○○○ ○을
    ○께서 ○○○○○○이다

12. ○○을 ○께서 ○○○○○○ ○○과 ○○○이 ○의 ○○으로 ○○ ○○ ○○○○○이다
13. ○의 ○에 ○○이 ○○○○ ○의 ○은 ○○○ ○의 ○○○은 ○○ ○○○○○이다
14. ○와 ○○가 ○의 ○○의 ○○라 ○○○과 ○○○이 ○ ○에 ○○ 이다
15. ○○○ ○○○ ○ ○○ ○○은 ○이 ○○○ ○○○여 ○○이 ○의 ○○ ○ ○에서 ○○○로다
16. ○○은 ○○ ○의 ○○ ○○에 ○○○○ ○의 ○○로 ○○○○ ○ ○○○○
17. ○는 ○○의 ○의 ○○○○이라 ○○의 ○이 ○의 ○○으로 ○○ ○○○○
18. ○○의 ○○는 ○○○께 ○○○○ ○○의 ○은 ○○○○의 ○○○ ○에게 ○○○○ ○○○○이다
19. ○ ○에 ○께서 ○○ ○에 ○의 ○○○에게 ○○○○ ○○○○를 ○가 ○○ ○○ ○○에게는 ○○ ○을 ○○○ ○○ ○에서 ○○ ○ ○ ○를 ○○○○
20. ○가 ○ ○ ○○을 ○○○○ ○의 ○○○ ○○을 ○에게 ○○○○
21. ○ ○이 ○와 ○○ ○○ ○○○○ ○○ ○ ○이 ○를 ○이 ○○ ○ ○로다
22. ○○가 ○에게서 ○○○○ ○○○ ○○ ○가 ○를 ○○○○ ○○ ○로다
23. ○가 ○의 ○에서 ○ ○○○을 ○○○○ ○를 ○○○○ ○○을 ○ ○○○

24. ○의 ○○○과 ○○○이 ○와 ○○ ○○○ ○ ○○으로 ○○○○
   ○의 ○이 ○○○○로다
25. ○가 ○ ○의 ○을 ○○ ○에 ○○○ ○○○을 ○○ ○에 ○○○○
26. ○가 ○게 ○○○를 ○는 ○의 ○○○시요 ○의 ○○○이시요
   ○의 ○○의 ○○시라 ○○로다
27. ○가 ○ ○를 ○○로 ○○ ○○ ○○에게 ○○○가 ○○ ○○
28. ○를 ○○○ ○의 ○○○을 ○○○ ○○○ ○와 ○○ ○의 ○○
   을 ○○ ○○○
29. ○ ○의 ○○을 ○○○○ ○○ ○의 ○○를 ○○의 ○과 ○○ ○
   ○로다
30. ○○ ○의 ○○이 ○ ○을 ○○○ ○ ○○대로 ○○○ ○○○○
31. ○ ○○를 ○○○○ ○ ○○을 ○○○ ○○○○
32. ○가 ○○○로 ○○의 ○를 ○○○○ ○○으로 ○○의 ○○을
   ○○○로다
33. ○○○ ○의 ○○○을 ○에게서 ○ ○○○는 ○○○○ ○의 ○
   ○○도 ○○○ ○○○○
34. ○ ○○을 ○○○○ ○○○○ ○ ○○에서 ○ ○은 ○○○ ○○
   ○○로다
35. ○가 ○의 ○○○으로 ○ ○ ○○○○○○○ ○○에게 ○○○을
   ○○ ○○○ ○이라
36. ○의 ○○이 ○○○○ ○의 ○○는 ○같이 ○ ○에 ○○ ○○○
37. ○ ○○의 ○○○ ○○인 ○같이 ○○○ ○○○○ ○○○ ○○○
   ○(셀라)
38. ○○○ ○께서 ○의 ○○ ○○ ○○ ○에게 ○○○ ○○○○○
   ○○○○○

39. ○의 ○이 ○○을 ○○○○ ○의 ○을 ○에 ○○ ○○○ ○○○○
40. ○의 ○○ ○○○를 ○○○○○ ○ ○○를 ○○○○○○○○
41. ○로 ○○○○ ○○에게 ○ ○○를 ○○○ ○의 ○○에게 ○을 ○○○이다
42. ○께서 ○의 ○○○의 ○○○을 ○○○○ ○○의 ○○ ○○○은 ○○○ ○○○○
43. ○의 ○○은 ○○○ ○○ ○가 ○○에서 ○ ○○ ○○○ ○○○ ○○○○
44. ○의 ○○을 ○○○ ○○○ ○의 ○○를 ○에 ○○○○○
45. ○의 ○○ ○○을 ○○ ○○○ ○를 ○○로 ○○○○이다(셀라)
46. ○○○여 ○○○○○이까 ○○○ ○○○ ○○○○이까 ○의 ○ 가 ○○까지 ○○○ ○○○○이까
47. ○의 ○가 ○○○ ○○○ ○○○○○ ○께서 ○○ ○○을 ○○ ○○ ○○○○ ○○○○○○○
48. ○가 ○○○ ○○을 ○○ ○○○○ ○○의 ○○을 ○○의 ○○ 에서 ○○○이까(셀라)
49. ○여 ○의 ○○○○으로 ○○에게 ○○○○ ○ ○의 ○○○○이 ○○ ○○이까
50. ○는 ○의 ○○이 ○○ ○○을 ○○○○○ ○○ ○○의 ○○이 ○ ○에 ○○○○
51. ○○○여 ○ ○○은 ○의 ○○○이 ○의 ○○○○ ○○ ○의 ○ ○을 ○○○ ○○○○이다
52. ○○○를 ○○○ ○○○○○○ ○○

제 4 권

90 하나님의 사람 모세의 기도

1. ○여 ○는 ○○에 ○○의 ○○가 ○○○이다
2. ○이 ○○○ ○, ○과 ○○도 ○께서 ○○○○○ ○ ○ ○○부터
   ○○까지 ○는 ○○○○○○이다
3. ○께서 ○○을 ○○로 ○○○○ ○○○ ○○○○○를 ○○ ○○
   ○은 ○○○○ ○○○○○
4. ○의 ○○에는 ○ ○이 ○○○ ○○ ○○○ ○의 ○ ○○ ○○ ○
   ○○○이다
5. ○께서 ○○을 ○○처럼 ○○○○○이다 ○○은 ○○ ○○ ○ ○
   ○○ ○○에 ○○ ○ ○○○이다
6. ○은 ○○에 ○이 ○○ ○○○○ ○○에는 ○○○ ○○○이다
7. ○○는 ○의 ○에 ○○○○ ○의 ○○○에 ○○○이다
8. ○께서 ○○의 ○○을 ○의 ○에 ○○○○ ○○의 ○○○ ○를 ○
   의 ○○ ○ ○○○에 ○○○○○
9. ○○의 ○○ ○이 ○의 ○○ ○에 ○○○○ ○○의 ○○이 ○○○
   에 ○○○○이다
10. ○○의 ○○가 ○○이요 ○○○○ ○○이라도 ○ ○○의 ○○은
    ○○와 ○○○이요 ○○○ ○○ ○○가 ○○○○이다
11. ○가 ○의 ○○○의 ○○을 ○○ ○가 ○의 ○○의 ○○○을 ○
    ○이까
12. ○○에게 ○○ ○ ○○○을 ○○○○ ○○○○ ○○을 ○○ ○
    ○○

13. ○○○여 ○○○○○ ○○○○○이까 ○의 ○○을 ○○○ ○○ ○○
14. ○○에 ○의 ○○○○이 ○○를 ○○○○○○ ○○를 ○○ ○○ ○○○ ○○○ ○○○
15. ○○를 ○○○ ○○ ○○대로와 ○○가 ○를 ○○ ○○대로 ○ ○를 ○○○ ○○○
16. ○께서 ○○○ ○을 ○의 ○○에게 ○○○○○ ○의 ○○을 ○ ○의 ○○에게 ○○○○○
17. ○ ○○ ○○○의 ○○을 ○○에게 ○○○ ○○ ○○의 ○이 ○ ○ ○을 ○○에게 ○○○○ ○○○ ○○의 ○이 ○○ ○을 ○○ ○○ ○○○

91

1. ○○○의 ○○○ ○에 ○○○○ ○○○의 ○○ ○○에 ○○ ○여,
2. ○는 ○○○를 ○○○ ○○○를 ○는 ○의 ○○○요 ○의 ○○요
   ○가 ○○○○ ○○○이라 ○○○
3. ○는 ○가 ○를 ○ ○○○의 ○○에서와 ○○ ○○○에서 ○○○
   ○○이로다
4. ○가 ○를 ○의 ○으로 ○○○○○ ○가 ○의 ○○ ○○에 ○○○
   로다 ○의 ○○○은 ○○와 ○ ○○가 ○○○○
5. ○는 ○에 ○○○○ ○○와 ○에 ○○○○ ○○과
6. ○○○ ○ ○○○ ○○○과 ○○ ○ ○○○○ ○○을 ○○○○○
   ○○○○로다
7. ○ ○이 ○ ○○에서, ○ ○이 ○ ○○○에서 ○○○○○ ○ ○○
   이 ○게 ○○○ ○○ ○○○로다
8. ○○ ○는 ○○○ ○○○ ○○○의 ○○을 ○가 ○○로다
9. ○가 ○○○를 ○○○는 ○의 ○○○시라 ○○ ○○○를 ○의 ○
   ○로 ○○○○○
10. ○가 ○게 ○○○ ○○○ ○○이 ○ ○○에 ○○○ ○○ ○○○
    ○
11. ○가 ○를 ○○○ ○의 ○○○을 ○○○○ ○ ○○ ○에서 ○를
    ○○○ ○○이라
12. ○○이 ○○의 ○으로 ○를 ○○○ ○이 ○에 ○○○○ ○○○
    ○ ○○로다

13. ○가 ○○와 ○○를 ○○○ ○○ ○○와 ○을 ○로 ○○○로다
14. ○○○이 ○○○○ ○가 ○를 ○○○○ ○가 ○를 ○○○○ ○가 ○ ○○을 ○○ ○가 ○를 ○○○○
15. ○가 ○게 ○○○○○ ○가 ○에게 ○○○○○ ○○이 ○○ ○○ ○에 ○가 ○와 ○○ ○○ ○를 ○○○ ○○○○ ○○○
16. ○가 ○를 ○○○○ ○으로 ○를 ○○○○ ○○ ○의 ○○을 ○에게 ○○○○ ○○○○

92 안식일의 찬송 시

1-3. ○○○여 ○○○과 ○○와 ○○으로 ○○○께 ○○○○ ○의
○○을 ○○○○ ○○마다 ○의 ○○○○을 ○○○ ○마다 ○
의 ○○○○을 ○○이 ○○○이다
4. ○○○여 ○께서 ○○○ ○로 ○를 ○○○ ○○○○ ○의 ○이 ○
○○ ○로 ○○○○ ○가 ○○ ○○○이다
5. ○○○여 ○께서 ○○○ ○이 ○○ ○○ ○○○○ ○의 ○○이 ○
○ ○○○○이다
6. ○○○○ ○도 ○○ ○○○ ○○○ ○도 ○를 ○○○ ○○○이다
7. ○○○은 ○같이 ○○○ ○을 ○○○ ○○은 ○ ○○○○라도 ○
○○ ○○○○이다
8. ○○○여 ○는 ○○○○ ○○○○○이다
9. ○○○여 ○의 ○○○은 ○○○○이다 ○○ ○의 ○○○은 ○○
○○○ ○○을 ○○○ ○○은 ○ ○○○○이다
10. ○○○ ○께서 ○ ○을 ○○의 ○같이 ○○○○○ ○게 ○○○
○○을 ○○○○이다
11. ○ ○○○이 ○○ ○○ ○을 ○ ○으로 ○○ ○○○ ○를 ○○
○○○○이 ○○ ○○○을 ○ ○로 ○○○○
12. ○○은 ○○○○같이 ○○○○ ○○○의 ○○○같이 ○○○○로다
13. ○는 ○○○의 ○에 ○○○이여 ○○ ○○○의 ○ ○에서 ○○
○○로다
14. ○는 ○○○ ○○○ ○○○○ ○○이 ○○○○ ○이 ○○○○
15. ○○○의 ○○○○과 ○의 ○○ ○○과 ○에게는 ○○가 ○○이
○○○○로다

93

1. ○○○께서 ○○○○○ ○○○ ○○를 ○○○○○ ○○○께서 ○ ○의 ○을 ○○○○ ○를 ○○○○○ ○○도 ○○○ ○○ ○○○ ○ ○○○○○○
2. ○의 ○○는 ○로부터 ○○○ ○○○ ○는 ○○부터 ○○○이다
3. ○○○여 ○ ○이 ○○를 ○○○ ○ ○이 ○ ○○를 ○○○○ ○ ○이 ○ ○○을 ○○○이다
4. ○○ ○○ ○○○의 ○○은 ○○ ○ ○○와 ○○의 ○ ○○보다 ○○이다
5. ○○○여 ○의 ○○○이 ○○ ○○○○ ○○○이 ○의 ○에 ○○ ○○ ○○○는 ○○ ○○○○○이다

94

1. ○○○여 ○○○○○ ○○○이여 ○○○○○ ○○○이여 ○을 ○○○ ○○○
2. ○○를 ○○○○○ ○여 ○○○○ ○○○ ○○에게 ○○○ ○을 ○○○
3. ○○○여 ○○이 ○○까지, ○○이 ○○까지, ○○를 ○○○이까
4. ○○이 ○○ ○○○○ ○○○○ ○○○ ○○을 ○○○ ○○이 ○○○○○이다
5. ○○○여 ○○이 ○의 ○○을 ○○○○ ○의 ○○를 ○○○○ ○○
6. ○○와 ○○○를 ○○○ ○○○을 ○○○○
7. ○○○를 ○○○가 ○○ ○○○ ○○의 ○○○이 ○○○○○ ○○○○ ○○이다
8. ○○ ○의 ○○○○ ○○아 ○○는 ○○○○ ○○○ ○○아 ○○가 ○○○ ○○○○○
9. ○를 ○○○ ○가 ○○ ○○○○○ ○을 ○○○ ○가 ○○ ○○○○○
10. ○ ○○을 ○○○○○ ○ ○ ○○으로 ○○을 ○○○○○ ○가 ○○○○ ○○○○○
11. ○○○께서는 ○○의 ○○이 ○○○을 ○○○○○
12. ○○○여 ○로부터 ○○을 ○○○ ○의 ○으로 ○○○○을 ○○○가 ○이 ○○○
13. ○○ ○○에게는 ○○의 ○을 ○○○ ○○ ○○을 ○○○ ○○

○를 ○ ○까지 ○○을 ○○○이다

14. ○○○께서는 ○○ ○○을 ○○○ ○○○○○ ○○의 ○○를 ○ ○○○ ○○○○○로다

15. ○○이 ○로 ○○○○○ ○○이 ○○○ ○가 ○ ○○○로다

16. ○가 ○를 ○○○ ○○○○ ○○○○을 ○○ ○가 ○를 ○○○ ○○○○ ○○○○ ○○을 ○○

17. ○○○께서 ○게 ○○이 ○○ ○○○○○○ ○ ○○이 ○○ ○○ ○에 ○○○○로다

18. ○○○여 ○의 ○이 ○○○○○○ ○○ ○에 ○의 ○○○○이 ○를 ○○○○○○

19. ○ ○에 ○○이 ○○ ○에 ○의 ○○이 ○ ○○을 ○○○ ○○○ 이다

20. ○○를 ○○○○ ○○을 ○○○ ○○ ○○○이 ○○ ○와 ○○ ○○이까

21. ○○이 ○○ ○○의 ○○을 ○○ ○○ ○○○ ○를 ○○○○ ○를 ○○○ ○○

22. ○○○는 ○의 ○○이시요 ○의 ○○○은 ○가 ○○ ○○이시라

23. ○○의 ○○을 ○○에게로 ○○○○○ ○○의 ○으로 ○○○○ ○○을 ○○○○○ ○○○ ○○ ○○○이 ○○을 ○○○○로다

95

1. ○○ ○○가 ○○○께 ○○○○ ○○의 ○○의 ○○을 ○○○ ○○○ ○○○
2. ○○가 ○○○으로 ○ ○에 ○○○○ ○를 ○○ ○○○ ○를 ○○○○
3. ○○○는 ○○ ○○○이시요 ○○ ○○보다 ○○ ○이시기 ○○이로다
4. ○의 ○○ ○이 ○의 ○ ○에 ○○○ ○○의 ○○ ○도 ○의 ○이로다
5. ○○도 ○의 ○이라 ○가 ○○○○ ○○도 ○의 ○이 ○○○○○
6. ○○ ○○가 ○○ ○○○○ ○○를 ○○○ ○○○ ○에 ○○을 ○○
7. ○는 ○○의 ○○○이시요 ○○는 ○가 ○○○○ ○○이며 ○의 ○이 ○○○○ ○○○ ○○이라 ○○가 ○○ ○의 ○○을 ○○○
8. ○○는 ○○○에서와 ○○ ○ ○○의 ○○에서 ○○○ ○과 ○○ ○○ ○○을 ○○○○ ○○ ○○○○
9. ○ ○에 ○○ ○○○이 ○가 ○○ ○을 ○○○도 ○를 ○○○○ ○○○○○○
10. ○가 ○○ ○ ○○ ○ ○○로 ○○○○ ○○○○ ○○○를 ○○은 ○○이 ○○○ ○○이라 ○ ○을 ○○ ○○○ ○○○○
11. ○○○○ ○가 ○○○ ○○○○를 ○○은 ○ ○○에 ○○○○ ○○○○ ○○○○

96

1. ○ ○○로 ○○○께 ○○○○ ○ ○이여 ○○○께 ○○○○○○
2. ○○○께 ○○○○ ○의 ○○을 ○○○○ ○의 ○○을 ○마다 ○ ○○○○○
3. ○의 ○○을 ○○○ ○○○에, ○의 ○○○ ○○을 ○○ ○○○에 ○○○○○○
4. ○○○는 ○○○○○ ○○○ ○○○ ○이요 ○○ ○○보다 ○○○ ○○이여
5. ○○의 ○○ ○○은 ○○○이지만 ○○○께서는 ○○을 ○○○○ 이로다
6. ○○와 ○○이 ○의 ○에 ○○○ ○○과 ○○○○이 ○의 ○○에 ○○○
7. ○○의 ○○○아 ○○과 ○○을 ○○○께 ○○○○○ ○○○께 ○○○○○
8. ○○○의 ○○에 ○○○ ○○을 ○에게 ○○○○○ ○○을 ○○ ○의 ○○에 ○○○○○○
9. ○○○○ ○○○ ○으로 ○○○께 ○○○○○○ ○ ○이여 ○ ○ 에서 ○○○○
10. ○○ ○○ ○○○서 ○○○를 ○○○께서 ○○○○○ ○○가 ○ ○ ○○ ○○○○ ○○○○ ○가 ○○을 ○○○○ ○○○○○○ ○○로다
11. ○○은 ○○○○ ○은 ○○○○○ ○○와 ○○에 ○○○ ○이 ○

○○

12. ○과 ○ ○○○에 ○○ ○○ ○은 ○○○○○로다 ○ ○ ○의 ○ ○ ○○○이 ○○○ ○에서 ○○○ ○○○○○
13. ○가 ○○○○ ○을 ○○○○ ○○○ ○○이라 ○가 ○로 ○○를 ○○○○○ ○의 ○○○○으로 ○○을 ○○○○○로다

97

1. ○○○께서 ○○○○○○ ○은 ○○○○○ ○○○ ○은 ○○○○ ○○
2. ○○과 ○○이 ○를 ○○○ ○와 ○○이 ○의 ○○의 ○○로다
3. ○이 ○의 ○에서 ○○ ○○의 ○○○을 ○○○○○○○
4. ○의 ○○가 ○○를 ○○○ ○이 ○○ ○○○○
5. ○○이 ○○○의 ○ ○ ○ ○의 ○ ○에서 ○○같이 ○○○○
6. ○○이 ○의 ○를 ○○○○ ○○ ○○이 ○의 ○○을 ○○○○
7. ○○○ ○○을 ○○○ ○○○ ○으로 ○○○○ ○는 ○ ○○를 ○ ○ ○이라 ○○ ○○아 ○○○께 ○○○○○○
8. ○○○여 ○○이 ○의 ○○을 ○○ ○○○○ ○○의 ○○이 ○○ ○○○○이다
9. ○○○여 ○는 ○ ○ ○에 ○○○○○ ○○ ○○보다 ○에 ○○○ 이다
10. ○○○를 ○○○○ ○○여 ○을 ○○○○ ○가 ○의 ○○의 ○ ○을 ○○○○ ○○의 ○에서 ○○○○○○
11. ○○을 ○○○ ○을 ○○○ ○○이 ○○○ ○를 ○○○ ○○을 ○○○○○○
12. ○○이여 ○○는 ○○○로 ○○○○ ○○○○ ○의 ○○○ ○○ 에 ○○○○○○

98 시

1. ○ ○○로 ○○○께 ○○○○ ○는 ○○○ ○을 ○○○ ○의 ○○ ○과 ○○○ ○로 ○○를 ○○○ ○○을 ○○○○이로다
2. ○○○께서 ○의 ○○을 ○○ ○○○ ○의 ○○를 ○ ○○의 ○○ 에서 ○○○ ○○○○○○
3. ○가 ○○○○의 ○에 ○○○ ○○와 ○○을 ○○○○○○○ ○ ○까지 ○○○ ○○ ○이 ○○ ○○○의 ○○을 ○○○○
4. ○ ○이여 ○○○께 ○○○ ○○○○○○ ○○ ○○ ○○○ ○○ ○○ ○○○○○○
5. ○○으로 ○○○를 ○○○○ ○○과 ○○으로 ○○○○○○
6. ○○과 ○○ ○○로 ○이신 ○○○ ○에 ○○○ ○○○○○○
7. ○○와 ○○ ○○○ ○과 ○○와 ○ ○에 ○○○○ ○는 ○ ○○ ○○○
8. ○○○ ○에서 ○ ○은 ○○○○○○ ○○이 ○○ ○○○ ○○○ ○○○
9. ○가 ○을 ○○○○ ○○○ ○○이로다 ○가 ○로 ○○를 ○○○ ○○ ○○으로 ○의 ○○을 ○○○○○로다

99

1. ○○○께서 ○○○○○ ○○이 ○ ○이요 ○○○께서 ○○ ○○ 에 ○○○○○ ○이 ○○○ ○이로다
2. ○○에 ○○○ ○○○는 ○○○○○ ○○ ○○보다 ○○○○○
3. ○의 ○○ ○○○ ○○을 ○○○○○ ○는 ○○○○이로다
4. ○○ ○○ ○은 ○○를 ○○○○○○ ○께서 ○○를 ○○○○ ○ ○○○ ○께서 ○○에게 ○○와 ○○를 ○○○○이다
5. ○○는 ○○○ ○○ ○○○을 ○○ ○의 ○○○ ○에서 ○○○○ ○○ ○는 ○○○○○○
6. ○의 ○○○○ ○에는 ○○와 ○○이 ○○ ○의 ○○을 ○○○ ○ ○ ○에는 ○○○이 ○○○ ○○이 ○○○께 ○○○○ ○○○○ ○○
7. ○○○께서 ○○ ○○ ○○○서 ○○에게 ○○○○○ ○○은 ○ 가 ○○에게 ○○ ○○와 ○○를 ○○○○
8. ○○○ ○○ ○○○이여 ○께서는 ○○에게 ○○○○○ ○○의 ○○대로 ○○는 ○○○○ ○○을 ○○○○ ○○○○○○이다
9. ○○는 ○○○ ○○ ○○○을 ○○○ ○ ○○에서 ○○○○○○ ○○○ ○○ ○○○은 ○○○○이로다

100 감사의 시

1. ○ ○이여 ○○○께 ○○○ ○○을 ○○○○○
2. ○○으로 ○○○를 ○○○ ○○○○○ ○의 ○에 ○○○○○○
3. ○○○가 ○○ ○○○○○ ○ ○○는 ○○○○ ○는 ○○를 ○
   ○○ ○요 ○○는 ○의 ○이니 ○의 ○○이요 ○의 ○○○○ ○
   이로다
4. ○○○으로 ○의 ○에 ○○○○ ○○○으로 ○의 ○○에 ○○○
   ○ ○에게 ○○○○ ○의 ○○을 ○○○○○○
5. ○○○는 ○○○○ ○의 ○○○○이 ○○○○ ○의 ○○○○이
   ○○에 ○○○로다

101 다윗의 시

1. ○가 ○○와 ○○를 ○○○○○이다 ○○○여 ○가 ○께 ○○○ ○이다
2. ○가 ○○○ ○을 ○○○○○○ ○께서 ○○ ○나 ○게 ○○○○ ○이까 ○가 ○○○ ○○으로 ○ ○ ○에서 ○○○이다
3. ○는 ○○○ ○을 ○ ○ ○에 ○○ ○○○ ○이요 ○○○○의 ○ ○를 ○가 ○○○○○ ○는 ○ ○○ ○도 ○○○ ○○○○이다
4. ○○○ ○○이 ○게서 ○○ ○이니 ○○ ○을 ○가 ○○ ○○○○ 로다
5. ○○의 ○○을 ○○○ ○○○ ○를 ○가 ○○ ○이요 ○이 ○○ ○○이 ○○○ ○를 ○가 ○○○○ ○○○○로다
6. ○ ○이 ○ ○의 ○○○ ○를 ○○ ○와 ○○ ○○ ○○○ ○○○ ○에 ○○○ ○가 ○를 ○○○로다
7. ○○을 ○○○ ○는 ○ ○ ○에 ○○○○ ○○○ ○○○○○ ○는 ○ ○○에 ○○ ○○○로다
8. ○○마다 ○가 ○ ○의 ○○ ○○을 ○○○○ ○을 ○○○ ○는 ○○○의 ○에서 ○ ○○○○로다

102 고난 당한 자가 마음이 상하여 그의 근심을 여호와 앞에 토로하는 기도

1. ○○○여 ○ ○○를 ○○○○ ○의 ○○○○을 ○께 ○○○○ ○○○
2. ○의 ○○○ ○에 ○의 ○○을 ○게서 ○○○ ○○○ ○의 ○를 ○게 ○○○○ ○가 ○○○○ ○에 ○○ ○게 ○○○○○
3. ○ ○이 ○○같이 ○○○○ ○ ○가 ○같이 ○○○○이다
4. ○가 ○○ ○○도 ○○○○○ ○ ○○이 ○같이 ○○○ ○○ ○○ ○○○
5. ○의 ○○ ○○로 ○○○○ ○의 ○이 ○에 ○○○이다
6. ○는 ○○의 ○○○ ○○ ○○○ ○의 ○○○같이 ○○○○○
7. ○가 ○을 ○○○ ○○ ○의 ○○○ ○○ ○○○이다
8. ○ ○○○이 ○○ ○를 ○○○○ ○게 ○○○○ ○○○○ ○○○ ○○이 ○를 ○○○ ○○○○이다
9. ○는 ○를 ○○같이 ○○○ ○는 ○○ ○○ ○을 ○○○이다
10. ○의 ○○와 ○○로 ○○○○이라 ○께서 ○를 ○○○ ○○○○이다
11. ○ ○이 ○○○○○ ○○○○○ ○가 ○의 ○○○○ ○○○이다
12. ○○○여 ○는 ○○○ ○○○ ○에 ○○ ○○은 ○○에 ○○○이다
13. ○께서 ○○○○ ○○을 ○○○ ○○○○○ ○○은 ○에게 ○○를 ○○○ ○라 ○○ ○○이 ○○○○○이다
14. ○의 ○○이 ○○의 ○○을 ○○○○○ ○의 ○○도 ○○를 ○○이다

15. ○에 ○ ○○가 ○○○의 ○○을 ○○○○ ○ ○의 ○○ ○○이 ○의 ○○을 ○○○○○
16. ○○○께서 ○○을 ○○○○○ ○의 ○○○에 ○○○○○이라
17. ○○○께서 ○○○ ○의 ○○를 ○○○○○ ○○의 ○○를 ○○ ○○ ○○○○○○
18. ○ ○이 ○○ ○○를 ○○○ ○○○○○ ○○○을 ○○ ○○이 ○○○를 ○○○○로다
19. ○○○께서 ○의 ○○ ○○에서 ○○○○○ ○○에서 ○을 ○○ ○○○○
20. ○는 ○○ ○의 ○○을 ○○○○ ○○○로 ○○ ○를 ○○○○
21. ○○○의 ○○을 ○○에서, ○ ○○를 ○○○○에서 ○○○○ ○ ○ ○○이라
22. ○ ○에 ○○○과 ○○○이 ○○ ○○ ○○○를 ○○○로다
23. ○가 ○ ○을 ○○에 ○○○○ ○○○ ○ ○을 ○○ ○○○○
24. ○의 ○이 ○의 ○○○이여 ○의 ○○에 ○를 ○○○○ ○○○ ○ ○의 ○○는 ○○에 ○○○○이다
25. ○께서 ○○에 ○의 ○○를 ○○○○○○ ○○도 ○의 ○으로 ○○○ ○○이다
26. ○○는 ○○○○○○ ○는 ○○○○○○ ○○○은 ○ ○같이 ○ ○○○ ○○같이 ○○○○ ○○○○○
27. ○는 ○○○○○○ ○의 ○○는 ○○○○이다
28. ○의 ○○의 ○○은 ○○ ○○○ ○○○○ ○의 ○○은 ○ ○에 ○○ ○○이다 ○○○○

103 다윗의 시

1. ○ ○○아 ○○○를 ○○○○ ○ ○에 ○○ ○○아 ○ ○의 ○○ ○ ○○을 ○○○○
2. ○ ○○아 ○○○를 ○○○○ ○의 ○○ ○○을 ○○ ○○○○
3. ○가 ○ ○○ ○○을 ○○○○ ○ ○○ ○을 ○○○○
4. ○ ○○을 ○○에서 ○○○○○ ○○와 ○○로 ○을 ○○○○
5. ○○ ○으로 ○ ○○을 ○○○○ ○○ ○ ○○을 ○○○같이 ○○ ○ ○○○○○
6. ○○○께서 ○○○○ ○을 ○○○○ ○○ ○○○ ○○ ○를 ○○ ○ ○○○○○○○
7. ○의 ○○를 ○○에게, ○의 ○○를 ○○○○ ○○에게 ○○○○○
8. ○○○는 ○○이 ○○○○ ○○○○○○ ○○○를 ○○ ○○○ ○○○○이 ○○○○○○
9. ○○ ○○○○ ○○○○○ ○를 ○○○ ○○ ○○○○○로다
10. ○○의 ○를 ○○ ○○를 ○○○○는 ○○○○○ ○○의 ○○을 ○○ ○○에게 ○○○ ○○는 ○○○○○○
11. ○는 ○○이 ○에서 ○○같이 ○를 ○○○○ ○에게 ○의 ○○ ○○이 ○○이로다
12. ○이 ○에서 ○ ○같이 ○○의 ○○를 ○○에게서 ○○ ○○○ ○○
13. ○○○가 ○○을 ○○○ ○○○○ ○○○께서는 ○○를 ○○○ ○ ○를 ○○○ ○○○○○

14. ○는 ○가 ○○의 ○○을 ○○○ ○○가 ○○ ○○○○을 ○○ ○○이로다
15. ○○은 ○ ○이 ○과 ○○○ ○ ○○가 ○의 ○과 ○○○
16. ○○은 ○○이 ○○○○ ○○○○○ ○ ○○ ○○도 ○○ ○○ ○○○○○
17. ○○○의 ○○○○은 ○○를 ○○○○ ○에게 ○○부터 ○○까지 ○○○ ○의 ○는 ○○의 ○○에게 ○○○○
18. ○ ○의 ○○을 ○○○ ○의 ○○를 ○○○○ ○○○ ○에게로다
19. ○○○께서 ○의 ○○를 ○○에 ○○○○ ○의 ○○으로 ○○를 ○○○○○○
20. ○○이 ○○ ○○○의 ○○을 ○○○ ○의 ○○의 ○○를 ○○ ○○○의 ○○○이여 ○○○를 ○○○○
21. ○에게 ○○○○ ○의 ○을 ○○○ ○○ ○○이여 ○○○를 ○ ○○○
22. ○○○의 ○○○을 ○○ ○가 ○○○○○ ○○ ○에 ○○ ○○여 ○○○를 ○○○○ ○ ○○아 ○○○를 ○○○○

104

1. ○ ○○아 ○○○를 ○○○○ ○○○ ○의 ○○○이여 ○는 ○○
   ○○○○○ ○○와 ○○로 ○ ○○○○이다
2. ○께서 ○을 ○○같이 ○을 ○○○○ ○○을 ○○같이 ○○○
3. ○에 ○○ ○○의 ○○를 ○○○○ ○○으로 ○○ ○○를 ○○○
   ○ ○○ ○○로 ○○○○
4. ○○을 ○○ ○○으로 ○○○○ ○○으로 ○○ ○○○를 ○○○
   ○
5. ○에 ○○를 ○○○ ○○○ ○○○○ ○○○○ ○○○이다
6. ○으로 ○○같이 ○께서 ○을 ○○ ○○로 ○○○○ ○이 ○○ ○
   로 ○○○○○○
7. ○께서 ○○○○○ ○은 ○○○○ ○의 ○○○○로 ○○○○ ○○
   ○○
8. ○께서 ○○을 ○○○ ○○○ ○○ ○으로 ○○○○ ○은 ○○○
   ○○○는 ○○○○이다
9. ○께서 ○의 ○○를 ○○○ ○○○ ○○○ ○○○ ○○ ○○○ ○
   을 ○○ ○○○ ○○○이다
10. ○○○께서 ○을 ○○○에서 ○○○○ ○○○ ○ ○○에 ○○○
    ○○
11. ○○ ○○○에게 ○○○ ○○○ ○○○○도 ○○○○
12. ○○의 ○○도 ○ ○에서 ○○○○ ○○○○ ○○에서 ○○○○
    ○○

13. ○가 ○의 ○○에서부터 ○에 ○을 ○○ ○○○ ○께서 ○○○ ○의 ○○이 ○을 ○○○○ ○○○○

14. ○가 ○○을 ○○ ○과 ○○을 ○○ ○○를 ○○○ ○○○ ○에서 ○○ ○이 ○○ ○○○

15. ○○의 ○○을 ○○○ ○○ ○○○와 ○○의 ○○을 ○○○○ ○ ○ ○○과 ○○의 ○○을 ○ ○○ ○○ ○○을 ○○○○

16. ○○○의 ○○에는 ○이 ○○○이여 ○ ○가 ○○○ ○○○ ○○ ○○이로다

17. ○○이 ○ ○에 ○○○이여 ○은 ○○○로 ○을 ○○○○

18. ○○ ○○은 ○○을 ○○이여 ○○는 ○○○의 ○○○로다

19. ○○○께서 ○로 ○○를 ○○○이여 ○는 ○ ○○ ○를 ○○○

20. ○께서 ○○을 ○○ ○이 ○○ ○○○ ○○의 ○○ ○○이 ○○ ○○○이다

21. ○○ ○○○은 ○○의 ○○를 ○○ ○○○○○ ○○의 ○○를 ○○○께 ○○○○

22. ○가 ○○○ ○○○○ ○○의 ○ ○에 ○○

23. ○○은 ○○○ ○○○ ○○까지 ○○○○○○

24. ○○○여 ○께서 ○○ ○이 ○○ ○○ ○○○○ ○께서 ○○로 ○○을 ○ ○○○○○ ○께서 ○○○ ○○이 ○에 ○○○○이다

25. ○○에는 ○○ ○○ ○○가 ○○ ○ ○에는 ○○ ○ ○○ ○○ ○ ○○이 ○○○○이다

26. ○ ○에는 ○○이 ○○○ ○께서 ○○○ ○○○○이 ○ ○에서 ○○이다

27. ○○○은 ○ ○께서 ○를 ○○ ○○ ○을 ○○○를 ○○○이다
28. ○께서 ○○○ ○○이 ○○○ ○께서 ○을 ○○○ ○○이 ○○
    ○으로 ○○○○○
29. ○께서 ○을 ○○○○ ○○이 ○○ ○께서 ○○의 ○○을 ○○
    ○○ ○○은 ○○ ○○로 ○○○○이다
30. ○의 ○을 ○○○ ○○을 ○○○○ ○○을 ○○○ ○○○이다
31. ○○○의 ○○이 ○○○ ○○○○○ ○○○는 ○○께서 ○○○
    ○ ○○로 ○○○○ ○○○○○○로다
32. ○가 ○을 ○○○ ○이 ○○○○ ○○을 ○○○○ ○○가 ○○
    ○○
33. ○가 ○○○○ ○○○께 ○○○○ ○가 ○○ ○○ ○○ ○ ○○
    ○을 ○○○○로다
34. ○의 ○○를 ○○○ ○○○○를 ○○○○ ○는 ○○○로 ○○○
    ○ ○○○○○로다
35. ○○○을 ○에서 ○○○○○ ○○○을 ○○ ○○ ○○○ ○○○
    로다 ○ ○○아 ○○○를 ○○○○ ○○○○

105

1. ○○○께 ○○○○ ○의 ○○을 ○○ ○○○ ○가 ○○ ○을 ○○ ○에 ○○ ○○○○
2. ○에게 ○○○○ ○를 ○○○○ ○의 ○○ ○○○ ○○을 ○○○ ○○
3. ○의 ○○○ ○○을 ○○○○ ○○○를 ○○○ ○○은 ○○이 ○ ○○○로다
4. ○○○와 ○의 ○○을 ○○○○○ ○의 ○○을 ○○ ○○○○○

5-6. ○의 ○ ○○○○의 ○○ ○ ○○○ ○○의 ○○ ○○는 ○가 ○○○ ○○과 ○의 ○○과 ○의 ○의 ○○을 ○○○○○○

7. ○는 ○○○ ○○ ○○○이시라 ○의 ○○이 ○ ○에 ○○○
8. ○는 ○의 ○○ ○ ○ ○에 ○○ ○○○○ ○○을 ○○○ ○○○ ○○○
9. ○○은 ○○○○과 ○○ ○○이고 ○○에게 ○○ ○○이며
10. ○○에게 ○○○ ○○ ○ ○○○○에게 ○○ ○○○ ○○이라
11. ○○○○를 ○가 ○○○ ○을 ○게 ○○ ○○에게 ○○○ ○○가 ○○ ○○○ ○○○○
12. ○ ○에 ○○의 ○○ ○가 ○○ ○ ○의 ○○○가 ○○○
13. ○ ○○에게서 ○ ○○에게로, ○ ○○에서 ○○ ○○에게로 ○ ○○○○○○
14. ○○○ ○는 ○○이 ○○을 ○○○○ ○을 ○○○○ ○○○○○ ○○로 ○○○○ ○○을 ○○○
15. ○○○○를 ○의 ○○ ○○ ○를 ○○○ ○○ ○의 ○○○○을 ○○○ ○○ ○○○○

16. ○가 ○ ○ ○에 ○○이 ○○○○ ○○이 ○○○○ ○○ ○○을 ○ ○○○○○
17. ○가 ○ ○○을 ○○ ○○○○이여 ○○이 ○으로 ○○○○
18. ○의 ○은 ○○를 ○○ ○의 ○은 ○○○에 ○○○○
19. ○ ○○○의 ○○이 ○○ ○까지라 ○의 ○○이 ○를 ○○○○○○
20. ○이 ○○을 ○○○ ○를 ○○○이여 ○ ○○의 ○○○가 ○를 ○○○○ ○○○○
21. ○를 ○의 ○의 ○○○로 ○○ ○의 ○○ ○○를 ○○○○ ○○
22. ○의 ○대로 ○○ ○○를 ○○○○ ○의 ○○로 ○○○을 ○○ ○○ ○○○○
23. ○에 ○○○○이 ○○에 ○○○이여 ○○이 ○의 ○에 ○○○가 ○○○○
24. ○○○께서 ○○의 ○○을 ○○ ○○○○ ○○ ○의 ○○○보다 ○○○ ○○○○
25. ○ ○ ○○○의 ○○이 ○○○ ○○ ○의 ○○을 ○○○○ ○○ ○ ○의 ○○에게 ○○○○ ○○○ ○○○○
26. ○○○○ ○는 ○의 ○ ○○와 ○의 ○○○ ○○을 ○○○○
27. ○○이 ○○의 ○○ ○에서 ○○○의 ○○을 ○○○ ○의 ○에서 ○○○을 ○○○○○
28. ○○○께서 ○○을 ○○○ ○○을 ○○○ ○○○○ ○○은 ○의 ○○을 ○○○ ○○ ○○○○
29. ○○의 ○도 ○○○ ○가 ○○ ○○ ○○의 ○○○를 ○○○○○
30. ○ ○에 ○○○가 ○○○○ ○의 ○○에도 ○○○○
31. ○○○께서 ○○○○○ ○○ ○가 ○○ ○○의 ○ ○○에 ○가 ○○○○

32. ○ 대신 ○○을 ○○○○ ○○의 ○에 ○○을 ○○○○○
33. ○○의 ○○○○와 ○○○○○를 ○○○ ○○의 ○○에 ○○ ○ ○를 ○○○○○
34. ○○○께서 ○○○○○ ○○과 ○○○ ○○○가 ○○○
35. ○○의 ○에 ○○ ○○ ○○를 ○○○ ○○의 ○에 ○○ ○○를 ○○○○
36. ○ ○○○께서 ○○의 ○○의 ○○인 ○ ○의 ○○ ○○를 ○○○○
37. ○○○ ○○을 ○○○○ ○ ○을 ○○○ ○○○ ○○○ ○의 ○ ○ ○에 ○○○○○ ○가 ○○도 ○○○○
38. ○○이 ○○ ○에 ○○이 ○○○○○○ ○○이 ○○을 ○○○○ 이로다
39. ○○○께서 ○에는 ○○을 ○○ ○○를 ○○○○ ○에는 ○로 ○○○○○
40. ○○이 ○○○ ○○○○를 ○○ ○○○ ○ ○○의 ○○으로 ○ ○을 ○○○○ ○○○○
41. ○○을 ○○○ ○이 ○○○○ ○○ ○에 ○같이 ○○○○
42. ○는 ○의 ○○○ ○○과 ○의 ○ ○○○○을 ○○○○○이로다
43. ○의 ○○이 ○○○ ○○○ ○○○ ○의 ○○ ○는 ○○○○ ○ ○○ ○○○
44. ○○ ○○의 ○을 ○○에게 ○○○ ○○○이 ○○○ ○을 ○○ 로 ○○○ ○○○○
45. ○는 ○○이 ○의 ○○를 ○○○ ○의 ○○을 ○○○ ○○ ○○ 이로다 ○○○○

106

1. ○○○○ ○○○께 ○○○○ ○는 ○○○○ ○ ○○○○이 ○○○ 이로다
2. ○가 ○○ ○○○의 ○○을 ○ ○○○ ○께서 ○○○ ○○을 ○ ○○○○
3. ○○를 ○○○ ○○과 ○○ ○○를 ○○○ ○는 ○이 ○○○
4. ○○○여 ○의 ○○에게 ○○○○ ○○로 ○를 ○○○○○ ○의 ○○으로 ○를 ○○○
5. ○가 ○의 ○○○ ○가 ○○○을 ○○ ○의 ○○의 ○○을 ○○○ ○○○ ○○ ○의 ○○을 ○○○○ ○○○
6. ○○가 ○○의 ○○○처럼 ○○○○ ○○을 ○○○ ○을 ○○○ 이다
7. ○○의 ○○○이 ○○에 ○○ ○ ○의 ○○○ ○○을 ○○○ ○○ ○ ○의 ○○ ○○를 ○○○○ ○○○○ ○○ ○ ○○에서 ○○○ ○○이다
8. ○○○ ○○○께서는 ○○의 ○○을 ○○○ ○○을 ○○○○○○ ○의 ○ ○○을 ○○이 ○○ ○○ ○○이로다
9. ○에 ○○를 ○○○○○ ○ ○○○ ○○을 ○○○○ ○○ ○○○ ○를 ○○ ○○를 ○○○ ○○ ○○
10. ○○을 ○ ○○○○ ○의 ○에서 ○○○○○ ○ ○○의 ○에서 ○○○○○
11. ○○의 ○○○은 ○로 ○○○○ ○○ ○에서 ○○도 ○○ ○○

○○○○○

12. ○에 ○○이 ○의 ○○을 ○○ ○를 ○○○○ ○○를 ○○○○
13. ○○○ ○○은 ○가 ○○○ ○을 ○ ○○○○○ ○의 ○○○을 ○○○○ ○○○○
14. ○○에서 ○○을 ○○ ○○ ○○에서 ○○○을 ○○○○○○
15. ○○○○ ○○○께서는 ○○이 ○○○ ○을 ○○에게 ○○○○ ○○ ○○의 ○○은 ○○○○ ○○○○
16. ○○이 ○○에서 ○○와 ○○○의 ○○○ ○ ○○을 ○○○○
17. ○이 ○○○ ○○을 ○○○ ○○○의 ○을 ○○○
18. ○이 ○○의 ○에 ○○이여 ○○이 ○○○을 ○○○○
19. ○○이 ○○에서 ○○○를 ○○○ ○○ ○○ ○○을 ○○○○
20. ○○ ○○을 ○ ○○ ○의 ○○으로 ○○○○○
21. ○○에서 ○ ○을 ○○○ ○의 ○○○ ○○○을 ○○이 ○○ ○○
22. ○는 ○의 ○에서 ○○와 ○○에서 ○○○○ ○을 ○○○ ○시로다
23. ○○○○ ○○○께서 ○○을 ○○○○ ○○○○ ○가 ○○○ ○○가 ○ ○○○ ○○○에서 ○의 ○에 ○○ ○의 ○를 ○○○ ○○○○ ○○○○ ○○○○
24. ○○이 ○ ○○의 ○을 ○○○○ ○ ○○을 ○○ ○○○○
25. ○○의 ○○에서 ○○○○ ○○○의 ○○을 ○○ ○○○○○○
26. ○○○○ ○가 ○의 ○을 ○○ ○○에게 ○○○○를 ○○이 ○○에 ○○○○○ ○○

27. ○ ○○의 ○○을 ○ ○○ ○에 ○○○○○○ ○○ ○○로 ○○
○○ ○○○ ○○○○

28. ○○이 ○ ○○의 ○○과 ○○○○ ○○ ○에게 ○○○ ○○을
○○○

29. ○ ○○로 ○를 ○○○○ ○으로써 ○○이 ○○ ○에 ○○ ○○
○○○○

30. ○ ○에 ○○○○가 ○○○○ ○○○○ ○에 ○○이 ○○○○

31. ○ ○이 ○의 ○로 ○○○○○○ ○○로 ○○까지로다

32. ○○이 ○ ○○○ ○에서 ○○○를 ○○○○ ○○○○○ ○○ ○
○에 ○○이 ○○에게 ○○○○○

33. ○는 ○○이 ○의 ○을 ○○○으로 ○○○○ ○○가 ○의 ○○
로 ○○○○ ○○○○이로다

34. ○○은 ○○○께서 ○○○○ ○○○○ ○○○ ○○○을 ○○○
○○○○

35. ○ ○○ ○○○과 ○○○ ○○의 ○○를 ○○○

36. ○○의 ○○○을 ○○○○ ○○○이 ○○에게 ○○가 ○○○○

37. ○○이 ○○의 ○○를 ○○○에게 ○○○○로 ○○○○

38. ○○○ ○ ○ ○○의 ○○의 ○를 ○○ ○○○의 ○○○에게 ○
○○○○ ○ ○이 ○로 ○○○○○○

39. ○○은 ○○의 ○○로 ○○○○○ ○○의 ○○이 ○○○○○

40. ○○○○ ○○○께서 ○○ ○○에게 ○○○ ○○○○ ○○의 ○
○을 ○○○○

41. ○○을 ○○ ○○의 ○에 ○○○○ ○○을 ○○○○ ○○이 ○

○을 ○○○○○

42. ○○이 ○○○의 ○○을 ○○ ○○의 ○○에 ○○○○ ○○○○

43. ○○○께서 ○○ ○ ○○을 ○○○○ ○○은 ○○○○ ○○○○ ○○ ○○으로 ○○○○ ○○○을 ○○○○○

44. ○○○ ○○○께서 ○○의 ○○○○을 ○○○ ○에 ○○의 ○○을 ○○○○

45. ○○을 ○○○ ○의 ○○을 ○○○○○ ○ ○○ ○○○○을 ○○ ○을 ○○○○

48. ○○을 ○○○○ ○○ ○에게서 ○○○ ○○을 ○○ ○○○○

47. ○○○ ○○ ○○○이여 ○○를 ○○○○ ○○ ○○로부터 ○○○○ ○○가 ○의 ○○○○ ○○을 ○○○○ ○의 ○○를 ○○○○ ○○○

48. ○○○ ○○○○의 ○○○을 ○○부터 ○○까지 ○○○○○○○○ ○○○아 ○○○○○○ ○○○○

제 5 권 107

1. ○○○께 ○○○○ ○는 ○○○○ ○ ○○○○이 ○○○이로다
2. ○○○의 ○○을 ○○ ○○은 ○같이 ○○○○○ ○○○께서 ○
   ○의 ○에서 ○○을 ○○○○
3. ○○ ○○ ○ ○○에서부터 ○○○○○
4. ○○이 ○○ ○○ ○에서 ○○○○ ○○○ ○○을 ○○ ○○○
5. ○○○ ○이 ○○ ○○의 ○○이 ○○ ○에서 ○○○○○○
6. ○에 ○○이 ○○ ○에 ○○○께 ○○○○○ ○○의 ○○에서 ○
   ○○○
7. ○ ○○ ○로 ○○○○ ○○○ ○○에 ○○○ ○○○○
8. ○○○의 ○○○○과 ○○에게 ○○○ ○○으로 ○○○○ ○를
   ○○○○로다
9. ○가 ○○○○ ○○에게 ○○을 ○○○ ○○ ○○에게 ○○ ○으
   로 ○○○○이로다
10. ○○이 ○○과 ○○의 ○○에 ○○○ ○○와 ○○○에 ○○은
11. ○○○의 ○○을 ○○○○ ○○○의 ○을 ○○○이라
12. ○○○○ ○가 ○○을 ○○ ○○의 ○○을 ○○○○ ○○○○
    ○○이 ○○○○○ ○○ ○가 ○○○○
13. ○에 ○○이 ○ ○○ ○에 ○○○께 ○○○○○ ○○의 ○○에
    서 ○○○○○
14. ○○과 ○○의 ○○에서 ○○○○ ○○○ ○○의 ○○ ○ ○을
    ○○○○○
15. ○○○의 ○○○○과 ○○에게 ○○○ ○○으로 ○○○○ ○를
    ○○○○로다

16. ○가 ○○을 ○○○○○ ○○○을 ○○○○이로다

17. ○○○ ○○은 ○○의 ○○의 ○을 ○○○ ○○의 ○을 ○○○
○○에 ○○을 ○○

18. ○○은 ○○의 ○○ ○○○을 ○○○○ ○○ ○○의 ○에 ○○
○○○

19. ○에 ○○이 ○○의 ○○ ○○에 ○○○께 ○○○○○ ○가 ○○
의 ○○에서 ○○을 ○○○○○

20. ○가 ○의 ○○을 ○○○ ○○을 ○○○○ ○○○ ○○에서 ○
○○○○○

21. ○○○의 ○○○○과 ○○에게 ○○○ ○○으로 ○○○○ ○를
○○○○로다

22. ○○○를 ○○○ ○○○○ ○가 ○○○ ○을 ○○○○로다

23. ○○을 ○○에 ○○○ ○ ○에서 ○을 ○○ ○는

24. ○○○께서 ○○○ ○○과 ○의 ○○○ ○○을 ○○ ○○에서
○○○

25. ○○○께서 ○○○○○ ○○이 ○○○ ○○ ○○을 ○○○○○○

26. ○○이 ○○로 ○○○○○ ○○ ○으로 ○○○○○ ○ ○○ ○
○에 ○○의 ○○이 ○○○○

27. ○○이 ○○○○ ○○○ ○○ ○같이 ○○○○○ ○○의 ○○ ○
○이 ○○ ○에 ○○○○○

28. ○에 ○○이 ○○의 ○○ ○○에 ○○○께 ○○○○○ ○가 ○
○의 ○○에서 ○○을 ○○○○ ○○○

29. ○○을 ○○○○ ○○ ○○도 ○○○○ ○○○○○

30. ○○이 ○○○으로 ○○○○ ○○○○ ○에 ○○○께서 ○○이
○○○ ○○로 ○○○○○○○

31. ○○○의 ○○○○과 ○○에게 ○○○ ○○으로 ○○○○ ○를
    ○○○○로다
32. ○○의 ○○에서 ○를 ○○○ ○○○의 ○○에서 ○를 ○○○○
    로다
33. ○○○께서는 ○이 ○○○ ○○가 ○○ ○○○ ○이 ○○○ ○○
    ○이 ○○ ○○○
34. ○ ○○의 ○으로 ○○○○ ○○가 ○○○ ○○이 ○○ ○○○
35. ○ ○○가 ○○○ ○이 ○○ ○○○ ○○ ○이 ○○○ ○○이 ○
    ○ ○○○
36. ○○ ○○로 ○○에 ○○ ○○ ○○이 ○○○ ○○을 ○○○○
    ○○○
37. ○에 ○○○○ ○○○을 ○○○○ ○○○ ○○을 ○○○ ○○○
38. ○ ○을 ○○ ○○이 ○○ ○○○○ ○○○ ○의 ○○이 ○○○
    ○ ○○○○ ○○○○○
39. ○○ ○○과 ○○과 ○○을 ○○○ ○○의 ○를 ○○○○ ○○
    ○○○○
40. ○○○께서 ○○○에게는 ○○을 ○○ ○○○○ ○ ○○ ○○에
    서 ○○○○ ○○○
41. ○○○ ○는 ○의 ○○으로부터 ○○ ○○○ ○의 ○○을 ○ ○
    같이 ○○ ○○○○
42. ○○○ ○는 ○○ ○○○○ ○○ ○○○ ○는 ○○ ○을 ○○○
    로다
43. ○○ ○○ ○○은 ○○○ ○○을 ○○○○ ○○○의 ○○○○을
    ○○○○로다

108 다윗의 찬송시

1. ○○○이여 ○ ○○을 ○○○○○○ ○가 ○○○○ ○의 ○○을 ○○○ ○○○○로다
2. ○○야, ○○아, ○○○○ ○가 ○○을 ○○○로다
3. ○○○여 ○가 ○○ ○에서 ○께 ○○○○ ○ ○○ ○에서 ○를 ○○○○○○
4. ○의 ○○○○이 ○○보다 ○○○○ ○의 ○○은 ○○에까지 ○ ○○이다
5. ○○○이여 ○는 ○○ ○에 ○○ ○○○○ ○의 ○○이 ○ ○에서 ○○ ○○○○를 ○○○이다
6. ○께서 ○○○○○ ○○을 ○○○○ ○○○ ○○에게 ○○○○ ○○○으로 ○○○○○
7. ○○○이 ○의 ○○에서 ○○○○○ ○가 ○○○○○ ○가 ○○을 ○○○ ○○ ○○○를 ○○○○○
8. ○○○이 ○ ○이요 ○○○도 ○ ○이며 ○○○○은 ○ ○○의 ○ ○요 ○○는 ○의 ○이며
9. ○○은 ○ ○○○이라 ○○에는 ○ ○○을 ○○ ○○○○ ○○○ ○에서 ○가 ○○○○ ○○○○
10. ○가 ○를 ○○○ ○○○ ○○으로 ○○○ ○○○ ○가 ○를 ○ ○으로 ○○○○
11. ○○○이여 ○께서 ○○를 ○○○ ○○○○○이까 ○○○이여 ○께서 ○○의 ○○○과 ○○ ○○○○ ○○○○○이다
12. ○○를 ○○ ○○을 ○○ ○○○ ○○의 ○○은 ○○○○이다
13. ○○가 ○○○을 ○○○○ ○○○ ○○○○ ○는 ○○의 ○○○을 ○○○ ○○○이로다

109 다윗의 시, 인도자를 따라 부르는 노래

1. ○가 ○○○○ ○○○이여 ○○○○ ○○○○
2. ○○이 ○○ ○과 ○○○ ○을 ○○ ○를 ○○ ○○○ ○로 ○게 ○○○
3. ○ ○○○○ ○로 ○를 ○○○ ○○ ○○ ○를 ○○○○○○○이다
4. ○는 ○○○○ ○○은 ○○○ ○를 ○○○○ ○는 ○○○ ○이라
5. ○○이 ○으로 ○의 ○을 ○○○ ○○○으로 ○의 ○○을 ○○○○○
6. ○○이 ○를 ○○○○ ○○○ ○○이 ○의 ○○○에 ○○ ○○○
7. ○가 ○○을 ○○ ○에 ○○이 ○○ ○○○ ○○○ ○의 ○○가 ○로 ○○○ ○○○
8. ○의 ○○를 ○○ ○○○ ○의 ○○을 ○○이 ○○○ ○○○
9. ○의 ○○는 ○○가 ○○ ○의 ○○는 ○○가 ○○
10. ○의 ○○○은 ○○○○ ○○○○ ○○의 ○○○ ○을 ○○ ○○ ○○ ○○○
11. ○○○○○○ ○가 ○의 ○○를 ○ ○○○ ○○○ ○가 ○○○ ○을 ○○ ○○이 ○○○○ ○○○
12. ○에게 ○○를 ○○ ○가 ○○ ○○○ ○의 ○○에게 ○○를 ○○ ○도 ○○ ○○○
13. ○의 ○○이 ○○○○ ○○○ ○○에 ○○의 ○○이 ○○○○ ○○○
14. ○○○는 ○의 ○○○의 ○○을 ○○○○○ ○의 ○○○의 ○를 ○○ ○○○ ○○○

15. ○ ○○을 ○○ ○○○ ○에 ○○ ○○ ○○의 ○○을 ○에서 ○
    ○○○
16. ○가 ○○를 ○○ ○을 ○○○○ ○○○○ ○○○○ ○○○ ○와
    ○○이 ○○ ○를 ○○○○ ○○○ ○○○ ○○○○이다
17. ○가 ○○○○를 ○○○○○ ○○이 ○○에게 ○○○ ○○○○
    를 ○○○○ ○○○○○ ○이 ○를 ○○ ○○○○
18. ○ ○○○○를 ○ ○○ ○○○ ○○가 ○같이 ○의 ○ ○으로 ○
    ○○○ ○○같이 ○의 ○ ○으로 ○○○○이다
19. ○○가 ○에게는 ○○ ○ ○○ ○○ ○○ ○와 ○○ ○○○
20. ○는 ○의 ○○○이 ○ ○ ○○을 ○○○○ ○○○○ ○○이 ○
    ○○께 ○○ ○○○○이다
21. ○○○ ○ ○○○여 ○의 ○○으로 ○○○○ ○를 ○○○○○ ○
    의 ○○○○이 ○○○○○ ○를 ○○○○
22. ○는 ○○○○ ○○○○ ○의 ○○이 ○○○○이다
23. ○는 ○○ ○○○같이 ○○○○ ○ ○○○같이 ○○ ○○○
24. ○○○○○ ○ ○○이 ○○○○ ○ ○○는 ○○○○○
25. ○는 ○ ○○의 ○○○○라 ○○이 ○를 ○○ ○○를 ○○○이다
26. ○○○ ○의 ○○○이여 ○를 ○○○○ ○의 ○○○○을 ○○
    ○를 ○○○○○
27. ○○이 ○의 ○이 ○○ ○○ ○을 ○○이 ○○ ○○○ ○ ○○○
    께서 ○를 ○○○○이다
28. ○○은 ○게 ○○○○○ ○는 ○게 ○을 ○○○ ○○은 ○○○
    ○에 ○○를 ○○○○○ ○의 ○은 ○○○○○이다

29. ○의 ○○○이 ○을 ○ ○○ ○○ ○○○ ○○ ○○를 ○○같이 ○○ ○○○

30. ○가 ○으로 ○○○께 ○○ ○○○○ ○○ ○○ ○에서 ○○○ ○○

31. ○가 ○○○ ○의 ○○○에 ○○ ○의 ○○을 ○○○○ ○○ ○ ○에게서 ○○○○ ○○이로다

---

110 다윗의 시

1. ○○○께서 ○ ○에게 ○○○○○를 ○가 ○ ○○○로 ○ ○○이 ○○ ○○까지 ○는 ○ ○○○에 ○○ ○○○ ○○○○
2. ○○○께서 ○○에서부터 ○의 ○○의 ○를 ○○○○○○ ○는 ○○○ ○에서 ○○○○○
3. ○의 ○○의 ○에 ○의 ○○이 ○○○ ○을 ○○ ○○○ ○○○○ ○○○○같은 ○의 ○○○이 ○께 ○○○○○
4. ○○○는 ○○○○ ○○○ ○○○○○○ ○○○○를 ○는 ○○○ ○의 ○○을 ○○ ○○○ ○○○이라 ○○○○
5. ○의 ○○○에 ○○ ○께서 ○의 ○○○○ ○에 ○○을 ○○ ○○ ○○ ○이라
6. ○ ○○를 ○○○○ ○○로 ○○○○ ○○○ ○○ ○○의 ○○를 ○○ ○○○○○
7. ○ ○의 ○○○을 ○○○○ ○의 ○○를 ○○○로다

111

1. ○○○○, ○가 ○○○ ○○의 ○○과 ○○ ○○○에서 ○○으로 ○○○께 ○○○○로다
2. ○○○께서 ○○○○ ○○이 ○○○○ ○를 ○○○○○ ○○이 ○ ○○○○○
3. 202
4. ○의 ○○을 ○○이 ○○○○ ○○○○ ○○○는 ○○○○○○ ○○○○○○○
5. ○○○께서 ○○를 ○○○○ ○○에게 ○○을 ○○○ ○의 ○○을 ○○○ ○○○○○로다
6. ○가 ○○에게 ○ ○○의 ○○을 ○○ ○가 ○○○○ ○의 ○○을 ○○에게 ○○○○○
7. ○의 ○이 ○○ ○은 ○○과 ○○이며 ○의 ○○는 ○ ○○하니
8. ○○○○○○ ○○○ ○요 ○○과 ○○로 ○○○ ○로다
9. ○○○께서 ○의 ○○을 ○○○○○ ○의 ○○을 ○○○ ○○○ ○○ ○의 ○○이 ○○○○ ○○○○○○
10. ○○○를 ○○○이 ○○의 ○○이라 ○의 ○○을 ○○○ ○는 ○ ○○○ ○○을 ○○ ○이니 ○○○를 ○○○이 ○○○ ○○○ ○로다

112

1. ○○○○, ○○○를 ○○○○ ○의 ○○을 ○○ ○○○○○ ○는
○이 ○○○
2. ○의 ○○이 ○에서 ○○○이여 ○○○ ○○의 ○○에게 ○이 ○
○○로다
3. ○와 ○○이 ○의 ○에 ○○이여 ○의 ○○가 ○○○ ○ ○○○
로다
4. ○○○ ○○에게는 ○○ ○에 ○이 ○○○○○ ○는 ○○○○ ○
○이 ○○○ ○○○ ○로다
5. ○○를 ○○○ ○○ ○○ ○는 ○ ○○○ ○ ○을 ○○로 ○○○
로다
6. ○는 ○○○ ○○○○ ○○○이여 ○○은 ○○○ ○○○○로다
7. ○는 ○○ ○○을 ○○○○○ ○○○이여 ○○○를 ○○○○ ○
의 ○○을 ○○ ○○○○○
8. ○의 ○○이 ○○○○ ○○○○○ ○○○ ○이라 ○의 ○○○이
○○ ○○을 ○○○ ○○로다
9. ○가 ○○을 ○○ ○○○ ○○에게 ○○○○ ○의 ○가 ○○○ ○
○ ○의 ○이 ○○ ○에 ○○○로다
10. ○○은 ○를 ○○ ○○○○ ○를 ○○○ ○○○○○ ○○○의
○○은 ○○○○로다

113

1. ○○○○, ○○○의 ○○아 ○○○○ ○○○의 ○○을 ○○○○
2. ○○부터 ○○까지 ○○○의 ○○을 ○○○○로다
3. ○ ○○ ○에서부터 ○ ○○ ○에까지 ○○○의 ○○이 ○○을 ○
   ○○○로다
4. ○○○는 ○○ ○○보다 ○○○○ ○의 ○○은 ○○보다 ○○○
   ○○
5. ○○○ ○○ ○○○과 ○○ ○가 ○○○○ ○○ ○에 ○○○○○
6. ○○○ ○○○ ○○를 ○○○○
7. ○○○ ○를 ○○ ○○에서 ○○○○○ ○○○ ○를 ○○ ○○에
   서 ○○ ○○
8. ○○○○ ○ ○의 ○○의 ○○○○과 ○○ ○○○○
9. ○ ○○○○ ○○○ ○○를 ○에 ○○ ○○ ○○○을 ○○○ ○○
   ○○○가 ○○ ○○○○○ ○○○○

114

1. ○○○○이 ○○에서 ○○○ ○○의 ○○이 ○○가 ○○ ○○에게서 ○○ ○에
2. ○○는 ○○○의 ○○가 ○○ ○○○○은 ○의 ○○가 ○○○○
3. ○○가 ○○ ○○○○ ○○은 ○○○○○
4. ○○은 ○○○같이 ○○○ ○○ ○○은 ○○ ○○같이 ○○○○
5. ○○야 ○가 ○○○은 ○○○이며 ○○아 ○가 ○○○은 ○○○○○
6. ○○ ○○아 ○○○같이 ○○○ ○○ ○○아 ○○ ○○같이 ○○은 ○○○○○
7. ○이여 ○는 ○ ○ ○ ○○의 ○○○ ○에서 ○○○○
8. ○가 ○○을 ○○ ○○이 ○○ ○○○ ○○로 ○○이 ○○ ○○○○

115

1. ○○○여 ○○을 ○○에게 ○○○ ○○○○ ○○에게 ○○○ ○ ○○○ ○○ ○는 ○○○○○ ○○○○○○ ○의 ○○에만 ○○을 ○○○○
2. ○○○○ ○ ○○가 ○○의 ○○○이 ○○ ○○ ○○○ ○○○ ○ ○이까
3. ○○ ○○ ○○○은 ○○에 ○○○ ○○○○ ○○ ○을 ○○○○이다
4. ○○의 ○○○은 ○과 ○이요 ○○의 ○으로 ○○ ○이라
5. ○이 ○○○ ○○○ ○○○ ○이 ○○○ ○○ ○○○
6. ○가 ○○○ ○○ ○○○ ○가 ○○○ ○○ ○○ ○○○
7. ○이 ○○○ ○○○ ○○○ ○이 ○○○ ○○ ○○○ ○○○이 ○ ○○ ○○ ○○조차 ○○ ○○○○○
8. ○○○을 ○○○ ○○과 ○○을 ○○○○ ○○이 ○ ○와 ○○○로다
9. ○○○○아 ○○○를 ○○○○ ○는 ○○의 ○○이시요 ○○의 ○○시로다
10. ○○의 ○이여 ○○○를 ○○○○ ○는 ○○의 ○○이시요 ○○의 ○○시로다
11. ○○○를 ○○○○ ○○아 ○○는 ○○○를 ○○○○○ ○는 ○ ○의 ○○이시요 ○○의 ○○시로다
12. ○○○께서 ○○를 ○○○○ ○을 ○○○ ○○○○ ○에도 ○을

○○○ ○○의 ○에도 ○을 ○○○

13. ○○ ○○이나 ○○ ○○을 ○○○○ ○○○를 ○○○○ ○○에게 ○을 ○○○로다
14. ○○○께서 ○○를 ○ ○○와 ○○의 ○○을 ○○ ○○○○ ○ ○○를 ○○○○
15. ○○는 ○○를 ○○○ ○○○께 ○을 ○○ ○로다
16. ○○은 ○○○의 ○○이라도 ○은 ○○에게 ○○○○
17. ○○ ○○은 ○○○를 ○○○○ ○○○○ ○○○ ○로 ○○○○ ○○은 ○○○ ○○○○ ○○○로다
18. ○○는 ○○부터 ○○까지 ○○○를 ○○○○로다 ○○○○

116

1. ○○○께서 ○ ○○과 ○ ○○를 ○○○○○ ○가 ○를 ○○○○○○
2. ○의 ○를 ○게 ○○○○○○○ ○가 ○○에 ○○○○로다
3. ○○의 ○이 ○를 ○○○ ○○의 ○○이 ○게 ○○○○ ○가 ○○과 ○○을 ○○○ ○에
4. ○가 ○○○의 ○○으로 ○○○○를 ○○○여 ○께 ○○○○ ○○○을 ○○○○ ○○○○
5. ○○○는 ○○○○○○ ○○○○○ ○○ ○○○은 ○○이 ○○○○○
6. ○○○께서는 ○○○ ○를 ○○○○○ ○가 ○○○ ○에 ○를 ○○○○○○
7. ○ ○○아 ○ ○○○으로 ○○○○○○ ○○○께서 ○를 ○○○○이로다
8. ○께서 ○ ○○을 ○○에서, ○ ○을 ○○에서, ○ ○을 ○○○에서 ○○○○이다
9. ○가 ○○이 ○○ ○에서 ○○○ ○에 ○○○로다
10. ○가 ○○ ○○을 ○○○○○ ○○ ○에도 ○는 ○○○○
11. ○가 ○○○ ○○○를 ○○ ○○이 ○○○○○라 ○○○○
12. ○게 ○○ ○○ ○○를 ○가 ○○○께 ○○으로 ○○○○
13. ○가 ○○의 ○을 ○○ ○○○의 ○○을 ○○○
14. ○○○의 ○○ ○○ ○에서 ○는 ○의 ○○을 ○○○께 ○○○

로다

15. ○의 ○○○ ○○의 ○○은 ○○○께서 ○○○에 ○○○ ○이로다

1. ○○○여 ○는 ○○○ ○의 ○이요 ○의 ○○의 ○○ ○ ○의 ○이라 ○께서 ○의 ○○을 ○○○이다

17. ○가 ○께 ○○○를 ○○○ ○○○의 ○○을 ○○○이다

18. ○가 ○○○께 ○○○ ○을 ○의 ○○ ○○이 ○○ ○에서 ○가 ○○○로다

19. ○○○○아, ○ ○○○○에서 ○ ○○○의 ○○ ○에서 ○○○로다 ○○○○

117

1. ○○ ○○ ○○○아 ○○○를 ○○○○ ○○ ○○ ○○○아 ○를 ○○○○○○

2. ○○에게 ○○○ ○○○의 ○○○○이 ○○○ ○○○의 ○○○○이 ○○○이로다 ○○○○

118

1. ○○○께 ○○○○ ○는 ○○○○ ○의 ○○○○이 ○○○이로다
2. ○○ ○○○○은 ○○○를 ○의 ○○○○이 ○○○○ ○○로다
3. ○○ ○○의 ○은 ○○○를 ○의 ○○○○이 ○○○○ ○○로다
4. ○○ ○○○를 ○○○○ ○는 ○○○를 ○의 ○○○○이 ○○○ ○ ○○로다
5. ○가 ○○ ○에 ○○○께 ○○○○○○ ○○○께서 ○○○○○ ○를 ○○ ○에 ○○○○○
6. ○○○는 ○ ○이시라 ○가 ○○○○○ ○○○○○ ○○이 ○게 ○○○○
7. ○○○께서 ○ ○이 ○○ ○를 ○○ ○○ ○에 ○○○ ○○○○ ○를 ○○○○ ○○에게 ○○○○○ ○을 ○가 ○○로다
8. ○○○께 ○○○ ○이 ○○을 ○○○○ ○보다 ○○○
9. ○○○께 ○○○ ○이 ○○○을 ○○○○ ○보다 ○○○
10. ○ ○○가 ○를 ○○○○○ ○가 ○○○의 ○○으로 ○○을 ○ ○○로다
11. ○○이 ○를 ○○○○ ○○○○○ ○가 ○○○의 ○○으로 ○○을 ○○○로다
12. ○○이 ○○처럼 ○를 ○○○○○ ○○○○의 ○같이 ○ ○○○ ○○ ○가 ○○○의 ○○으로 ○○을 ○○○로다
13. ○는 ○를 ○○ ○○○○○ ○○○○ ○○○께서는 ○를 ○○○ ○○
14. ○○○는 ○의 ○○과 ○○이시요 ○ ○의 ○○이 ○○○○
15. ○○○의 ○○에는 ○○ ○○, ○○의 ○○가 ○○이여 ○○○의

○○○이 ○○을 ○○○○

16. ○○○의 ○○○이 ○○ ○○○○ ○○○의 ○○○이 ○○을 ○
○○○○○

17. ○가 ○○ ○○ ○○○ ○○○께서 ○○○ ○을 ○○○○로다

18. ○○○께서 ○를 ○○ ○○○○○○ ○○에는 ○○○ ○○○○
○○

19. ○게 ○의 ○○을 ○○○○ ○가 ○○로 ○○○○ ○○○께 ○○
○○로다

20. ○는 ○○○의 ○이라 ○○○이 ○○로 ○○○○로다

21. ○께서 ○게 ○○○○○ ○의 ○○이 ○○○○ ○가 ○께 ○○○
○이다

22. ○○○가 ○○ ○이 ○ ○○○의 ○○○이 ○○○○

23. ○는 ○○○께서 ○○○ ○이요 ○○ ○에 ○○○ ○로다

24. ○ ○은 ○○○께서 ○○○ ○이라 ○ ○에 ○○가 ○○○○○
○○○○로다

25. ○○○여 ○○○○○ ○○ ○○○○○ ○○○여 ○○가 ○○○
○○ ○○ ○○○○ ○○○

26. ○○○의 ○○으로 ○○ ○가 ○이 ○○이여 ○○가 ○○○의
○에서 ○○를 ○○○○○○

27. ○○○는 ○○○이시라 ○가 ○○에게 ○을 ○○○○○ ○○로
○○ ○○을 ○○ ○에 ○○○○

28. ○는 ○의 ○○○이시라 ○가 ○께 ○○○○이다 ○는 ○의 ○
○○이시라 ○가 ○를 ○○○이다

29. ○○○께 ○○○○ ○는 ○○○○ ○의 ○○○○이 ○○○이로다

119

1. ○○가 ○○○○ ○○○의 ○○을 ○○ ○○○ ○○은 ○이 ○○ 이여
2. ○○○의 ○○○을 ○○○ ○○으로 ○○○를 ○○○ ○는 ○이 ○○○
3. ○으로 ○○은 ○○를 ○○○ ○○○○ ○의 ○를 ○○○○○
4. ○께서 ○○○○ ○의 ○○를 ○ ○○○ ○○○이다
5. ○ ○을 ○○ ○○○ ○의 ○○를 ○○○ ○○○
6. ○가 ○의 ○○ ○○에 ○○○ ○에는 ○○○○ ○○○○이다
7. ○가 ○의 ○○○ ○○을 ○○ ○에는 ○○○ ○○으로 ○께 ○○ ○○이다
8. ○가 ○의 ○○○을 ○○○○○ ○를 ○○ ○○○ ○○○○
9. ○○이 ○○으로 ○의 ○○을 ○○○○ ○○이까 ○의 ○○만 ○ ○ ○○○○이다
10. ○가 ○○으로 ○를 ○○○○○ ○의 ○○에서 ○○○ ○○ ○ ○○
11. ○가 ○께 ○○○○ ○○○○ ○○ ○의 ○○을 ○ ○○에 ○○ ○이다
12. ○○을 ○○○ ○ ○○○여 ○의 ○○○을 ○게 ○○○○○
13. ○의 ○의 ○○ ○○○을 ○의 ○○로 ○○○○○○
14. ○가 ○○ ○○을 ○○○○ ○○ ○의 ○○○의 ○를 ○○○○○ ○이다

15. ○가 ○의 ○○○을 ○○ ○○로 ○○○○ ○의 ○○에 ○○○○
16. ○의 ○○○을 ○○○○○ ○의 ○○을 ○○ ○○○○이다
17. ○의 ○을 ○○○○ ○○ ○○○ ○○○○○ ○의 ○○을 ○○○ 이다
18. ○ ○을 ○○○ ○의 ○○에서 ○○○ ○을 ○○ ○○○
19. ○는 ○에서 ○○○가 ○○○○○ ○의 ○○○을 ○게 ○○○ ○○○
20. ○의 ○○○을 ○○ ○○○으로 ○ ○○이 ○○○이다
21. ○○○○ ○○를 ○○○ ○의 ○○○에서 ○○○ ○○을 ○께서 ○○○○○이다
22. ○가 ○의 ○○○을 ○○○○○ ○○과 ○○를 ○게서 ○○○ ○○○
23. ○○○도 ○○○ ○를 ○○○○○○○ ○의 ○은 ○의 ○○○을 ○○ ○○로 ○○○○이다
24. ○의 ○○○은 ○의 ○○○이요 ○의 ○○○○이다
25. ○ ○○이 ○○에 ○○○○○ ○의 ○○대로 ○를 ○○○○ ○ ○○
26. ○가 ○의 ○○를 ○○○ ○께서 ○게 ○○○○○○○ ○의 ○ ○○을 ○게 ○○○○○
27. ○에게 ○의 ○○○의 ○을 ○○○ ○○ ○○○ ○○○○○ ○가 ○의 ○○○ ○○을 ○○ ○○로 ○○○○이다
28. ○의 ○○이 ○○으로 ○○○○ ○○○○ ○의 ○○대로 ○를 ○○○○

29. ○○ ○○를 ○게서 ○○○ ○○○ ○의 ○을 ○게 ○○○○ ○
○○○
30. ○가 ○○○ ○을 ○○○ ○의 ○○○을 ○ ○에 ○○○이다
31. ○가 ○의 ○○○에 ○○○○○○ ○○○여 ○가 ○○를 ○○○
○○ ○○○
32. ○께서 ○ ○○을 ○○○○ ○가 ○의 ○○○의 ○로 ○○○○이다
33. ○○○여 ○의 ○○○의 ○를 ○게 ○○○○○ ○가 ○까지 ○
○○이다
34. ○로 ○○○ ○○○ ○○ ○○○ ○가 ○의 ○을 ○○○○ ○○
으로 ○○○이다
35. ○로 ○○○ ○의 ○○○의 ○로 ○○○ ○○○ ○가 ○를 ○○
○○○○이다
36. ○ ○○을 ○의 ○○○에게 ○○○ ○○○ ○○으로 ○○○ ○
○ ○○○
37. ○ ○을 ○○○ ○○○ ○을 ○○ ○○ ○○○ ○의 ○에서 ○를
○○○○ ○○○
38. ○를 ○○○○ ○○ ○의 ○○을 ○의 ○에게 ○○○○
39. ○가 ○○○○○ ○○을 ○게서 ○○○ ○○○ ○의 ○○○은
○○○○○이다
40. ○가 ○의 ○○○을 ○○○○○○○ ○의 ○로 ○를 ○○○○
○○○
41. ○○○여 ○의 ○○대로 ○의 ○○○○과 ○의 ○○을 ○게 ○
○○ ○○○

42. ○○○○○ ○가 ○를 ○○○○ ○○에게 ○○○ ○이 ○○○○ ○ ○가 ○의 ○○을 ○○○○○이다
43. ○○의 ○○이 ○ ○에서 ○○○ ○○○ ○○ ○○○ ○가 ○의 ○○를 ○○○○○이다
44. ○가 ○의 ○○을 ○○ ○○○이다 ○○○ ○○○이다
45. ○가 ○의 ○○○을 ○○○○○○ ○○○○ ○○○ ○이오며
46. ○ ○○ ○에서 ○의 ○○○을 ○○ ○에 ○○를 ○○○ ○○○ ○○○○
47. ○가 ○○○○ ○의 ○○○을 ○○○ ○○○○○
48. ○ ○가 ○○○○ ○의 ○○○을 ○○○ ○ ○을 ○○ ○의 ○○ ○을 ○○ ○○로 ○○○○이다
49. ○의 ○에게 ○○ ○○을 ○○○○○ ○께서 ○게 ○○을 ○○ ○ ○○○이다
50. ○ ○○은 ○의 ○○ ○의 ○○라 ○의 ○이 ○를 ○○○○ ○○ ○○이다
51. ○○○ ○○이 ○를 ○○ ○○○○○○ ○는 ○의 ○을 ○○○ ○○○○○이다
52. ○○○여 ○의 ○ ○○○을 ○가 ○○○○ ○○○ ○○○○○이다
53. ○의 ○○을 ○○ ○○○로 ○○○○ ○가 ○○○ ○○에 ○○ ○○○이다
54. ○가 ○○○ ○ ○에서 ○의 ○○○이 ○의 ○○가 ○○○이다
55. ○○○여 ○가 ○에 ○의 ○○을 ○○○○ ○의 ○을 ○○○ 이다

56. ○ ○○는 ○○이니 ○ ○의 ○○○을 ○○ ○○○이다
57. ○○○는 ○의 ○○이시니 ○는 ○의 ○○을 ○○○○ ○○○이다
58. ○가 ○○으로 ○께 ○○○○○○○ ○의 ○○대로 ○게 ○○를 ○○○○
59. ○가 ○ ○○를 ○○○○ ○의 ○○○을 ○○○ ○ ○○을 ○○ ○○○○
60. ○의 ○○○을 ○○○에 ○○○ ○○ ○○○○ ○○○○○이다
61. ○○○의 ○이 ○게 ○○ ○○○○○○ ○는 ○의 ○을 ○○ ○ ○○○○이다
62. ○가 ○의 ○○○ ○○○로 ○○○○ ○○에 ○○○ ○께 ○○○ ○이다
63. ○는 ○를 ○○○○ ○○ ○○과 ○의 ○○○을 ○○○ ○○의 ○○라
64. ○○○여 ○의 ○○○○이 ○에 ○○○○○○○ ○의 ○○○로 ○를 ○○○○○
65. ○○○여 ○의 ○○대로 ○의 ○을 ○○○○○이다
66. ○가 ○의 ○○○을 ○○○○○ ○○ ○○과 ○○을 ○게 ○○ ○○○
67. ○○ ○○○ ○에는 ○가 ○○ ○○○○○ ○○는 ○의 ○○을 ○○○이다
68. ○는 ○○○ ○을 ○○○○○ ○의 ○○○로 ○를 ○○○○○
69. ○○○ ○○이 ○○을 ○○ ○를 ○○ ○○○○○ ○는 ○○으로 ○의 ○○○을 ○○○이다

70. ○○의 ○○은 ○○○ ○○○○ ○○○ ○는 ○의 ○을 ○○○
   ○○이다
71. ○○ ○○ ○이 ○게 ○○이라 ○로 ○○○○ ○가 ○의 ○○○
   을 ○○○ ○○○이다
72. ○의 ○의 ○이 ○게는 ○○ ○○보다 ○○○이다
73. ○의 ○이 ○를 ○○○ ○○○○○○ ○가 ○○○ ○의 ○○○
   을 ○○○ ○○○
74. ○를 ○○○○ ○○이 ○를 ○○ ○○○○ ○은 ○가 ○의 ○○
   을 ○○○ ○○○○이다
75. ○○○여 ○가 ○○○○ ○의 ○○은 ○○○○○ ○께서 ○를
   ○○○ ○○은 ○○○○ ○○○○이다
76. ○○○○ ○의 ○에게 ○○ ○○대로 ○의 ○○○○이 ○의 ○
   ○이 ○○ ○○○
77. ○의 ○○○ ○○○이 ○게 ○○○ ○가 ○○ ○○○ ○의 ○은
   ○의 ○○○○○이다
78. ○○○ ○○이 ○○으로 ○를 ○○○○○○○ ○○이 ○○를 ○
   ○○ ○○○ ○는 ○의 ○○○을 ○○ ○○로 ○○○○이다
79. ○를 ○○○○ ○○이 ○게 ○○○○ ○○○ ○○○○○ ○○이
   ○의 ○○○을 ○○이다
80. ○ ○○으로 ○의 ○○○에 ○○○○ ○○ ○가 ○○를 ○○○
   ○○○○ ○○○
81. ○의 ○○이 ○의 ○○을 ○○○○에 ○○○○○ ○는 ○의 ○
   ○을 ○○○이다

82. ○의 ○이 ○께서 ○○○ ○를 ○○○○○ ○○○ ○ ○이 ○의 ○○을 ○○○에 ○○○○이다

83. ○가 ○○ ○의 ○○ ○○ ○○ ○○○○ ○의 ○○○을 ○○ ○ ○○○이다

84. ○의 ○의 ○이 ○○○ ○○이까 ○를 ○○○○ ○○을 ○께서 ○○○ ○○○○○이까

85. ○의 ○을 ○○○ ○○○○ ○○○ ○○이 ○를 ○○○○ ○○ ○를 ○○이다

86. ○의 ○○ ○○○은 ○○○○이다 ○○이 ○○ ○○ ○를 ○○ ○○○ ○를 ○○○○

87. ○○이 ○를 ○○에서 ○○ ○○○○○ ○는 ○의 ○○○을 ○ ○○ ○○○○○○○

88. ○의 ○○○○을 ○○ ○를 ○○○○ ○○○ ○○○○○ ○의 ○의 ○○○을 ○가 ○○○이다

89. ○○○여 ○의 ○○은 ○○○ ○○에 ○○ ○○○○

90. ○의 ○○○○은 ○○에 ○○○이다 ○께서 ○을 ○○○○○○ ○이 ○○ ○○○○

91. ○○가 ○의 ○○○대로 ○○까지 ○○은 ○○이 ○의 ○이 ○ ○○○○이다

92. ○의 ○이 ○의 ○○○이 ○○ ○○○○○○ ○가 ○ ○○ ○에 ○○○○○○이다

93. ○가 ○의 ○○○을 ○○○ ○○ ○○○○○ ○께서 ○○○ ○ ○에 ○를 ○○ ○○○○이다

94. ○는 ○의 ○이오니 ○를 ○○○○○ ○가 ○의 ○○○만을 ○
○○이다

95. ○○○이 ○를 ○○○○ ○○○○ ○는 ○의 ○○○만을 ○○○
○○이다

96. ○가 ○○ ○○ ○○○ ○이 ○ ○이 ○○○ ○의 ○○○은 ○○
○○○이다

97. ○가 ○의 ○을 ○○ ○○ ○○○○○○ ○가 ○○을 ○○ ○○
○○로 ○○○○이다

98. ○의 ○○○이 ○○ ○와 ○○ ○○○ ○○○이 ○를 ○○보다
○○○○ ○○이다

99. ○가 ○의 ○○○을 ○ ○○○○○ ○의 ○○○이 ○의 ○○ ○
○보다 ○○○

100. ○의 ○○○을 ○○○○ ○의 ○○○이 ○○보다 ○○○이다

101. ○가 ○의 ○○을 ○○○○ ○을 ○○○ ○○ ○○ ○로 ○○
○○○○○○○

102. ○께서 ○를 ○○○○○○○ ○가 ○의 ○○○에서 ○○○ ○
○○○○이다

103. ○의 ○○의 ○이 ○게 ○○ ○○ ○○○ ○ ○에 ○보다 ○ ○
○이다

104. ○의 ○○○로 ○○○○ ○가 ○○○○ ○○○○○ ○○ ○○
○○를 ○○○○이다

105. ○의 ○○은 ○ ○에 ○이요 ○ ○에 ○○○이다

106. ○의 ○○○ ○○○을 ○○○로 ○○○○ ○○ ○○○○이다

107. ○의 ○○이 ○○ ○○○○ ○○○여 ○의 ○○대로 ○를 ○○ ○○ ○○○

108. ○○○여 ○○○○ ○ ○이 ○○○ ○○ ○○을 ○○○○ ○의 ○○를 ○게 ○○○○○

109. ○의 ○○이 ○○ ○○에 ○○○○ ○는 ○의 ○을 ○○ ○○ ○○이다

110. ○○○이 ○를 ○○○○ ○○를 ○○○○○ ○는 ○의 ○○○ 에서 ○○○ ○○○○○이다

111. ○의 ○○○로 ○가 ○○○ ○의 ○○을 ○○○○○ ○는 ○ ○ ○의 ○○○이 ○○○이다

112. ○가 ○의 ○○○을 ○○○ ○○○○ ○ ○○을 ○○○○이다

113. ○가 ○ ○○ ○○ ○○을 ○○○○ ○의 ○을 ○○○○이다

114. ○는 ○의 ○○○요 ○○시라 ○가 ○의 ○○을 ○○○이다

115. ○○ ○○○○이여 ○를 ○○○○○ ○는 ○ ○○○의 ○○○ 을 ○○○로다

116. ○의 ○○대로 ○를 ○○○ ○○ ○○○ ○ ○○이 ○○○○ ○ ○ ○○○

117. ○를 ○○○○ ○○○○○ ○가 ○○을 ○○ ○의 ○○○에 ○ ○ ○○○○이다

118. ○의 ○○○에서 ○○○ ○는 ○께서 ○ ○○○○○○ ○○의 ○○○는 ○○○○○이다

119. ○께서 ○○의 ○○ ○○○을 ○○○같이 ○○○○ ○○○○ ○가 ○의 ○○○을 ○○○○이다

120. ○ ○○가 ○를 ○○○○으로 ○○ ○가 ○ ○의 ○○을 ○○
○○○이다

121. ○가 ○○와 ○○를 ○○○○○○ ○를 ○○○○ ○○에게 ○
를 ○○○ ○○○○

122. ○의 ○을 ○○○○ ○을 ○○ ○○○ ○○○ ○○이 ○를 ○
○○○ ○○○ ○○○

123. ○ ○이 ○의 ○○과 ○의 ○○○ ○○을 ○○○○에 ○○○○
이다

124. ○의 ○○○○대로 ○의 ○에게 ○○○ ○게 ○의 ○○○을 ○
○○○○

125. ○는 ○의 ○이오니 ○를 ○○○ ○○ ○의 ○○○을 ○○ ○
○○

126. ○○이 ○의 ○을 ○○○○○○ ○○은 ○○○께서 ○○○ ○
○이다

127. ○○○○ ○가 ○의 ○○○을 ○ ○ ○○보다 ○ ○○○○이다

128. ○○○○ ○가 ○○에 ○○ ○의 ○○○을 ○○○ ○○○ ○○
○○ ○○를 ○○○○이다

129. ○의 ○○○은 ○○○○○ ○ ○○이 ○를 ○○○이다

130. ○의 ○○을 ○○ ○이 ○○○ ○○○ ○○○을 ○○○ ○○
이다

131. ○가 ○의 ○○○을 ○○○○○ ○가 ○을 ○○ ○○○○이다

132. ○의 ○○을 ○○○○ ○○에게 ○○○○대로 ○게 ○○○○
○게 ○○를 ○○○○

133. ○의 ○○○을 ○의 ○○에 ○○ ○○○○ ○○ ○○도 ○를 ○○○○ ○○○ ○○○

134. ○○의 ○○에서 ○를 ○○○○○ ○○○○○ ○가 ○의 ○○ ○을 ○○○이다

135. ○의 ○○을 ○의 ○에게 ○○○○ ○의 ○○로 ○를 ○○○ ○○

136. ○○이 ○의 ○을 ○○○ ○○○○○ ○ ○○이 ○○○같이 ○ ○○이다

137. ○○○여 ○는 ○○○○○ ○의 ○○은 ○○○이다

138. ○께서 ○○○○ ○○○은 ○○○ ○○○ ○○○○이다

139. ○ ○○○이 ○의 ○○을 ○○○○○○○ ○ ○○이 ○를 ○○ ○이다

140. ○의 ○○이 ○○ ○○○○○ ○의 ○이 ○를 ○○○○이다

141. ○가 ○○○○ ○○를 ○○○ ○의 ○○를 ○○ ○○○○○이다

142. ○의 ○는 ○○○ ○요 ○의 ○○은 ○○○○이다

143. ○○과 ○○이 ○게 ○○○○ ○의 ○○은 ○의 ○○○○○ 이다

144. ○의 ○○○은 ○○○ ○○○○○ ○로 ○○○ ○○○ ○○ ○ ○ ○○○

145. ○○○여 ○가 ○○으로 ○○○○○○○ ○게 ○○○○○ ○가 ○의 ○○○을 ○○○이다

146. ○가 ○께 ○○○○○○○ ○를 ○○○○○ ○가 ○의 ○○○ 을 ○○○이다

147. ○가 ○이 ○○ ○에 ○○○○○ ○의 ○○을 ○○○○○
148. ○의 ○○을 ○○○ ○○○○○ ○가 ○○○에 ○을 ○○이다
149. ○의 ○○○○을 ○○ ○ ○○를 ○○○○ ○○○여 ○의 ○○ ○을 ○○ ○를 ○○○○
150. ○을 ○○○ ○○이 ○○○ ○○○○ ○○은 ○의 ○에서 ○○ 이다
151. ○○○여 ○께서 ○○○ ○○○○ ○의 ○○ ○○○은 ○○○ 이다
152. ○가 ○부터 ○의 ○○○을 ○○ ○○○○○ ○께서 ○○○ ○ ○○ ○○ ○을 ○○○이다
153. ○의 ○○을 ○○○ ○를 ○○○○ ○가 ○의 ○○을 ○○ ○ ○○○○이다
154. ○께서 ○를 ○○○○○ ○를 ○○○ ○의 ○○대로 ○를 ○○ ○○
155. ○○이 ○○○에게서 ○○○은 ○○이 ○의 ○○○을 ○○○ ○○○○○이다
156. ○○○여 ○의 ○○이 ○○○○ ○의 ○○○에 ○○ ○를 ○○○○
157. ○를 ○○○○ ○○과 ○의 ○○○이 ○○○ ○는 ○의 ○○○ 에서 ○○○ ○○○○○이다
158. ○의 ○○을 ○○○ ○○○○ ○○○ ○○을 ○가 ○○ ○○○ ○○이다
159. ○가 ○의 ○○○을 ○○○을 ○○○○ ○○○여 ○의 ○○○ ○을 ○○ ○를 ○○○○

160. ○의 ○○의 ○○은 ○○이오니 ○의 ○○○ ○○ ○○○은 ○○○○이다

161. ○○○이 ○○으로 ○를 ○○○○○ ○의 ○○은 ○의 ○○만○○○○이다

162. ○○이 ○○ ○○○을 ○○ ○처럼 ○는 ○의 ○○을 ○○○○○이다

163. ○는 ○○을 ○○○○ ○○○○ ○의 ○○을 ○○○○이다

164. ○의 ○○○ ○○○로 ○○○○ ○가 ○○ ○○ ○○ ○를 ○○○○이다

165. ○의 ○을 ○○○○ ○에게는 ○ ○○이 ○○○ ○○에게 ○○○이 ○○○이다

166. ○○○여 ○가 ○의 ○○을 ○○○ ○의 ○○○을 ○○○○이다

167. ○ ○○이 ○의 ○○○을 ○○○○○ ○가 ○를 ○○○ ○○○○이다

168. ○가 ○의 ○○○과 ○○○을 ○○○○○ ○의 ○○ ○○가 ○○에 ○○○○이다

169. ○○○여 ○의 ○○○○이 ○의 ○에 ○○○ ○○○ ○의 ○○대로 ○를 ○○○ ○○○

170. ○의 ○○가 ○의 ○에 ○○○ ○○○ ○의 ○○대로 ○를 ○○○○

171. ○께서 ○○를 ○게 ○○○○○○ ○ ○○이 ○를 ○○○○이다

172. ○의 ○○ ○○○이 ○○○○○ ○ ○가 ○의 ○○을 ○○○○ 이다

173. ○가 ○의 ○○○을 ○○○○○○ ○의 ○이 ○○ ○의 ○○이 ○○ ○○○

174. ○○○여 ○가 ○의 ○○을 ○○○○○○○ ○의 ○○을 ○○ ○○○이다

175. ○ ○○을 ○○ ○○○ ○○○○○ ○를 ○○○○이다 ○의 ○ ○○이 ○를 ○○ ○○○

176. ○○ ○같이 ○가 ○○○○○ ○의 ○을 ○○○○ ○가 ○의 ○○○을 ○○ ○○ ○○○이다

---

120 성전에 올라가는 노래

1. ○가 ○○ ○에 ○○○께 ○○○○○○ ○게 ○○○○○○
2. ○○○여 ○○○ ○○과 ○○○ ○에서 ○ ○○을 ○○ ○○○
3. ○ ○○○ ○여 ○○을 ○게 ○○ ○○을 ○게 ○○○
4. ○○의 ○○○○ ○○과 ○○ ○○ ○○○○로다
5. ○○에 ○○○ ○○의 ○○ ○에 ○○○ ○이 ○게 ○로다
6. ○가 ○○을 ○○○○ ○○과 ○○ ○○ ○○○○○○
7. ○는 ○○을 ○○○라도 ○가 ○○ ○에 ○○은 ○○○ ○○○○

---

121 성전에 올라가는 노래

1. ○가 ○을 ○○○ ○을 ○○○ ○의 ○○이 ○○○ ○○
2. ○의 ○○은 ○○를 ○○○ ○○○에게서로다
3. ○○○께서 ○를 ○○○○ ○○○○ ○○○ ○를 ○○○○ ○가 ○○ ○○○○○로다
4. ○○○○을 ○○○○ ○는 ○○도 ○○○○○ ○○○○도 ○○○ ○○로다
5. ○○○는 ○를 ○○○○ ○시라 ○○○께서 ○ ○○○에서 ○ ○ ○이 ○○○○
6. ○의 ○가 ○를 ○○○ ○○ ○○○○ ○의 ○도 ○를 ○○○ ○ ○○○로다
7. ○○○께서 ○를 ○○ ○○ ○○을 ○○○ ○○○ ○ ○ ○○을 ○○○○로다
8. ○○○께서 ○의 ○○을 ○○부터 ○○까지 ○○○○로다

122 다윗의 시 곧 성전에 올라가는 노래

1. ○○이 ○게 ○○○를 ○○○의 ○에 ○○○○ ○ ○에 ○가 ○○ ○○○○
2. ○○○○아 ○○ ○이 ○ ○○ ○에 ○○○
3. ○○○○아 ○는 ○ ○○○ ○○과 ○○ ○○○○○○
4. ○○○ ○ ○○○의 ○○○이 ○○○의 ○○에 ○○○○○ ○○○ ○의 ○○대로 ○○로 ○○○○○○
5. ○○에 ○○의 ○○를 ○○○○ ○ ○○의 ○의 ○○로다
6. ○○○○을 ○○○ ○○을 ○○○ ○○○○을 ○○○○ ○는 ○ ○○○로다
7. ○ ○ ○에는 ○○이 ○○ ○ ○○에는 ○○○이 ○○○○○
8. ○가 ○ ○○와 ○○를 ○○○ ○○ ○○○○ ○ ○○○에 ○○이 ○○○○○
9. ○○○ ○○ ○○○의 ○을 ○○○ ○가 ○를 ○○○ ○을 ○○○로다

123 성전에 올라가는 노래

1. ○○에 ○○○ ○여 ○가 ○을 ○○ ○께 ○○○이다
2. ○○의 ○을 ○○○○ ○○의 ○같이, ○○○의 ○을 ○○○○ ○ ○의 ○같이 ○○의 ○이 ○○○ ○○ ○○○을 ○○○○ ○○에게 ○○ ○○○ ○○○를 ○○○○이다
3. ○○○여 ○○에게 ○○를 ○○○○ ○ ○○를 ○○○○ ○○ ○ ○가 ○○에게 ○○○이다
4. ○○○ ○의 ○○와 ○○○ ○의 ○○가 ○○ ○○에 ○○○이다

124 다윗의 시 곧 성전에 올라가는 노래

1. ○○○○은 ○○ ○○○를 ○○○께서 ○○ ○에 ○○○ ○○○ ○○○○ ○○가 ○○○ ○○○○
2. ○○○이 ○○를 ○○ ○○○ ○에 ○○○께서 ○○ ○에 ○○○ ○○○○○○○
3. ○ ○에 ○○의 ○○○이 ○○에게 ○○○○ ○○를 ○ ○로 ○○ ○ ○이며
4. ○ ○에 ○이 ○○를 ○○○ ○○가 ○○ ○○을 ○○○ ○이며
5. ○ ○에 ○○○ ○이 ○○ ○○을 ○○○ ○이라 ○ ○이로다
6. ○○를 ○○○ ○○의 ○에 ○○○ ○○○○ ○○ ○○○를 ○○ ○○로다
7. ○○의 ○○이 ○○○의 ○○에서 ○○○ ○같이 ○○○○ ○○가 ○○○○○ ○○가 ○○○○○
8. ○○의 ○○은 ○○를 ○○○ ○○○의 ○○에 ○○○

125 성전에 올라가는 노래

1. ○○○를 ○○○○ ○는 ○○ ○이 ○○○○ ○○○○ ○○○ ○ ○ ○○○
2. ○○이 ○○○○을 ○○과 ○○ ○○○께서 ○의 ○○을 ○○부터 ○○까지 ○○○○로다
3. ○○의 ○가 ○○○의 ○에서는 ○ ○○를 ○○○ ○○○○ ○는 ○○○로 ○○○ ○○에 ○을 ○○ ○○○○ ○이로다
4. ○○○여 ○○ ○○과 ○○이 ○○○ ○○에게 ○○○○○
5. ○○의 ○○ ○로 ○○○○ ○○은 ○○○께서 ○를 ○○○ ○○과 ○○ ○○○ ○○○로다 ○○○○에게는 ○○이 ○○○○○

126 성전에 올라가는 노래

1. ○○○께서 ○○의 ○○를 ○○ ○○○ ○에 ○○는 ○○○ ○ ○ ○○○
2. ○ ○에 ○○ ○에는 ○○이 ○○○○ ○○ ○에는 ○○이 ○○○ ○ ○ ○에 ○ ○○ ○○○에서 ○○○를 ○○○께서 ○○을 ○○ ○ ○ ○을 ○○○○ ○○○○
3. ○○○께서 ○○를 ○○○ ○ ○을 ○○○○○ ○○는 ○○○○
4. ○○○여 ○○의 ○○를 ○○ ○○들 ○○ ○○ ○○○○
5. ○○을 ○○○ ○를 ○○○ ○는 ○○으로 ○○○로다
6. ○○ ○를 ○○○ ○○○ ○는 ○○○ ○○으로 ○ ○○ ○을 ○ ○○ ○○○○로다

127 솔로몬의 시 곧 성전에 올라가는 노래

1. ○○○께서 ○을 ○○○ ○○○○○ ○○○ ○의 ○○가 ○○○ ○ ○○께서 ○을 ○○○ ○○○○○ ○○○의 ○○ ○○이 ○○○○
2. ○○가 ○○○ ○○○○ ○○ ○○○ ○○의 ○을 ○○이 ○○○○ ○○○○ ○○○께서 ○의 ○○○○○ ○에게는 ○을 ○○○○○
3. ○○ ○○○은 ○○○의 ○○이요 ○의 ○○는 ○의 ○○이로다
4. ○○ ○의 ○○은 ○○의 ○○의 ○○ ○○○
5. ○○이 ○의 ○○○에 ○○○ ○는 ○○○○ ○○이 ○○에서 ○ ○의 ○○와 ○○○ ○에 ○○를 ○○○ ○○○○로다

128 성전에 올라가는 노래

1. ○○○를 ○○○○ ○의 ○을 ○○ ○마다 ○이 ○○○
2. ○가 ○ ○이 ○○○대로 ○○ ○이라 ○가 ○○○ ○○○○로다
3. ○ ○ ○○에 ○○ ○ ○○는 ○○○ ○○○○ ○○○ ○ ○○에 ○○○○ ○○○은 ○○ ○○○○ ○○○로다
4. ○○○를 ○○○○ ○는 ○○○ ○을 ○○○로다
5. ○○○께서 ○○에서 ○게 ○을 ○○○○○ ○는 ○○에 ○○○ ○의 ○○을 ○○
6. ○ ○○의 ○○을 ○○○○ ○○○○에게 ○○이 ○○○로다

129 성전에 올라가는 노래

1. ○○○○은 ○○ ○○○를 ○○이 ○가 ○○ ○부터 ○○ ○ ○를 ○○○○○
2. ○○이 ○가 ○○ ○부터 ○○ ○ ○를 ○○○○○ ○를 ○○○ ○○○○○
3. ○○○ ○○이 ○ ○을 ○○ ○ ○○을 ○○ ○○○○
4. ○○○께서는 ○○○○ ○○○의 ○을 ○○○○○
5. ○○ ○○을 ○○○○ ○○은 ○○를 ○○○ ○○○○○○
6. ○○은 ○○의 ○과 ○○○○○ ○○은 ○○○ ○에 ○○○ ○이라
7. ○○ ○은 ○○ ○의 ○과 ○○ ○의 ○에 ○○ ○○○○○
8. ○○○○ ○○도 ○○○의 ○이 ○○에게 ○○○○○ ○○○ ○○가 ○○○의 ○○으로 ○○에게 ○○○○ ○○ ○○○○○○

130 성전에 올라가는 노래

1. ○○○여 ○가 ○○ ○에서 ○께 ○○○○○이다
2. ○여 ○ ○○를 ○○○○ ○의 ○○○○ ○○에 ○를 ○○○○○
3. ○○○여 ○께서 ○○을 ○○○○○○ ○여 ○가 ○○이까
4. ○○○ ○○○○이 ○께 ○○은 ○를 ○○○○ ○○○○이다
5. ○ ○ ○ ○○은 ○○○를 ○○○○ ○는 ○의 ○○을 ○○○○○
6. ○○○이 ○○을 ○○○보다 ○ ○○이 ○를 ○ ○○○○○ ○으로 ○○○이 ○○을 ○○○보다 ○○○○
7. ○○○○아 ○○○를 ○○○○○ ○○○께서는 ○○○○과 ○○○ ○○이 ○○이라
8. ○가 ○○○○을 ○의 ○○ ○○에서 ○○○○○로다

131 다윗의 시 곧 성전에 올라가는 노래

1. ○○○여 ○ ○○이 ○○○○ ○○○○ ○ ○이 ○○○○ ○○○○○ ○가 ○ ○과 ○○○○ ○○ ○○○ ○을 ○○○ ○○○ ○○○○이다
2. ○로 ○가 ○ ○○으로 ○○○○ ○○○○ ○○를 ○ ○ ○○가 ○의 ○○○ ○에 ○○ ○○ ○○○○ ○ ○○이 ○ ○ ○○와 ○○○
3. ○○○○아 ○○부터 ○○까지 ○○○를 ○○○○○

132 성전에 올라가는 노래

1. ○○○여 ○○을 ○○○ ○의 ○○ ○○을 ○○○○○
2. ○가 ○○○께 ○○○○ ○○의 ○○○에게 ○○○○를
3. ○가 ○ ○○ ○에 ○○○○ ○○○○ ○ ○○에 ○○○ ○○○○
4. ○ ○으로 ○○○ ○○ ○○○○ ○ ○○○로 ○○ ○○ ○○○○를
5. ○○○의 ○○ ○ ○○의 ○○○의 ○○을 ○○○○까지 ○○○ ○○○이다
6. ○○가 ○○이 ○○○○에 ○○ ○을 ○○○○ ○○ ○에서 ○○ ○○
7. ○○가 ○의 ○○ ○으로 ○○○○ ○의 ○○○ ○에서 ○○○ ○ ○○○로다
8. ○○○여 ○○○○ ○의 ○○의 ○와 ○○ ○○○ ○으로 ○○○ ○○
9. ○의 ○○○○은 ○를 ○ ○○ ○의 ○○○은 ○○○ ○○○○○
10. ○의 ○ ○○을 ○○○ ○의 ○○ ○○ ○○ ○의 ○○을 ○○○ ○ ○○○○
11. ○○○께서 ○○에게 ○○○ ○○○○○○ ○○○ ○○○○○○ ○○○○를 ○ ○의 ○○을 ○ ○○에 ○○○
12. ○ ○○이 ○ ○○과 ○○에게 ○○○○ ○ ○○를 ○○○○ ○ ○의 ○○도 ○○○ ○ ○○에 ○○○○ ○○○○
13. ○○○께서 ○○을 ○○○○ ○○ ○○를 ○○○ ○○ ○○○ ○를

14. ○는 ○가 ○○○ ○ ○이라 ○가 ○○ ○○○ ○은 ○를 ○○○ ○이로다

15. ○가 ○ ○의 ○○○에 ○○○ ○을 ○○ ○으로 ○ ○○을 ○○ ○○ ○○로다

16. ○가 ○ ○○○○에게 ○○을 ○ ○○○○ ○ ○○○은 ○○○ ○○○로다

17. ○가 ○○○ ○○에게 ○이 ○○ ○ ○이라 ○가 ○ ○○ ○○ ○ ○ ○를 ○○○ ○을 ○○○○○○

18. ○가 ○의 ○○에게는 ○○를 ○ ○○○ ○에게는 ○○이 ○○ ○ ○○○ ○○○○

---

133 다윗의 시 곧 성전에 올라가는 노래

1. ○○ ○○가 ○○○○ ○○○이 ○○ ○○ ○○○ ○○○○○

2. ○○에 ○○ ○○○○ ○○이 ○○ ○ ○○의 ○○에 ○○○ ○의 ○○까지 ○○ ○○

3. ○○의 ○○이 ○○의 ○○에 ○○ ○○○ ○○○ ○○○께서 ○을 ○○○○○○ ○ ○○이로다

134 성전에 올라가는 노래

1. ○○ ○에 ○○○의 ○○에 ○ ○○ ○○○의 ○○ ○○아 ○○○를 ○○○○
2. ○○를 ○○○ ○○ ○을 ○○ ○○○를 ○○○○
3. ○○를 ○○○ ○○○께서 ○○에서 ○게 ○을 ○○○○○

---

135 성전에 올라가는 노래

1. ○○○○ ○○○의 ○○을 ○○○○ ○○○의 ○○아 ○○○○
2. ○○○의 ○ ○○ ○○○의 ○○ ○ ○○ ○○○의 ○○ ○에 ○○○ ○○여
3. ○○○를 ○○○○ ○○○는 ○○○○ ○의 ○○이 ○○○○○○의 ○○을 ○○○○
4. ○○○께서 ○○를 ○○○ ○○ ○ ○○○○을 ○○의 ○○○ ○○로 ○○○○이로다
5. ○가 ○○○○ ○○○께서는 ○○○○○ ○○ ○는 ○○ ○○보다 ○○○○○○
6. ○○○께서 ○가 ○○○○○ ○○ ○을 ○○와 ○○와 ○○ ○○○서 ○ ○○○○○
7. ○○를 ○ ○에서 ○○○○○ ○를 ○○○ ○○를 ○○○○ ○○을 ○ ○○에서 ○○○○○

8. ○가 ○○의 ○○ ○ ○를 ○○부터 ○○까지 ○○○○
9. ○○이여 ○○○께서 ○게 ○○ ○○○과 ○○○을 ○○와 ○의 ○○ ○○○에게 ○○○○○
10. ○가 ○○ ○○를 ○○○ ○○ ○○을 ○○○○○
11. ○ ○○○○의 ○ ○○과 ○○ ○ ○과 ○○○의 ○○ ○○이로다
12. ○○의 ○을 ○○으로 ○○○ ○○ ○○ ○○○○에게 ○○으로 ○○○○
13. ○○○여 ○의 ○○이 ○○○○○이다 ○○○여 ○를 ○○○이 ○○에 ○○○이다
14. ○○○께서 ○○ ○○을 ○○○○○ ○의 ○○로 ○○○○ ○○를 ○○○○로다
15. ○○의 ○○은 ○○이요 ○○의 ○으로 ○○ ○이라
16. ○이 ○○○ ○○○ ○○○ ○이 ○○○ ○○ ○○○
17. ○가 ○○○ ○○ ○○○ ○○의 ○에는 ○○ ○○도 ○○○
18. ○○을 ○○ ○와 ○○을 ○○○○ ○가 ○ ○○과 ○○○로다
19. ○○○○ ○○아 ○○○를 ○○○○ ○○의 ○○아 ○○○를 ○○○○
20. ○○ ○○아 ○○○를 ○○○○ ○○○를 ○○○○ ○○○아 ○○○를 ○○○○
21. ○○○○에 ○○○ ○○○는 ○○에서 ○○을 ○○○○○ ○○○○

136

1. ○○○께 ○○○○ ○는 ○○○○ ○ ○○○○이 ○○○이로다
2. ○○ ○에 ○○○ ○○○께 ○○○○ ○ ○○○○이 ○○○이로다
3. ○○ ○에 ○○○ ○께 ○○○○ ○ ○○○○이 ○○○이로다
4. ○로 ○ ○○○ ○○을 ○○○○ ○에게 ○○○○ ○ ○○○○이 ○○○이로다
5. ○○로 ○○을 ○○○ ○에게 ○○○○ ○ ○○○○이 ○○○이로다
6. ○을 ○ ○에 ○○ ○에게 ○○○○ ○ ○○○○이 ○○○이로다
7. ○ ○○을 ○○○ ○에게 ○○○○ ○ ○○○○이 ○○○이로다
8. ○로 ○을 ○○○○ ○○ ○에게 ○○○○ ○ ○○○○이 ○○○이로다
9. ○과 ○○로 ○을 ○○○○ ○○ ○에게 ○○○○ ○ ○○○○이 ○○○이로다
10. ○○의 ○○를 ○○ ○에게 ○○○○ ○ ○○○○이 ○○○이로다
11. ○○○○을 ○○ ○에서 ○○○○ ○○ ○에게 ○○○○ ○ ○○○○이 ○○○이로다
12. ○○ ○과 ○○ ○로 ○○○○ ○○ ○에게 ○○○○ ○ ○○○○이 ○○○이로다
13. ○○를 ○○○ ○에게 ○○○○ ○ ○○○○이 ○○○이로다
14. ○○○○을 ○ ○○○로 ○○○○ ○○ ○에게 ○○○○ ○ ○○○○이 ○○○이로다

15. ○○와 ○의 ○○를 ○○에 ○○○○○○ ○에게 ○○○○ ○ ○ ○○○이 ○○○이로다
16. ○의 ○○을 ○○○○ ○○를 ○○○○ ○○ ○에게 ○○○○ ○ ○○○○이 ○○○이로다
17. ○ ○○을 ○○ ○에게 ○○○○ ○ ○○○○이 ○○○이로다
18. ○○○ ○○을 ○○○ ○에게 ○○○○ ○ ○○○○이 ○○○이로다
19. ○○○○의 ○ ○○을 ○○○ ○에게 ○○○○ ○ ○○○○이 ○ ○○이로다
20. ○○ ○ ○을 ○○○ ○에게 ○○○○ ○ ○○○○이 ○○○이로다
21. ○○의 ○을 ○○으로 ○○ ○에게 ○○○○ ○ ○○○○이 ○ ○○이로다
22. ○ ○ ○ ○○○○에게 ○○으로 ○○ ○에게 ○○○○ ○ ○○ ○○이 ○○○이로다
23. ○○를 ○○○ ○○○에서도 ○○○ ○○ ○에게 ○○○○ ○ ○○○○이 ○○○이로다
24. ○○를 ○○의 ○○에게서 ○○○ ○에게 ○○○○ ○ ○○○○이 ○○○이로다
25. ○○ ○○에게 ○○ ○을 ○○ ○에게 ○○○○ ○ ○○○○이 ○○○이로다
26. ○○의 ○○○께 ○○○○ ○ ○○○○이 ○○○이로다

137

1. ○○가 ○○○의 ○○ ○○ ○○에 ○○○ ○○을 ○○○○ ○○
   ○○
2. ○ ○의 ○○○○에 ○○가 ○○의 ○○을 ○○○○
3. ○는 ○○를 ○○○○ ○가 ○○○ ○○에게 ○○를 ○○○ ○○
   를 ○○○○ ○ ○가 ○○을 ○○○ ○○○을 ○○○ ○○의 ○○
   ○ ○○를 ○○○○ ○이로다
4. ○○가 ○○ ○에서 ○○ ○○○의 ○○를 ○○○
5. ○○○○아 ○가 ○를 ○○○○ ○ ○○○이 ○의 ○○를 ○○○
   로다
6. ○가 ○○○○을 ○○○○ ○○○○○ ○가 ○○ ○○○○○ ○보
   다 ○ ○○○○○ ○○○○○ ○ ○가 ○ ○○○에 ○○○로다
7. ○○○여 ○○○○이 ○○○○ ○을 ○○○○○ ○○ ○○을 ○○
   ○ ○○의 ○이 ○○ ○○○ ○○ ○○○ ○ ○○까지 ○○ ○○○
   ○○○이다
8. ○○○ ○ ○○○아 ○가 ○○에게 ○○대로 ○게 ○○ ○가 ○이
   ○○○로다
9. ○ ○○ ○○을 ○○에 ○○○○ ○는 ○이 ○○○로다

138 다윗의 시

1. ○가 ○○으로 ○께 ○○○○ ○○ ○에서 ○께 ○○○○이다
2. ○가 ○의 ○○을 ○○○ ○○○○ ○의 ○○○○과 ○○○○으
   로 ○○○○ ○의 ○○에 ○○○○○○ ○는 ○께서 ○의 ○○을
   ○의 ○○ ○○보다 ○○ ○○○이라
3. ○가 ○○○○ ○에 ○께서 ○○○○○ ○ ○○에 ○을 ○○ ○를
   ○○○ ○○○이다
4. ○○○여 ○○의 ○○ ○○이 ○께 ○○○ ○은 ○○이 ○의 ○의
   ○○을 ○○이오며
5. ○○이 ○○○의 ○를 ○○○ ○은 ○○○의 ○○이 ○○○○
   이다
6. ○○○께서는 ○○ ○○○ ○○ ○를 ○○○○○○ ○○○도 ○
   ○○ ○를 ○○○○이다
7. ○가 ○○ ○에 ○○○○○ ○께서 ○를 ○○○○ ○○○ ○의 ○
   을 ○○ ○ ○○○의 ○○를 ○○○○ ○의 ○○○이 ○를 ○○○
   ○○이다
8. ○○○께서 ○를 ○○○ ○○○ ○○○이다 ○○○여 ○의 ○○
   ○○이 ○○○○○ ○의 ○으로 ○○○ ○을 ○○○ ○○○○

139 다윗의 시, 인도자를 따라 부르는 노래

1. ○○○여 ○께서 ○를 ○○ ○○○○○ ○를 ○○○이다
2. ○께서 ○가 ○○ ○○○을 ○○○ ○○○도 ○의 ○○을 ○○ ○ ○○○
3. ○의 ○○ ○과 ○가 ○○ ○을 ○○ ○○○○○ ○의 ○○ ○○를 ○○ ○○○○
4. ○○○여 ○ ○의 ○을 ○○ ○○○○ ○이 ○도 ○○○○이다
5. ○께서 ○의 ○○를 ○○○○○ ○게 ○○ ○○○이다
6. ○ ○○이 ○게 ○○ ○○○○ ○○○ ○가 ○○ ○○○ ○○○이다
7. ○가 ○의 ○을 ○○ ○○로 ○○ ○의 ○에서 ○○로 ○○○이까
8. ○가 ○○에 ○○○○○○ ○○ ○○○ ○○에 ○ ○○를 ○○○ ○ ○○ ○○○이다
9. ○가 ○○ ○○를 ○○ ○○ ○에 ○○ ○○ ○○○○
10. ○○○도 ○의 ○이 ○를 ○○○○○ ○의 ○○○이 ○를 ○○ ○○이다
11. ○가 ○○ ○○○를 ○○이 ○○○ ○를 ○○ ○를 ○○ ○은 ○이 ○○○ ○○○○
12. ○에게서는 ○○이 ○○○ ○○○ ○이 ○과 ○○ ○○○○○ ○에게는 ○○과 ○이 ○○○○이다
13. ○께서 ○ ○○을 ○○○○ ○의 ○○에서 ○를 ○○○○이다
14. ○가 ○께 ○○○○은 ○를 ○○○이 ○○ ○○○○이라 ○께서 ○○○ ○이 ○○○을 ○ ○○이 ○ ○○이다

15. ○가 ○○○ ○서 ○○을 ○○ ○의 ○○ ○에서 ○○○○ ○○을 ○○ ○에 ○의 ○○가 ○의 ○에 ○○○○ ○○○○이다
16. ○ ○○이 ○○○○○ ○에 ○의 ○이 ○○○○ ○를 ○○○ ○ ○ ○이 ○○도 ○○ ○에 ○의 ○에 ○ ○○이 ○○○이다
17. ○○○이여 ○의 ○○이 ○게 ○○ ○○ ○○○○○○○○ ○ ○가 ○○ ○○ ○○○○
18. ○가 ○○○ ○○○○ ○ ○가 ○○보다 ○○○이다 ○가 ○ ○에도 ○○○ ○와 ○○ ○○이다
19. ○○○이여 ○께서 ○○○ ○○을 ○○○○이다 ○ ○○○를 ○ ○○ ○○아 ○를 ○○○○○
20. ○○이 ○를 ○○○ ○○○ ○○○ ○의 ○○○이 ○의 ○○으로 ○○○ ○○○○이다
21. ○○○여 ○가 ○를 ○○○○ ○○을 ○○○○ ○○○○○ ○를 ○○ ○○○○ ○○을 ○○○○ ○○○○이까
22. ○가 ○○을 ○○ ○○○○ ○○은 ○의 ○○○○○이다
23. ○○○이여 ○를 ○○○ ○ ○○을 ○○○ ○를 ○○○○ ○ ○을 ○○○○
24. ○게 ○○ ○○ ○○가 ○○ ○○○ ○를 ○○○ ○로 ○○○ ○○

140 다윗의 시, 인도자를 따라 부르는 노래

1. ○○○여 ○○에게서 ○를 ○○○○ ○○○ ○에게서 ○를 ○○○○○
2. ○○이 ○○○으로 ○을 ○○○ ○○○ ○○○ ○○ ○○○○
3. ○같이 ○ ○를 ○○○○ ○○ ○ ○○ ○○에는 ○○의 ○이 ○
   ○이다(셀라)
4. ○○○여 ○를 ○○○ ○○의 ○에 ○○○ ○○ ○○○ ○를 ○○
   ○○ ○○○ ○에게서 ○○○○ ○○○ ○○은 ○의 ○○을 ○○
   ○ ○○이다
5. ○○○ ○가 ○를 ○○○○ ○○와 ○을 ○○○ ○ ○에 ○○을
   ○○ ○○을 ○○○이다(셀라)
6. ○가 ○○○께 ○○○를 ○는 ○의 ○○○이시니 ○○○여 ○의
   ○○○○ ○○에 ○를 ○○○○○ ○○○이다
7. ○ ○○의 ○○이신 ○ ○○○여 ○○의 ○에 ○께서 ○ ○○를
   ○○ ○○○이다
8. ○○○여 ○○의 ○○을 ○○○○ ○○○ ○의 ○○ ○를 ○○○
   ○○○ ○○○ ○○이 ○○○ ○○○ ○○이다(셀라)
9. ○를 ○○○○ ○○이 ○○의 ○○를 ○ ○에 ○○의 ○○의 ○○
   이 ○○을 ○○ ○○○
10. ○○○ ○○이 ○○ ○에 ○○○○ ○○○ ○ ○○○와 ○○ ○
    ○○에 ○○로 ○○○ ○○ ○○ ○○○○ ○○○ ○○○
11. ○○○○ ○는 ○○에서 ○○ ○○ ○○○ ○○○ ○는 ○○이
    ○○○ ○○○○ ○○이다
12. ○가 ○○○○ ○○○는 ○○ ○○○ ○를 ○○○ ○○○ ○○○
    ○에게 ○○를 ○○○○이다
13. ○○로 ○○○이 ○의 ○○에 ○○○○ ○○○ ○○이 ○의 ○
    에서 ○○이다

141 다윗의 시

1. ○○○여 ○가 ○를 ○○○○○ ○○ ○게 ○○○○○ ○가 ○께 ○○○○ ○에 ○ ○○에 ○를 ○○○○○
2. ○의 ○○가 ○의 ○에 ○○○과 ○○ ○○ ○의 ○ ○○ ○이 ○○ ○○같이 ○○ ○○○
3. ○○○여 ○ ○에 ○○○을 ○○○○ ○ ○○의 ○을 ○○○○
4. ○ ○○이 ○○ ○에 ○○○ ○○을 ○○○ ○○과 ○○ ○을 ○○○ ○○ ○○○ ○○의 ○○○○을 ○○ ○○ ○○○
5. ○○이 ○를 ○○○○ ○○로 ○○○ ○○○○○○○ ○○의 ○○○○ ○○○ ○ ○○가 ○를 ○○○○ ○○○○○ ○○의 ○○○에도 ○가 ○○ ○○○○로다
6. ○○의 ○○○○이 ○○ ○에 ○○ ○○○○○ ○ ○이 ○○○ ○○가 ○○○로다
7. ○○이 ○ ○○ ○을 ○○○○○같이 ○○의 ○○이 ○○ ○○에 ○○○○○
8. ○ ○○○여 ○ ○이 ○께 ○○○ ○가 ○께 ○○○○ ○ ○○을 ○○○대로 ○○○○ ○○○○
9. ○를 ○○○ ○○이 ○를 ○○○○ ○○ ○○와 ○을 ○○○ ○○의 ○○에서 ○○○○ ○○○○
10. ○○은 ○○ ○○에 ○○○ ○○○ ○○은 ○○○ ○○○ ○○○

142 다윗이 굴에 있을 때에 지은 마스길 곧 기도

1. ○가 ○○ ○○ ○○○께 ○○○○○ ○○ ○○ ○○○께 ○○○
   ○○○
2. ○가 ○ ○○○을 ○의 ○에 ○○○○ ○ ○○을 ○의 ○에 ○○
   ○○○○
3. ○ ○이 ○ ○에서 ○○ ○에도 ○께서 ○ ○을 ○○○이다 ○가
   ○○ ○에 ○○이 ○를 ○○○○ ○○를 ○○○이다
4. ○○○을 ○○○○○ ○를 ○○ ○도 ○○ ○의 ○○○도 ○○ ○
   ○○을 ○○○ ○도 ○○이다
5. ○○○여 ○가 ○께 ○○○○ ○○○를 ○는 ○의 ○○○시요 ○
   ○ ○○ ○○○의 ○에서 ○의 ○○이시라 ○○○이다
6. ○의 ○○○○을 ○○○○ ○는 ○○ ○○○○이다 ○를 ○○○
   ○ ○○에게서 ○를 ○○○○ ○○은 ○보다 ○○○이다
7. ○ ○○을 ○에서 ○○○ ○○ ○의 ○○을 ○○○○ ○○○ ○께
   서 ○에게 ○○ ○○○○ ○○○이 ○를 ○○○이다

143 다윗의 시

1. ○○○여 ○ ○○를 ○○○○ ○ ○○에 ○를 ○○○○○ ○의 ○ ○과 ○로 ○게 ○○○○○
2. ○의 ○에게 ○○을 ○○○ ○○○ ○의 ○ ○에는 ○○○ ○○이 ○○도 ○○이다
3. ○○가 ○ ○○을 ○○○○ ○ ○○을 ○에 ○○○ ○로 ○○ ○ ○○ ○같이 ○를 ○○ ○에 ○○○이다
4. ○○○○ ○ ○○이 ○에서 ○○○ ○ ○○이 ○ ○에서 ○○○○이다
5. ○가 ○○을 ○○○○ ○의 ○○ ○○○ ○을 ○○○○ ○의 ○이 ○○○ ○을 ○○○○
6. ○를 ○○○ ○을 ○○ ○ ○○이 ○○ ○같이 ○를 ○○○○이다(셀라)
7. ○○○여 ○○ ○게 ○○○○○ ○ ○이 ○○○○이다 ○의 ○○을 ○게서 ○○○ ○○○ ○가 ○○에 ○○○○ ○ ○○○ ○○○ ○○이다
8. ○○에 ○로 ○○○ ○의 ○○○ ○○을 ○○ ○○○ ○가 ○를 ○○○○○이다 ○가 ○○ ○을 ○○ ○○○ ○가 ○ ○○을 ○께 ○○○○이다
9. ○○○여 ○를 ○ ○○○에게서 ○○○○ ○가 ○께 ○○○ ○○ ○이다
10. ○는 ○의 ○○○이시니 ○를 ○○○ ○의 ○을 ○○○ ○○○

○의 ○은 ○○○○ ○를 ○○○ ○에 ○○○○○

11. ○○○여 ○의 ○○을 ○○○ ○를 ○○○○ ○의 ○로 ○ ○○
    을 ○○에서 ○○○○○
12. ○의 ○○○○으로 ○의 ○○○을 ○○○○ ○ ○○을 ○○○
    ○○ ○를 ○ ○○○○ ○는 ○의 ○○○이다

---

144 다윗의 시

1. ○의 ○○이신 ○○○를 ○○○○로다 ○가 ○ ○을 ○○○ ○○
   ○ ○○○ ○○○을 ○○○ ○○○○ ○○○○○
2. ○○○는 ○의 ○○이시요 ○의 ○○이시요 ○의 ○○이시요 ○
   를 ○○○○ ○시요 ○의 ○○이시니 ○가 ○에게 ○○○○ ○가
   ○ ○○을 ○게 ○○○○ ○○○이다
3. ○○○여 ○○이 ○○이기에 ○께서 ○를 ○○○○○ ○○이 ○
   ○이기에 ○를 ○○○○○이까
4. ○○은 ○○ ○○ ○의 ○은 ○○○○ ○○○ ○○○이다
5. ○○○여 ○의 ○○을 ○○○○ ○○○○○ ○○에 ○○○○ ○
   ○를 ○○ ○○○
6. ○○를 ○○○○ ○○○을 ○○○○ ○의 ○○을 ○○ ○○을 ○
   ○○○○
7. ○에서부터 ○의 ○을 ○○ ○를 ○ ○과 ○○○의 ○에서 ○○○
   ○○○○

8. ○○의 ○은 ○○을 ○○○ ○의 ○○○은 ○○의 ○○○○○이다
9. ○○○이여 ○가 ○께 ○ ○○로 ○○○○ ○ ○ ○○로 ○를 ○○○○이다
10. ○는 ○○에게 ○○을 ○○○○ ○시요 ○의 ○ ○○을 ○ ○○○○ ○에서 ○○○○ ○○○이다
11. ○○○의 ○에서 ○를 ○○○ ○○○○ ○○의 ○은 ○○을 ○○○ ○ ○○○은 ○○의 ○○○○○이다
12. ○○ ○○○은 ○○○○ ○○○ ○○○과 ○○○ ○○ ○○은 ○○의 ○○대로 ○○○○ ○○○ ○○○○○과 ○○○
13. ○○의 ○○에는 ○○이 ○○○○ ○○의 ○은 ○에서 ○○과 ○○으로 ○○○○
14. ○○ ○○는 ○○○ ○○○○ ○ ○○를 ○○○○ ○이나 ○○가 ○○○ ○○ ○이 ○○○ ○○ ○○에는 ○○ ○○○○이 ○○○○
15. ○○○ ○○은 ○이 ○○○ ○○○를 ○○ ○○○으로 ○○ ○○은 ○이 ○○○

145 다윗의 찬송시

1. ○이신 ○의 ○○○이여 ○가 ○를 ○○○ ○○○ ○의 ○○을 ○ ○○○이다
2. ○가 ○마다 ○를 ○○○○ ○○○ ○의 ○○을 ○○○○이다
3. ○○○는 ○○○○○ ○○ ○○○ ○이라 ○의 ○○○○을 ○○ ○○ ○○○로다
4. ○○로 ○께서 ○○○○ ○을 ○○ ○○○○ ○의 ○○ ○을 ○○ ○○로다
5. ○의 ○○○○ ○○○○○ ○○과 ○의 ○○○ ○○을 ○는 ○○ ○○로 ○○○○이다
6. ○○○은 ○의 ○○○ ○의 ○○을 ○○ ○이요 ○도 ○의 ○○○ ○을 ○○○○이다
7. ○○이 ○의 ○○ ○○를 ○○○○ ○○○ ○의 ○를 ○○○○ 이다
8. ○○○는 ○○○○○○ ○○이 ○○○○ ○○○를 ○○ ○○○ ○○○○이 ○○○○
9. ○○○께서는 ○○ ○을 ○○○○○ ○ ○○○ ○○ ○에 ○○을 ○○○○○○
10. ○○○여 ○께서 ○○○ ○○ ○○이 ○께 ○○○○ ○의 ○○○ 이 ○를 ○○○○이다
11. ○○이 ○의 ○○의 ○○을 ○○○ ○의 ○○을 ○○○
12. ○의 ○○과 ○의 ○○의 ○○ ○○ ○○을 ○○○에게 ○○ ○

○이다

13. ○의 ○○는 ○○○ ○○이니 ○의 ○○는 ○○에 ○○○이다
14. ○○○께서는 ○○ ○○○○ ○○을 ○○○○ ○○○ ○○을 ○ ○○○○○○
15. ○○ ○○의 ○이 ○를 ○○○○○ ○는 ○를 ○○ ○○에게 ○ ○ ○을 ○○○
16. ○을 ○○ ○○ ○○의 ○○을 ○○○○ ○○○이다
17. ○○○께서는 ○ ○○ ○○에 ○○○○○ ○ ○○ ○에 ○○○○ ○○○
18. ○○○께서는 ○○에게 ○○○○ ○○ ○ ○ ○○○○ ○○○○ ○○ ○에게 ○○○ ○○○○○
19. ○는 ○○를 ○○○○ ○○의 ○○을 ○○○○ ○ ○○의 ○○ ○○을 ○○○ ○○○○○로다
20. ○○○께서 ○○를 ○○○○ ○○은 ○ ○○○○○ ○○○은 ○ ○○○○로다
21. ○ ○이 ○○○의 ○○를 ○○○ ○○ ○○가 ○의 ○○○○ ○ ○을 ○○○ ○○○○로다

146 다윗의 찬송

1. ○○○○ ○ ○○아 ○○○를 ○○○○
2. ○의 ○○에 ○○○를 ○○○○ ○의 ○○에 ○ ○○○을 ○○○○로다
3. ○○○을 ○○○○ ○○ ○○ ○이 ○○ ○○도 ○○○○ ○○○
4. ○의 ○○이 ○○○○ ○으로 ○○○○ ○ ○에 ○의 ○○이 ○○○○로다
5. ○○의 ○○○을 ○○의 ○○으로 ○○○ ○○○ ○○ ○○○에게 ○○의 ○○을 ○○ ○는 ○이 ○○○
6. ○○○는 ○○와 ○○와 ○ ○의 ○○을 ○○○○ ○○○ ○○○을 ○○○○
7. ○○○ ○○○을 ○○ ○○로 ○○○○○ ○○ ○○에게 ○○ ○을 ○○○ ○시로다 ○○○께서는 ○○ ○○에게 ○○를 ○○○○○
8. ○○○께서 ○○○의 ○을 ○○○ ○○○께서 ○○○ ○○을 ○○○○○ ○○○께서 ○○○을 ○○○○○
9. ○○○께서 ○○○○을 ○○○○○ ○○와 ○○를 ○○○○ ○○○의 ○은 ○○ ○○○○○
10. ○○아 ○○○는 ○○○ ○○○○○ ○ ○○○은 ○○로 ○○○○○로다 ○○○○

147

1. ○○○○ ○○ ○○○을 ○○○○ ○이 ○○이여 ○○○○ ○이 ○○○○ ○○○○○
2. ○○○께서 ○○○○을 ○○○○ ○○○○의 ○○○ ○○을 ○○ ○○
3. ○○○ ○○을 ○○○○ ○○의 ○○를 ○○○○○○
4. ○가 ○○의 ○○를 ○○○ ○○○을 ○ ○○대로 ○○○○○○
5. ○○ ○는 ○○○○○ ○○이 ○○○○ ○의 ○○가 ○○○○○○
6. ○○○께서 ○○○ ○○은 ○○○○ ○○○은 ○에 ○○○○○○ ○○○
7. ○○○으로 ○○○께 ○○○○ ○○으로 ○○○께 ○○○○○○
8. ○가 ○○으로 ○○을 ○○○○ ○을 ○○○ ○를 ○○○○○ ○에 ○이 ○○○ ○○○
9. ○○○과 ○○ ○○○ ○○에게 ○○ ○을 ○○○○○
10. ○○○는 ○의 ○이 ○○ ○○ ○○○○ ○○○○○ ○○의 ○○가 ○○○ ○○ ○○○○ ○○○○○
11. ○○○는 ○○를 ○○○○ ○○과 ○의 ○○○○을 ○○○ ○○을 ○○○○○○○
12. ○○○○아 ○○○를 ○○○○○○ ○○아 ○ ○○○을 ○○○ ○○○
13. ○가 ○ ○○○을 ○○○ ○○○ ○ ○○○에 ○○ ○의 ○○○에게 ○을 ○○○○

14. ○ ○○를 ○○○○ ○○○ ○○○○ ○로 ○를 ○○○○○
15. ○의 ○○을 ○에 ○○○○ ○의 ○○이 ○○ ○○○○○
16. ○을 ○○같이 ○○○○ ○○를 ○같이 ○○○○
17. ○○을 ○ ○○○○같이 ○○○○○ ○가 ○○ ○의 ○○를 ○○ ○○○
18. ○의 ○○을 ○○○ ○○○을 ○○○○ ○○을 ○○ ○○○ ○이 ○○○○○
19. ○가 ○의 ○○을 ○○에게 ○○○○ ○의 ○○와 ○○를 ○○ ○○에게 ○○○○○○
20. ○는 ○○ ○○에게도 ○와 ○○ ○○○ ○○○○○○ ○○은 ○의 ○○를 ○○ ○○○○○ ○○○○

148

1. ○○○○ ○○에서 ○○○를 ○○○○ ○○○서 ○를 ○○○○ ○○
2. ○의 ○○ ○○여 ○○○○ ○○ ○○여 ○를 ○○○○○○
3. ○와 ○아 ○를 ○○○○ ○○ ○○아 ○ ○를 ○○○○○○
4. ○○의 ○○도 ○를 ○○○○ ○○ ○에 ○○ ○○도 ○를 ○○○ ○○○
5. ○○○이 ○○○의 ○○을 ○○○은 ○가 ○○○○○○ ○○을 ○○○이로다
6. ○가 ○ ○○○을 ○○○ ○○○○ ○○○ ○○ ○○을 ○○○ ○○
7. ○○ ○○과 ○○여 ○에서 ○○○를 ○○○○
8. ○과 ○○과 ○과 ○○와 ○의 ○○을 ○○○ ○○이며
9. ○○과 ○○ ○○ ○과 ○○와 ○○ ○○○이며
10. ○○과 ○○ ○○과 ○○ ○과 ○○ ○며
11. ○○의 ○○과 ○○ ○○○과 ○○○과 ○의 ○○ ○○○○이며
12. ○○과 ○○와 ○○과 ○○○아
13. ○○○의 ○○을 ○○○○○○ ○의 ○○이 ○로 ○○○○ ○의 ○○이 ○과 ○○ ○에 ○○○○이로다
14. ○가 ○의 ○○의 ○을 ○○○○○ ○는 ○○ ○○ ○ ○를 ○○ ○ ○○ ○○ ○○○○ ○○의 ○○ ○○ ○시로다 ○○○○

149

1. ○○○○ ○ ○○로 ○○○께 ○○○○ ○○의 ○○ ○○○에서 ○○○○○○
2. ○○○○은 ○○를 ○○○ ○로 ○○○○ ○○○○○ ○○의 ○○은 ○○의 ○으로 ○○○○ ○○○○○○○
3. ○ ○○ ○의 ○○을 ○○○○ ○○와 ○○으로 ○를 ○○○○○○
4. ○○○께서는 ○○ ○○을 ○○○○○ ○○○ ○를 ○○으로 ○○○○ ○○이로다
5. ○○○은 ○○ ○에 ○○○○○ ○○의 ○○에서 ○○으로 ○○○○○○
6. ○○의 ○에는 ○○○에 ○○ ○○이 ○○ ○○의 ○에는 ○ ○○○ ○이 ○○○
7. ○○으로 ○ ○○에 ○○○○ ○○○을 ○○○
8. ○○의 ○○은 ○○로, ○○의 ○○은 ○○○으로 ○○○○
9. ○○○ ○○대로 ○○에게 ○○○○로다 ○○ ○○은 ○의 ○○ ○○에게 ○○○ ○○○○

150

1. ○○○○ ○의 ○○에서 ○○○을 ○○○○ ○의 ○○의 ○○에서 ○를 ○○○○○○
2. ○의 ○○○ ○○을 ○○○○ ○의 ○○○ ○○○○을 ○○ ○○ ○○○○
3. ○○ ○○로 ○○○○ ○○와 ○○으로 ○○○○○○
4. ○○ ○○ ○ ○○ ○○○○ ○○과 ○○로 ○○○○○○
5. ○ ○○ ○○ ○○으로 ○○○○ ○○ ○○ ○○ ○○으로 ○○○ ○○○
6. ○○이 ○○ ○마다 ○○○를 ○○○○○○ ○○○○

내가 가장 두려워했던 것이 무엇인지 알아요?
그건 내가 예수님을 잊어버리지는 않을까 하는 것이었다오.
하지만 나는 결국 알게 되었지요.
내가 주님을 기억하지 못하게 될지라도
주님께서 나를 기억하시리라는 것을.....

- 로라 수녀

《우아한 노년》에서

03
암기 후에는 영성 일기를 쓰자

영성 일기 쓰기

《시편》을 한 번 다 외우고 나면 무엇을 하는 것이 좋을까?
《바울의 기도》의 저자인 D. A. 카슨은 일기 쓰기를 권하고 있다.

"영적으로 성숙하고 훈련된 그리스도인들이 교회사의 여러 시기에 '영성 일기'라는 것을 썼다. 일기의 내용은 아주 다양하다. 청교도들은 자신이 경험한 하나님, 그들의 생각과 기도, 승리와 실패 등을 기록하곤 했다. ... 일기의 참된 가치는 내가 보기에 여러 가지다.

1. 속도를 늦출 수밖에 없으므로, 기도 시간이 확보된다.

더불어 기도를 기록하면서 공상에 빠질 수는 없다.

2. 자신을 성찰하게 된다.

성찰하는 삶만이 가치 있는 삶이라는 옛말도 있다. 수시로 시간을 내서 자신의 마음과 생각과 양심을 하나님의 말씀에 비추어 성찰하고, 그 결과에 대응하지 않는다면, 스스로를 의롭게 여기는 유해한 찌꺼기가 덕지덕지 달라붙을 것이다.

3. 자신의 영적 방향과 기도를 차분하고 명확하게 표현할 수 있다.
이는 다시 자기 성찰로 이어져 성장을 북돋는다.
이렇듯 일기를 쓰면 잡념을 따돌릴 수 있다."

또 《백년 두뇌》의 저자도 치매를 치료하는('예방하는'이 아니라 '치료하는'에 주목) 좋은 방법으로 일기 쓰기를 권하고 있다.

"일기 쓰기는 치매 치료 회상 요법과도 비슷해서 기억을 정리하고 행동을 변화시키는 데 큰 효과를 발휘한다. 일기 쓰기의 주요 효과는 다음 네 가지다.

1. 하루를 되돌아보면 뇌의 작동 원리를 깨달을 수 있다.
자기 전 하루를 되돌아보면 의외로 잘 생각나지 않는다. 그렇다면 아침에 눈을 뜨고 일어난 시점으로 기억을 되돌려보자. 출근해서 일하고 사람을 만나고 장소를 이동해서 무엇을 했는지 등 시간 순서를 따라가면 신기하게도 기억이 하나하나 떠오른다. 이러한 현상은 뇌의 작동 원리를 잘 보여준다. 사람은 매일 작업 기억을 이용해서 정보를 처리한다. 매일 입력되는 대량의 정보를 처리해 필요한 때에 끄집어내는 일상을 반복한다. 정보가 넘쳐흐르는 현대 사회에서는 누구나 정보 과잉 상태에 빠져 허덕이는 나날을 보낸다. 이때 일기를 쓰면 머릿속을 정리할 수 있다. 하루를 되돌아보면서 받아들인 정보를 정리하고 때로는 어떤 정보를 기억할 것인지 취사선택하자. 일기 쓰기는 정보를 효율적으로 정리하는 데도 큰 도움이 된다.

2. 정보를 아웃풋하면 기억력이 좋아진다.

정보를 머릿속에 입력하기만 하면 사람의 뇌는 정보를 잊는다. 그러나 출력을 병행하면 단기 기억이 장기 기억으로 이동해 안정적으로 정착한다. 일기를 쓸 때의 상황을 그려보자. 무슨 일이 있었는지를 떠올리고 머릿속을 정리하고 다시 떠올리는 작업을 반복한다. 일기 쓰기라는 아웃풋 행위에는 정보를 반복한다는 의미도 들어 있다. 결과적으로 머릿속 여기저기에 기억의 갈고리가 생겨나 기억력을 강화하는 효과를 얻을 수 있다.

3. 감정이 더해지면 편도핵이 자극받는다.

일기를 쓰다 보면 그날 느낀 감정도 함께 떠오른다. 즉, 기억에 다시 한번 감정이 더해진다. 과거에 있었던 일을 떠올릴 때도 즐겁다. 슬프다, 괴롭다 등 감정이 추가된 경험을 훨씬 잘 기억할 수 있다. 감정에 관여하는 편도핵이 자극을 받아 해당 경험이 더 잘 기억되기 때문이다.

4. 5년 일기장에 기록을 남기면 행동 패턴을 남길 수 있다.

사람을 1년 단위로 살펴보면 신기하게도 매년 같은 시기에 비슷한 일을 하고 비슷한 감정 변화를 겪는다. 우리 병원에도 1년에 한 번 정도 진료를 받으러 오는 환자 중에 매년 똑같은 날에 병원을 찾는 사람이 있었다. 하지만 당사자는 놀라울 정도로 그 사실을 알아차리지 못했다. "작년에도 똑같은 날 같은 이유로 내원하셨네요?" 내가 진료 기록을 보고 말하자 깜짝 놀랐다. 몸 상태의 변화뿐만 아니라 말과 행동도 마찬가지로 특정한 주기를 반복한다. 1년 전, 2년 전, 3년 전 내일 날짜에 무슨 일이 있었는지 되돌아보면 자신이 실수를 잘 저지르거나 반대로 집중력을 발휘해 일을 잘 처리하는 시기, 시간, 요일이 언제인지를 알아낼 수 있다. 이러한 발견을 바탕으로 일정을 짠다면 실수를 피하면서 효율적으로 지적 생산을 해낼 수 있다. 매일 방대한 정보의 소용돌이 속에 사는 사람일수록 일기를 쓰면 회상 요법의 효과가 더 크게 나타난다. 두뇌 훈련의 일환이라 여기고 꾸준히 일기 쓰는 습관을 들인다면 반드시 도움이 될 것이다."

때문에 《시편》을 어느 정도 외울 수 있게 되면 《시편》이나 혹은 다른 것을 주제로 그날그날 묵상한 것을 마치 증손자나 증손녀들이 자기를 기억할 수 있게끔 영성 일기 쓰는 것을 추천한다.

2019년 00월 00일

《시편》 51 편을 읽고....,

《시편》 51편은 다윗이 밧세바와 동침한 후 선지자 나단이 그에게 왔을 때 지은 시다. 인간적으로 판단할 때 사울보다 더 큰 죄(간통과 살인)를 지은 다윗이 예수 그리스도의 먼 할아버지가 되는 등 많은 복을 받은 것이 나는 항상 이상하였다. 이 이상한 점이 조금이나마 없어지게 된 것은 바로 이 《시편》 51편을 오랫동

안 묵상하고 나서부터이다.

우선 51편은 가장 먼저 하나님에게 은혜를 베푸시기를 바라면서 그렇게 해야만 자기의 죄악이 지워진다고 말하고 있다. 또한 다윗은 '나는 내 죄과를 아오니 내 죄가 항상 내 앞에 있나이다'라고 하여 자신이 죄인임을 분명하게 나타내고 있다.

이렇게 다윗 자신이 죄인인 것은 '내가 죄악 중에서 출생하였음이며 어머니가 죄 중에서 나를 잉태하였나이다'라고 하여 우리들이 흔히 알고 있는 원죄 때문임을 고백하고 있다. 그러나 죄를 짓고 나서 다 원죄 때문이라고 핑계할 수 없듯이 '주께서는 중심이 진실함을 원하시오니 내게 지혜를 은밀히 가르치시리이다'라고 하여 다음의 네 가지 지혜를 이야기 한다. 첫째 우슬초, 둘째 즐겁고 복된 소리, 셋째 내 죄에서 돌이키시는 주의 얼굴, 넷째 정한 마음을 창조하시고 정직한 영을 새롭게 하는 것 등이다.

이렇게 하여 구원의 즐거움이 회복되었을 때 다윗은 범죄자에게 주의 도를 가르쳐 죄인들을 주께 돌아오게 하고 내 입이 주를 찬송하여 전파할 것을 약속한다.

하나님께서 요구하는 제사는 상한 심령이다. 아마 다윗이 상하고 통회하는 마음으로 제사를 드린 것이 하나님을 기쁘게 했고, 예수 그리스도의 먼 할아버지가 되는 큰 축복을 받은 것으로 생각된다. 결국 우리도 상하고 통회하는 마음으로 하나님을 예배해야할 것이라고 《시편》 51편은 말하고 있다.

부록

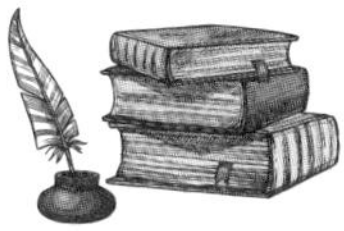

《시편》이란?

《시편》 -이스라엘인의 찬양 노래

《시편》은 신약성경에서 가장 많이 인용되는 구약《성경》이다. 《신약》의 신앙인들은 《시편》을 읽으면서 예수그리스도를 발견하였다. 나아가 《신약》의 신앙인들은 《구약》을 읽으면서 하나님이 자신을 예배하도록 부른 이스라엘을 자신들과 동일시하였다. 종교개혁 시기 유럽에서부터 종종 《시편》이 《신약성경》과 함께 한 권으로 출판되기도 하였다는 것은 신약의 교회가 《시편》을 얼마나 사랑하였는지를 보여주는 단적인 예라고 할 수 있다.

《시편》의 이름

《시편》이라는 이름은 《신약성경》에서 비롯되었다. 눅20:42: 행1:20 《신약성경》에서 '찬송시' 고전14:26 혹은 '시' 엡5:19라고 번역된 이 단어는 '찬양의 노래'라고 이해할 수 있다. 히브리어로 시편은 찬양을 뜻하는 '테힐림'이라는 이름으로 불리는데, 이 명사는 찬양하다는 의미를 가진 '할랄' 동사에서 온 것이다. 《시편》에서만 등장하는 유명한 외침인 '할렐루야'에는 이 동사의 2인칭 명령형이 사용되고 있다.

한편 《시편》 72편 20절에서는 《시편》의 내용을 일러 "다윗의 기도"라고 부르고 있다. 그러므로 《시편》은 한편으로는 하나님을 향한 찬양이며, 다른 한편으로는 하나님을 향한 기도 혹은 간구라고 말할 수 있겠다.

《시편》의 문학적인 특징

《시편》은 노래 혹은 기도이다. 이것은 《시편》이 이야기나 논설, 주장을 피력하는 글이지 않으며, 함축적이고 문학적인 표현을 통해 하나님을 향한 찬양 혹은 하나님을 향한 간절함을 담아내는 글임을 의미한다. 그러므로 《시편》을 읽을 때에 우리에게 필요한 자세는 각각의 시에서 사용되는 문학적 표현들에 주의하면서 시편 기자의 마음과 감정을 충분히 느끼는 것이다. 《시편》을 이해하기 위하여 꼭 필요한 지식은 평행법과 《시편》의 양식을 아는 것이다.

평행법parallelism

다음 구절을 읽어보자.

"그를 하나님보다 조금 못하게 하시고, 영광과 존귀로 관을 씌우셨나이다.(시8:5)

이 구절은 하나님께서 사람에게 주신 영광과 은혜를 찬양하는 시의 한 부분이다. 언뜻 보기에 이 구절의 전반부는 사람의 연약함을 이야기하고 후반부는 사람의 영광을 노래하는 것처럼 보인다. 그러나 이 구절을 비롯하여 《시편》과 구약의 많은 내용들에 '평행법'이 사용되고 있다는 것을 고려하면 그 의미가 달라진다. 평행법은 두 행을 나란히 놓아 문학적인 효과를 증폭시키는 기능을 한다. 이렇게 나란히 놓인 두 행은 같은 의미를 비슷한 표현으로 달리하기도 하고,

"너희 의인들아 여호와를 기뻐하며 즐거워할 지어다
마음이 정직한 너희들아 다 즐거이 외칠 지어다."(시32:11)

특정한 교훈을 위해 서로 반대되는 시행들을 대칭시키기도 한다.

지혜는 명철한 자 앞에 있거늘
미련한 자는 눈을 땅 끝에 두느니라.(잠17:24)

《시편》 8편의 2절부터 8절까지의 내용은 모두 연약한 사람에게 두신 하나님의 크신 은혜와 영광을 노래하고 있다는 점에서, 5절 역시 같은 의미를 비슷한 표현으로 대칭시킨 것이라고 볼 수 있다. 이렇게 보면, 사람이 하나님보다 조금 못하다는 것은 사람의 한계를 말하는 데에 초점이 있는 것이 아니라, 사람의 존귀함에 초점이 있다고 할 수 있다. 하나님보다 조금 못하기에 사람은 고난을 겪는다. 그러나 그 고난을 통해 하나님께서는 우리에게 영광과 존귀의 관을 씌워 주신다. 우리의 못함이 아니라 영광과 존귀의 통로라는 것이다.

《시편》의 양식

초상집에서 부르는 노래의 곡조나 틀은 결혼식에서 부르는 노래의 틀과는 판이하게 다를 것이다. 이처럼 특정한 상황에서 특정한 내용들을 반영하기에 적절한 표현 양식이 있게 마련이다. 《구약성경》의 시편들 역시, 각각의 시편 기자들의 마음에 있는 것을 표현하기에 적절한 양식이 있다는 것이 알려졌으며, 이러한 양식들에는 탄식시, 찬양시, 감사시, 제왕시 등이 있다.

자신이 있는 곤고한 상황을 아뢰며 하나님의 도우심을 구하는 것이 탄식시라면, 찬양시는 삶과 세상에 나타난 하나님의 권능과 구원에 대해 기리는 찬양을 담고 있고, 감사시는 자신의 삶에 임하였던 재앙과 고통으로부터 건지심을 경험한 시편 기자의 감사와 찬양을 표현하고 있다. 제왕시는 하나님께서 세우신 지도자인 왕에 대한 찬양이다. 양식에 대한 이해는 여러 시들을 같은 양식으로 묶을 수 있다는 것을 알게 하고, 같은 양식에 묶인 시 사이의 비교, 그리고 다른 양식에 속한 시와의 비교를 통해 개별 시가 지닌 고유한 특징을 분명히 깨닫게 해 준다.

《시편》의 구조

《시편》은 모두 다섯 권으로 이루어진다.

1권 1~41, 끝맺는 송영시 41:13

2권 42~72, 송영 72:18-19

3권 73~89, 송영 89:52

4권 90~106, 송영 106:48

5권 107~150, 전체에 대한 송영으로 시150

각 권의 끝에 있는 시편들의 경우, 이전 부분의 내용과 그리 어울리지 않는 구절이 마지막에 놓여 있고, 그 내용은 하나님께 영광을 돌리는 찬송과 두 번 아멘이다. 《시편》을 다섯 권으로 편집하면서, 이렇게 편집한 이들이 각 권의 마지막에 있는 시편 끝에 이러한 송영들을 배치해두었을 것이다. 《시편》을 이렇게 편집한 까닭은 아마도 모세의 다섯 책을 흉내 낸 것일 수 있다. 모세의 다섯 책이 하나님께서 그 백성들에게 주신 하나님의 명령이듯이, 《시편》 역시 하나님께서 주신 말씀임을 분명히 하고자 이렇게 다섯 권 체제로 편집하였을 수 있다. 《시편》의 편집은 이미 존재하는 여러 시편들의 모음들을 가지고 후대의 어떤 시기에 의도적으로 작업한 결과라고 할 수 있다. 《시편》 72편 19절은 "이새의 아들 다윗의 기도가 끝나니라"고 되어 있다. 그러나 정작 72편은 솔로몬의 기도라고 되어 있고, 72편 이후로도 다윗의 이름으로 전해지는 시들이 많이 나타난다. 108~110편, 138~145편 그러므로 19절은 어느 한 시기 다윗의 이름으로 전해지는 시가 72편으로 끝이었던 때가 있었으며, 그 시기에 이렇게 시들을 모은 이가 72편 끝에 19절 같은 기록을 덧붙였다는 것을 보여준다.

시 편집을 최종적으로 모은 이들도 그렇게 자신들이 선택한 150편의 시들을 가지고 다섯 권으로 나누었으며, 각 권의 마지막에는 송영을 추가하여 기록했을 것이다. 편집자들의 작업은 개별 《시편》들을 모으고 배열하는 일들을 비롯하여, 위에서 본 것처럼 몇 권으로 나누는 일도 그들이 했으며, 그 중 116개의 《시편》들에는 일정한 표제들을 기록하는 일도 있었던 것 같다.

이러한 표제는 한글《성경》에서 꺽쇠괄호로 처리되어 있다. 여기에는 '시' 98편 혹은 '다윗의 시' 15편 같은 짧은 표제가 있는가 하면, '다윗의 믹담시, 인도자를 따라 알다스헷에 맞춘 노래, 사울이 사람을 보내어 다윗을 죽이려고 그 집을 지킨 때에' 59편 혹은 '고난당한 자가 마음이 상하여 그의 근심을 여호와 앞에 토로하는 기도' 102편 같은 긴 표제도 있다. 이러한 표제들은 대체로 그 시를 어떤 상황에서 바라보아야 하는지를 일러준다는 점에서, 시를 이해하는 데에 매우 중요한 위치를 차지하고 있다고 할 수 있다. 다윗의 이름이 기록되어 있는 표제는 모두 73개가량이며, 시편과 다윗의 깊은 연관을 보여주고 있다.

《시편》의 1권은 거의 대부분 탄식시로 이루어져 있다. 그에 비해,《시편》의 5권은 거의 대부분 찬양시로 이루어지며, 특히 마지막 다섯 개의 시들은 모두 "할렐루야"를 외치는 '할렐루야 시'들이다. 그런 점에서, 시편은 전체적으로 '탄식에서 찬양으로'의 방향으로 배열되어 있다고 할 수 있다.

토라와 메시야

《시편》의 1권과 2권의 시들은 거의 대부분 표제를 지니고 있다. 칠십인경으로는 이 두 편을 제외한 모든 시들이 표제를 지니고 있다. 그런데 특이하게도《시편》의 처음 두 시들인 1편과 2편은 아무런 표제를 지니고 있지 않다는 점에서, 첫 두 시편은 의도적으로 이 자리에 배열되어 있다고 할 수 있다. 1편의 첫 머리에 '복되다'로 시작하는 말씀이 있고, 2편의 마지막에도 그러한 언급이 있다는 점에서, 1편과 2편은 '복되다'라는 말씀으로 둘러싸여 있다고 볼 수 있다. 이러한 관찰도 1편과 2편이

나머지 시들과는 구별되게 이 자리에 있음을 보여준다. 그런 점에서, 시편의 첫머리에 놓인 두 시편은 《시편》 전체의 머리말 내지는 《시편》 전체를 바라보는 기본적인 시각과 입장을 담고 있다고 말할 수 있을 것이다.

《시편》 1편은 하나님의 율법 히브리말로 '토라'를 묵상하는 삶을 노래하는 시로, 흔히 '토라시편'이라고 분류된다. 1편에서 권하는 복된 삶은 여호와의 율법을 즐거워하고 묵상하는 삶이다. 여호와의 율법은 하나님께서 이스라엘에게 명령하시고 일러주신 모든 말씀을 가르키면서, 동시에 이제부터 이어지게 되는 《시편》의 여러 내용을 가르킨다고 할 수 있다. 그래서 시편 1편은 여호와의 율법을 묵상하는 삶, 그리고 《시편》의 말씀들을 웅얼거리고 읊조리며 살아가는 삶으로 우리를 초대한다.

2편은 제왕시이다. 그 내용은 하나님께서 이스라엘에 세우신 왕을 통해 열방의 음모를 허사가 되게 하신다는 것이다. 특히 이 왕이 '그의 기름 부은 자'즉 '메시야'라고 불린다는 점에서, 이 시는 '메시야 시편'이라고도 불린다. 그러므로 2편은 앞으로 오실 메시야를 노래하는 시편이라고 할 수 있다. 《시편》을 현재와 같은 모양으로 배열하고 편집한 이들은 전체 시편의 첫머리에 토라묵상과 메시야에 대한 소망을 담은 시들을 배치하였다. 메시야에 대한 기대는 사실 메시야를 통해 임하게 될 하나님의 다스리심, 하나님의 나라에 대한 기대라고 할 수 있다.

《시편》의 첫 두 편에 담긴 믿음은 《시편》 전체에도 이 모양 저 모양으로 나타난다. 《시편》의 3권 마지막인 89편은 다윗 언약의 실패를 탄식한다. 89편 38-52절을 읽어보자. 언약은 깨어졌고, 이스라엘은 버림받은 것 같다. 하나님을 향해 부르짖는 소리에 하나님께서는 어떻게 응답하실까? 《시편》의 4권은 90편부터 시작하는 데, 4권에 실린 시들 가운데 많은 시들은 공통된 특징을 지니고 있다. 99편을 읽어보자. 그 공통점은 “여호와께서 다스리신다”는 선포이다. 다윗이 실패한 것 같은 현실 속에서 부르짖는 이들을 향한 하나님의 응답은 하나님 나라의 도래였던 것이다. 그러므로 《시편》 4권부터는 탄식보다는 찬양에 관한 내용이 압도적으로 많이 나오는 것을 이해할 수 있다. 그리고 마지막 5권에는 할렐루야라는 외침을 담은 시들이 여럿 등장하고, 마지막은 “호흡이 있는 자마다 여호와를 찬양하라”로 끝맺고 있다.(150:1)

또한, 《시편》 전체에서 제일 많은 분량을 차지하는 시는 119편인데, 이 시는 모두 172절로 이루어져 있다. 119편 1-8절을 읽어보자. 이 시는 모든 절마다 하나님의 율법을 가르키는 이런 저런 표현이 사용되고 있으며, 1편처럼 토라를 묵상하며 사는 삶의 행복에 대해 노래하는 시로 분류된다.

이상의 관찰은 《시편》이 토라와 메시야, 혹은 토라와 하나님 나라라는 두 중심 주제에 따라 수집되고 배열, 편집되었음을 보여준다.

탄식하는 하나님의 백성

“《시편》은 찬양으로 배열되어 있지만, 《시편》에서 1/3 이상을 차지하는 시들은 찬양이 아니라 탄식이다. 이러한 사실은 단지 수적인 비율을 넘어서는 중요성을 지닌다. 하나님을 믿는 우리의 신앙에서 탄식의 기도가 차지하는 역할은 간과될 수 없는 것이다. 그러나 이제까지의 교회에서 이러한 탄식의 목소리를 놓쳐버린 것은 비싼 대가를 치루게 했다.”

- 앤더슨B.Anderson

하나님과 함께 걸어가지만, 때로 하나님의 백성들은 '사망의 음침한 골짜기'를 걷게 된다. 이 시기를 기쁜 찬송 부르며 견뎌내야 할 것 같은데, 뜻밖에도 《구약성경》은 곳곳에서 이 시기에 울려퍼진 부르짖음과 탄식을 전해주고 있다. 《시편》 3편부터 7편까지 시편 기자를 괴롭게 하는 현실이 무엇인지 살려보고 서로 나누어보자.

하나님의 백성으로 살아간다는 것은 기쁨도 있지만 괴로움도 많은 일이었다. 《시편》뿐 아니라 《예레미야서》와 《욥기》도 이러한 괴로움과 고통을 적나라하게 보여주고 있기도 하다. 그 속에서 이들은 하나님을 향해 부르짖는다. 고대의 다른 나라들에서도 고난과 괴로움 속에 도움을 청하는 기도의 시들이 있지만, 구약의 시들은 훨씬 더 강력하게 하나님을 향하여 부르짖고 때로 거세게 항의하기도 한다.

《시편 10편을 함께 읽어보자. 시편 기자는 교만하고 악한 자에 둘러싸여 있으며, 이 악한 이들은 세상에 하나님이 없다고 큰소리치는 자들이다. 그렇게 큰소리칠 수 있는 것은 자신들처럼 사는데 잘 되고 성공하고 출세하더라는 것이다. 그에 비해 하나님 믿는 자들은 초라하고 별 것 없고 어려움을 겪더라는 현실의 경험이 있었을 것이다. 그래서 악인들은 하나님을 멸시하고 약한 이들을 짓밟는다.

10편에서 시편 기자가 자신을 가리켜 표현하는 말들을 찾아보자. 《시편》에서 '가난한 자'는 오직 하나님만을 자기의 도움으로 삼은 자를 가리킨다. 이들은 세상에서 악인들을 대적할 힘과 권세를 갖지 못한 이들이다. 악인들로 말미암아 핍박과 괴롭힘을 겪으면서 이들이 할 수 있는 것은 다만 하나님, 가난한 자들을 기억하시고 외로운 자를 붙드시는 여호와께 부르짖고 아뢰는 것이었다. 그가 그렇게 기도하는 것은 여호와 하나님이야말로 영원하도록 왕이시기 때문이다.(10:16) 그리고 왕되신 여호와는 겸손한자의 소원을 들으시며 고아와 압제 당하는 자를 위하여 세상을 심판하시는 분이시기 때문이다.(10:18)

그러므로 '탄식'이라고 표현되지만, 이 말의 기본적인 의미는 자신이 처한 편치 않고 괴로운 상황을 말하는 것이다. 다시 말하되, 하나님 앞에서 자신의 형편과 처지를 아뢰는 것이다. 사람 앞에서 원망하고 불평하며 체념하는 것이 아니라, 하나님 앞에 나와서 토로하고 원망도 하고 자신의 아픔을 아뢰는 것이다. 그런 점에서 《시편》의 탄식은 근본적으로 하나님께 대한 깊은 신뢰에 기초한 것이다. 체념해버리고 포기해버린다면, 탄식하지 않을 것이다. 그러므로 탄식은 찬양이다. 하나님이 계시지 않은 것 같은 현실 속에서 하나님을 찬양하는 것이다. 또한, 하나님만을 의지하며 바라는 이들의 찬양이라는 점에서, 《시편》은 참으로 '가난한 자들의 노래'라고 말할 수 있을 것이다.

하나님과 동행

유명한 《시편》 23편을 읽어보자. 1-4절은 하나님을 향한 시편 기자의 단단한 신앙고백 혹은 신뢰의 고백을 표현하고 있다. 이 가운데서도 쉽지 않은 삶의 흔적을 엿볼 수 있다. 하나님께서는 그로 푸른 초장에 거하게도 하시지만, 때로 사망의 음침한 골짜기를 걷게도 하신다. 하나님을 신뢰하며 경외한다는 것은 하나님께서 우리에게 이 모든 상황을 허락하심을 믿는 것이다. 그리고 그 모든 길에, 그 모든 어두운 길에 하나님 그분이 우리와 함께 걸어가고 있음을 고백한다. 좋은 것을 주신 하나님께서 죽을 것 같은 어두움 속을 걷게도 하시며 함께 걸어가신다는 것을 믿는 것이다.

또한, 하나님을 경외하는 시편 기자에게는 원수가 있다. 원수로 말미암아 고통하고 저주도 하지만, 궁극적으로 원수 갚아주시는 분은 하나님이시다. 그러므로 다른 많은 《시편》에서처럼 23편 역시 하나님께서 원수를 부끄럽게 하시고 원수의 목전에서 자신을 존귀케 하심을 노래하고 찬송한다. 이러한 삶을 통해 시편 기자가 발견한 것은 여호와 하나님의 선하심과 인자하심이었다. 하나님의 선하심, 그리고 하나님께서 나를 한결같이 신실하게 사랑하시고 불쌍히 여기심을 깨닫게 될 때, 우리가 드릴 고백은 하나님의 집에 거하며 부를 찬양일 것이다. 우리의 삶에 슬픔이 있고, 탄식도 있고, 절망도 있고, 희망과 기쁨도 있으되, 사람인 우리가 해야 할 최종적인 일은 하나님께 대한 찬양이다. 이러한 찬양의 최대의 근거는 바로 하나님의 다스리심, 하나님 나라이다. 하나님 앞에서 다만 우리 할 수 있는 모든 힘을 다하여 찬송하자. 여기에는 그 누구도 예외가 없으며, 이스라엘과 비이스라엘의 차이도 없을 것이다. 호흡이 있는 자라면 마땅히 여호와를 찬양해야 할 것이다.

하나님의 왕 되심

시편의 최종 형태의 인식은《시편》처음 두 편의 중요성을 새로이 인식하게 하였다. 종래의 2편은 다윗 왕권 신학에 관한 시편으로 여겨졌으나,《시편》전체의 형태에 대한 연구는 이 시편이 단지 현재의 왕에 대한 관심이 아니라, 새로운 왕에 대한 기대가 담겨 있음을 발견했다. 그런 관점에서 2편을 볼 때, 이 시편이 말하고자 하는 바는 바로 "여호와께서 다스리신다"라는 것이다. 그러므로 2편 11절은 "여호와를 섬기라"고 권면한다. 위에서 본 것처럼 이런 구절은 왕권에 대한 전제가 있다. 왕이신 여호와를 섬기라는 것이다. 그러므로 2편의 주된 관심은 여호와의 통치이다.

이와 연관하여 《시편》에서 제왕시의 중요성에 대해 지적한 바 있다. 제왕시들은 중요한 자리에 놓여 있다. 《시편》 전체의 서론으로서의 2편, 2권의 마지막에 놓인 72편, 3권의 마지막에 놓인 89편이 그것이다. 2편과 72편은 다윗 왕권에 대해 호의적으로 씌어 있다. 그러나 89편은 달라진다.

37절까지 이 《시편》은 다윗 왕가에 대한 긍정적인 진술을 하고 있으나, 38절에서부터는 사정이 달라진다. 시편 기자에게 닥쳐온 현실은 하나님이 그 기름 부은 다윗의 후손을 버리셨다는 것이다. 즉, 이 부분은 다윗 왕국의 실패와 언약의 깨어짐을 표현하고 있다. 1권에서 3권까지를 볼 때 받게 되는 인상은 언약이 회상되었으나, 실패해버렸다는 것이다. 2편에서 다윗에게 주신 언약은 허무한 것이 되어버렸고, 《시편》 처음 세권의 묶음의 결론은 다윗의 후손들의 고통에 찬 외침이었다.(89:46) "여호와여 언제까지니이까" 89편은 그 안에 담긴 탄원을 다윗 언약을 빛나게 하신 야훼 하나님의 실패라는 문제로 이끌어간다. 언제까지니이까? 이 외침과 더불어 《시편》의 첫 세권을 끝맺는다.

그래서 《시편》의 4권과 5권은 89편에서 제기된 문제에 대한 답변을 의도한 것이라고 볼 수 있다. 특히, 4권은 이 《시편》의 최종 형태에서 편집자가 설정한 중심이다. 4권이 확언하여 대답하는 주된 논지는 바로 "야훼께서 다스리신다"라는 것이다. 4권의 주된 모음은 93, 95-99편인데 이것들은 흔히 야훼 즉위시편으로 불리며, 야훼께서 왕이시라는 언급이나 그가 통치하신다는 것을 분명히 선언하는 시편들이다. 《시편》의 최종적인 형태에서 신학적인 심장부가 된 것은 바로 이 즉위《시편》들이다. 달리 말해, 《시편》의 중심이 되는 신학적 주장은 "야훼께서 통치하신다"라는 것이다. 146편부터 등장하는 시편은 《시편》의 최종적인 찬양이라고 할 수 있는데, 그 바로 앞에 있는 145편이 야훼 하나님의 왕되심을 찬양하는 《시편》이라는 점도 우연하지 않을 것이다.

왕이신 나의 하나님이여 내가 주를 높이고 영원히 주의 이름을 송축하리이다.(1)

그들이 주의 나라의 영광을 말하며 주의 업적을 일러서 주의 업적과 주의 나라의 위엄 있는 영광을 인생들에게 알게 하리이다 주의 나라는 영원한 날이니 주의 통치는 대대에 이르리이다.(11-13)

그리고 이러한 하나님의 통치의 본질은 연약한 이들을 세우시며, 그를 경외하는 이를 들으심이다. 여호와께서는 모든 넘어지는 자들을 붙드시며 비굴한 자들을 일으키시는도다.(14)

여호와께서 자기에게 간구하는 모든 자 곧 진실하게 간구하는 모든 자에게 가까이 하시는도다 그는 자기를 경외하는 자들의 소원을 이루시며 또 그들의 부르짖음을 들으사 구원하시리로다.(18-19)

그러므로 실질적으로 《시편》집은 야훼의 왕 되심을 명백하게 선언하는 145편으로 마무리되고 있으며, 146-150편은 하나님께서 왕이심에 대한 최종적인 송영인 셈이다.

이러한 관찰은 의미심장한 역사적 차원을 담고 있다. 《시편》을 최종 편집한 포로 후기 유대인 공동체들은 성전을 상실하고 나라를 상실하고 왕권을 잃어버렸다. 이러한 신학적 위기 시에 그들은 야훼의 왕권을 선포하는 것이다. 이러한 관점에서 볼 때, 시편 2편은 단순히 다윗 왕국에 대한 시편으로 보아서는 안된다. 2편은 야훼 하나님의 다스리심을 전하는 것이며, 여기서 언급된 메시야는 다윗 왕국의 왕들을 가르키는 것만이 아니라, 야훼의 통치를 이루어갈 메시야를 가르킨다고 보아야 할 것이다. 다시 말하면, 단지 새로운 다윗 왕국의 부흥에 대한 기대가 아니라 야훼 하나님께서 친히 다스리시는 세상에 대한 기대를 이 시들이 반영하고 있다는 것이다.

그러므로 2편과 다른 즉위 시편들은 최종 형태 안에 놓인 시편들을 종말론적인 관점으로 바라보게끔 한다. 2편과 다른 시편들이 그 최초의 기록된 시기에 쓰이던 의미가 있을 것이다. 그러나 최종적으로 편집된 《시편》의 구성은 이러한 시편이 다르게 기능하게 되었음을 알리는 것이다. 이들이 더는 제의안에서 과거에 이루어진 것만을 가르키는 것이 아니라, 앞날에 대한 예언이 그 속에 담겨 있음도 보아야 한다. 2편은 역사의 목표에 대한 비전으로 다시 읽혀질 때, 1편에 나오는 토라 신앙을 종말론적인 맥락 속에 놓이게 한다. 종말론적이라는 말은 세상의 끝날이라는 관점을 이야기하는 것이 아니라, 야훼께서 행하실 놀라운 일에 대한 기대의 관점에서 바라본다는 것을 의미한다.

이러한 이해를 전제하면서 야훼 즉위시편들을 살펴보아야 할 것이다. 《시편》 안에는 이스라엘과 열방, 나아가 온 세계를 다스리시는 야훼의 왕권을 노래하는 시들이 있다. 《이사야서》 52장 7절을 보면, 기쁜 소식을 듣고 산을 넘어 시온에 전하는 무리들이 있는데, 그들이 전하는 소식은 바로 "네 하나님이 통치하신다"는 것이며, 이것은 《신약》에서 그리스도에게 적용되었다. "하나님의 나라가 가까웠다."(막1:15)

하나님께 가까이함이 내게 복이라: 시편 73편

하나님께서 천지를 말씀으로 창조하실 때부터 하나님께서는 그 지으신 동물들과 사람에게 복을 주셨다: "하나님이 그들에게 복을 주시며 ... "(창1:22,28) 사람들의 죄로 말미암아 온 땅이 심판을 받은 이후에도 하나님은 새로 시작하는 인류 노아의 가족을 축복하셨다. "하나님이 노아와 그 아들들에게 복을 주시며 ... "(창9:1) 그리고 하나님과 아브라함의 동행은 아브라함을 향한 하나님의 축복의 말씀으로 시작한다: "내가 너로 큰 민족을 이루고 네게 복을 주어 네 이름을 창대하게 하리니 너는 복이 될지라."(창12:2) 이를 보면 여호와 하나님과 더불어 살아가는 삶은 하나님께서 베푸시는 축복의 삶인 것을 알 수 있다. 그러나 여호와께 복 받은 삶은 그리 단순하지 않다. 우리의 삶은 전혀 호락호락하지 않으며, 하나님과 함께 걸어간다는 것도 결코 만만하지 않다. 하나님과 함께 살아가는 삶을 노래하고 찬양하는 《시편》이 무엇이 복된 삶인지를 제시하는 것으로 시작하고 있다는 점은 우연이 아니다. 나아가, 예수의 가르침 역시 어떤 삶이 복된 삶인지에 대한 선언으로 시작하고 있다는 점도 주목할 만하다.

우리는 하나님께 복 받은 인생들이다. 자라나는 우리의 자녀들도 하나님께 복 받은 인생들이다. 그러면 무엇이 복된 삶인가? 대략적으로 《시편》의 한가운데에 위치한 73편은 이러한 복된 삶에 대해 무엇을 알려 주는가?

73편은 한편으로는 탄식시편으로 분류되고, 달리 보면 지혜시편으로 분류되기도 한다. 시편 기자가 처한 곤고한 상황에 대한 탄식이 시편의 배경을 이루고 있다는 점에서 탄식시라고 할 수 있다. 1-12절까지가 악을 행하는 이들에 대한 탄식이라면, 13-16절은 시편 기자 자신에 대한 탄식이라고 할 수 있다. 다른 탄식시들은 시편 기자에게 악을 행하는 이들에 대한 탄식을 다루는 데 비해, 이 시편은 악인들의 일반적인 특징을 다룬다는 점에서 차이가 있다. 이렇게 악인들의 행동과 그들에게 닥칠 결과에 대해 숙고하고 있다는 점이 이 시를 지혜시로 분류하게 하는 근거가 된다.

이 시편에서는 '그러나 나는' 이라는 표현이 네 번 쓰였다. 2, 22, 23, 28 2절에서 거의 쓰러질 뻔한 시편 기자의 혼란스러움이 표현되었고, 22절과 23절에서는 악인의 형통함과 대비된 시편 기자의 처절한 모습, 그럼에도 하나님 앞에 있는 그의 모습이 다루어지며, 마지막 28절에서는 하나님을 가까이함이 가장 좋은 것이었음이 고백된다. '위대한 그러나'라고 할 수 있는 이것이 《시편》의 신앙이며, 나아가 성서의 신앙이다. 본회퍼가 강조했듯이, 그리스도가 우리와 함께 계시지 않는 곳에는 고난이 없다. 그분은 우리와 함께 고난 받으며, 우리와 함께 기도하시며, 우리와 함께 승리하신다.

1절에서 '선'으로 번역된 단어가 마지막 28절에서는 '복'으로 번역되었는데, 히브리말로 '토브'이다. 결국 이 《시편》은 '토브'로 시작해서 '토브'로 끝을 맺는 것이며, 무엇이 좋은 것인지, 무엇이 복인지를 증거하고 있다. 얼핏 보기에 결론은 첫머리와 똑같은 것처럼 보인다. 그러나 그 진행 과정을 고려하면 마음이 정결한 자는 다름 아닌 하나님을 가까이하는 하는 자이며, 그에게 선은 다름 아닌 하나님을 가까이함 자체임을 알 수 있다. 언뜻 위기에 처한 것처럼 보이던 1절 명제가 28절에서 재확인되되, 새롭게 견고하게 되었다고 할 수 있다. 그런 점에서 73편은 "순진한 신앙에 대한 공격이다. 이 시편은 고통스럽게 두 번째의, 모든 것을 다 알면서도 간직한 순진함에 이른다." (W. Bruggemann)

시 편집의 첫 부분을 차지하는 내용은 거의 대부분 시편 기자가 겪는 곤고와 고난을 노래하는 탄식이다. 그리고 시편의 마지막은 150편에서 볼 수 있듯, 하나님을 향한 찬양이다. 이를 보건대 시 편집은 탄식에서 찬양으로 흐름이 전개되고 있다고 할 수 있다. 유념할 것은 탄식 역시 하나님께 대한 찬양이라는 점을 굳게 붙잡는 것이다.

탄식에서 찬양으로 넘어가는 흐름에서 중간에 위치한 73편은 아주 중요한 역할을 한다. 여전히 시편 기자는 극심한 고난 가운데 있지만, 그는 하나님을 가까이 함이야말로 하나님께서 그 백성에게 주신 복인 것을 깨달은 것이다. 도무지 하나님이 함께 계시지 않은 것 같은 현실이지만, 도리어 이 시편 기자는 그 속에서 하나님의 임재를 발견한 것이다. 그런 점에서 브루거만[W. Bruggemann]이라는 구약 학자는 73편을 가리켜 이르기를 해체[disorientation]로부터 새로운 방향 정립[New orientation]으로 나아가게 한다고 하였다.

부재의 현실 속에서 시편 기자는 하나님께서 마침내 그를 이끄실 영광을 사모하고 기대한다. 하나님의 사람들이 겪는 고난은 구약의 인물들이 부딪히는 현실이었다. 잠언과 열왕기, 역대기는 야훼를 경외하는 자는 반드시 잘될 것이며, 그를 떠난 자는 하나님이 꼭 심판하신다는 것을 확고히 전한다. 그러나 이러한 고백을 뒤흔드는 현실들이 있다. 주전 7세기 예언자이던 예레미야에게 있어서도 이는 쉬운 일이 아니었다. 악한 자의 형통은 어찜이며, 자신이 이토록 고난을 당하고 죽음까지 직면하게 되는 까닭은 무엇인지 물을 때에, 하나님의 대답은 "네가 보행자와 함께 달려도 피곤하면 어찌 능히 말과 경주 하겠느냐"였다.(렘12:1-5) 이러한 질문은 에레미야와 비슷한 시기에 살았던 하박국에서도 볼 수 있다.(합1:2-4,13) 그가 깨달은 대답은 "의인은 그 믿음으로 말미암아 살리라"이며,(합2:4) "비록 무화과 나무가 무성치 못하며 포도 나무에 열매가 없으며 감람 나무에 소출이 없으며 밭에 작물이 없으며 우리에 양이 없으며 외양간에 소가 없을지라도 나는 여호와를 인하여 즐거워하며 나의 구원의 하나님을 인하여 즐거워하며 나의 구원의 하나님을 인하여 기뻐하리로다."(합3:17-18) 의인의 고난의 문제는 제2성전기 시절에 가면서 더더욱 부각된다. 특히, 헬레리즘의 물결 속에서 야훼 신앙의 정체성이 흔들리게 되고, 이 신앙을 지키기 위해 핍박을 받는 상황이 생기게 된 것이 의인의 고난 문제가 전면적으로 등장하게 된 배경을 이룬다. 집회서는 의인이 비록 이 땅에서 고난을 받지만, 그 이름이 영원히 남는 것을 강조한다. 그러나 전도서는 의인의 이름과 악인의 이름이 모두 다 잊히고 마는 것을 지적하고 있다. 그런 점에서 전도서는 이 땅에서 야훼를 경외하며 살아가는 삶에 그 중점을 두고 있다. 솔로몬의 지혜서에서는 영생과 내세에 대한 소망이 의인의 고난의 해결책으로 등장하며, 이것은 다니엘서를 비롯한 이 시기 문헌들의 주된 특징이라고 할 수 있다. 《신약성경》은 이러한 부활에 대한 소망과 기대가 그 중심을 이루고 있으며, 《요한계시록》은 그 대표적인 예라고 할 수 있다. 《시편》 73편에서 고백하는 바, 마침내 하나님께서 이끄실 영광은 그러한 부활에 대한 소망을 담고 있다.

지금까지는 김근주 목사의 《구약의 숲》에서 《시편》에 대한 부분만 종합, 발췌한 것이다. 김근주 목사의 첫 책은 《나를 넘어서는 성경읽기》였다. 읽을 때마다 느껴지는 바가 달라 지금까지 세 번을 읽었다. 이 책은 예수 그리스도가 누구이고 어떤 일을 했는지를 파악하는 것은 구약을 성취하신 예수님을 바로 아는 것이며 이는 구약을 꿈꾸고 전파했던 세상이 무엇이었고 어떻게 살 것을 말했는지 충분히 살펴볼 때 가능한 일이라 하면서 기독교 입문자를 위해 알기 쉽게 풀어쓴 구약 개론서이다. 다른 사람들도 꼭 읽어보기를 권하는 책이다.

시편의 저자

가끔 사람들은 일부 표제어들을 《시편》의 저자를 확인할 수 있는 단서로써 해석하기도 한다. 예를 들면 일흔네 개의 표제어에 다윗 이름이 나와 있으니 다윗이 74편의 시편을 지은 것으로 받아들이는 것이다. 그러나 그 시편들 중 다윗이 지은 것도 있겠지만, 이후 다른 사람이 짓고 다윗 이름을 빌린 것도 있을 것이다. 그래서 《시편으로의 초대》의 저자는 "시편을 읽을 때 무엇보다 먼저 그 시편의 고대 목소리가 누구였는지 상상해야 하겠지만, 그렇다고 시인의 정체를 정확하게 알아내는 일에 지나치게 몰두하거나 당신의 특정한 견해가 유일한 것이라고 주장하지도 말아야 한다. 오히려 '시인의 방에 들어가서' '시의 표면 위에서 수상스키를 타며 해변에 있는 저자의 이름을 향해 손을 흔들며' '벌집에 귀를 바짝 갖다 대고' 그저 시인이 누구였는지 상상해보라"고 말하고 있다. 그래도 《시편》의 저자로 가장 많이 알려진 다윗에 대해서만큼은 알고 있어야 한다.

필자는 고등학생 시절부터 왜 다윗은 사울에 비해서 더 큰 죄(간통과 살인)를 지었는데도 하나님에게 귀하게 쓰임을 받았는지에 대하여 항상 의문을 품어왔다. 평상시는 수요일 저녁 집회에 가지 않지만 이번 집회는 다윗에 대해 다룬다고 해서, 그때 그 의문이 풀리지 않을까 하여 빠지지 않고 참석했다. 그 수요 집회에 했던 설교를 듣고 싶다면 '개포동교회' 홈페이지에 들어가서 생명의 말씀→《성경》별 주제별 설교→'다윗, 하나님 마음에 맞는 사람'을 클릭하면 된다. 그 설교를 통하여 어느 정도 의문은 풀린 것 같다.

《다윗: 현실에 뿌리박은 영성》

이 책은 목회자들의 목회자로 알려진 유진 피터슨의 책이다. 그는 이 책에서 이렇게 말한다.

"모름지기 인간은 하나님과 관계를 맺고 있을 때 가장 살아 있다. 어떤 의미에서는, 하나님과 관계를 맺기 전까지 인간은 전혀 살아 있지 않다고도 할 수 있다. 다윗은 하나님과 관계를 맺는다. 인간 다윗으로만 볼 때 그는 별로 대단하지 않다. 성공적인 삶을 사는 법에 대해서는 그로부터 배울 것이 거의 없다. 그는 불행한 아버지였고 신실하지 못한 남편이었다. 또 순전히 역사학적인 관점에서만 본다면, 그는 시적인 재능을 지녔던 미개한 족장이었을 뿐이다. 하지만 다윗이 중요한 것은, 그의 도덕성이나 탁월한 전투 능력 때문이 아니라 바로 하나님과 관계를 맺었던 그의 체험과 그의 증언 때문이다. 그의 전 생애는 하나님과의 대면이었다."

"바로 이 부족함에 대한 의식이야말로 인간을 이해하는 데 중요한 단서를 제공해준다. 인간은 자신에게 무언가 필요하고 무언가 부족한 것이 있다는 사실을 늘 인식한다. 우리는 완전하지 못하다. 우리는 충분히 인간답지 못하다. 누구나 갖고 있는 이러한 미완성 의식은 인간 고유의 독특함에 대해 많은 것을 설명해준다. 그래서 우리는 교육을 더 받거나 돈을 더 벌거나 다른 장소로 가거나 다른 옷을 사거나 새로운 체험을 추구함으로써 우리 자신을 완성시키고자 한다. 그러나 기독교 복음은, 우리의 이러한 모든 불완전함의 중심과 저변과 사면에 바로 하나님이 자리 잡고 계신다고 말해준다. 우리에게는 하나님이 필요하다. 하나님을 향한 갈망, 하나님을 향한 갈증은 인간 안에 있는 가장 강력한 욕구다. 이는 성, 권력, 안정, 명성을 향한 욕구를 전부 합친 것보다도 훨씬 더 강한 욕구다."

"그러나 성경이 들려주는 제일가는 이야기는 다윗 이야기가 아니라 예수님 이야기다. 예수님 이야기는 하나님의 계시에서 회전축 역할을 한다. 다시 말해, 예수님 이야기는 다른 모든 이야기를 그 궤도로 끌어들여 그 중심이 되며, 그 이야기들에 전체적인 일관성을 부여한다."

"이 이야기 읽기와 관련하여 놀라운 점은, 수 세기에 걸쳐 그리스도인들은 대개 이 이야기에 나오는 신적인 요소보다는 인간적인 요소를 있는 그대로 받아들이는데 더 어려움을 겪었다는 사실이다."

"복음서 기자들이 그 일을 눈에 띄지 않게 그러나 대단히 효과적으로 해내는 방법 중 하나는 예수님을 계속해서 '다윗의 자손'으로 소개하는 것이다. 이 칭호는 별 뜻 없는 족보 언급이 아니라 중요한 신학적 진술, 즉 하나님에 관한 진술이다. 다윗 이야기는 예수님 이야기를 예기한다. 예수님 이야기는 다윗 이야기를 전제한다. 다윗, 왜 하필 다윗인가? 대답이 될 만한 여러 이유 중 가장 두드러진 것은 바로 다윗의 현세성이다. 그는 두드러질 정도로 너무나 인간적이다. 싸우고 기도하고 사랑하며 죄를 짓는 다윗, 야만적인 철기시대 문화의 도덕과 관습의 제한을 받는 다윗, 여덟 명의 아내를 둔 다윗, 분노하는 다윗, 마음씨 좋은 다윗, 춤추는 다윗 등 하나님이 우리 삶 속에 구원과 거룩을 가져 오시는 일에 사용할 수 없거나 사용하시지 않는 것은 아무것도, 절대적으로 아무것도 없다. 우리가 예수님 이야기로부터 최대의 유익을 얻어 내려면, 먼저 다윗 이야기 속에 우리의 상상력이 흠뻑 젖어들게 해야 할 것이다."

"다윗 이야기는 진정 정열로 들끓는 이야기다. 바로 현세를 사는 영성이 그의 삶의 특징이며 그러한 정열의 이유다."

유진 피터슨 목사는 수요 집회가 계속되는 도중에 하나님의 부르심을 받고 2018년 10월 22일 85세를 일기로 소천하셨다.

믿음으로 위기를 극복한 성왕 다윗

교회법의 권위자인 정진석 추기경이 쓴 책이다. 추기경은 이 책에서 사울에 대한 이야기와 함께 일반 사람들은 크게 주목하지 않는 내용들에 대해 자세히 알려주고 있다. 예를 들면 이와 같은 것이다.

* 의문점: 《성경》에 보면 골리앗을 죽인 사람이 다윗이라고 기록된 곳도 있고(1사무17장) 엘하난이라고 기록된 곳도 있습니다.(2사무21,19) 그리고 엘하난이 골리앗의 아우를 죽였다고 기록된 곳도 있습

니다.(1역대 20,5) 그래서 엘하난은 다윗의 어렸을 때 본 이름이고, 다윗은 임금으로서의 이름이라고 설명하는 사람도 있습니다. 그러나 이러한 의견은 설득력이 부족합니다. 다윗이라는 히브리어는 '특별한 총애를 받은 사람'이라는 뜻입니다.

* 다윗은 이미 이즈리엘 성읍 출신인 아히노암을 아내로 맞았습니다. 그런데 이제 카르멜 성읍 출신인 아비가일과도 결혼함으로써 아내가 두 명이 되었습니다. 사울이 자기 딸 미칼을 다윗에게 주었었지만, 다윗이 가족들을 버리고 망명한 후 사울은 다윗의 아내인 자기 딸 미칼을 갈림 성읍 출신 팔티엘에게 아내로 넘겨주었기 때문에, 다윗에게는 아내가 셋이 아니라 둘이 된 것입니다.

* 사울 임금의 아들들: 성경에는 여러 곳에서 사울 임금의 아들에 관한 내용이 약간씩 다르게 언급되어 있습니다.

첫째: 사울 임금의 아들이 세 명이고, 딸이 두 명으로 기록되어 있습니다.

"사울의 아들은 요나탄과 이스위와 말키수아였다. 딸도 둘 있었는데, 큰 딸의 이름은 메랍이고, 작은 딸의 이름은 미칼이었다. 사울의 아내 이름은 아히미아츠의 딸 아히노암이었다."(1사무 14, 49-50)

둘째: 사울 임금은 세 명의 아들들과 함께 전사한 것으로 기록되어 있습니다. "필리스타인들은 사울과 그의 아들들인 요나탄과 아비나답과 말키수아를 쳐 죽였다."(1사무31,2)

셋째: 사울 집안의 족보에는 사울 임금의 아들이 네 명으로 기록되어 있습니다. 사울은 요나탄, 말키수아, 아비나답, 에스바알을 낳았다.(1역대 9,39) 사울의 아내는 아히노암 외에 다른 여자가 또 있었고, 그 둘째

아내가 낳은 아들이 아비나답이라고 설명하는 학자도 있습니다.

넷째: 사울의 또 다른 후궁 리츠파는 두 아들, 즉 아르모나와 므피보셋을 낳았다고 기록되어 있습니다.(2사무 21,8)

요컨대 성경 구절들을 보면서 사울의 아들 중 요나탄과 말키수아는 여러 번 거명되고 있는 반면에 아비나답은 두 번 언급되었고, 이스위와 에스바알은 한번 만 언급되어 있습니다. 그리고 이스보셋은 사울의 왕위를 계승한 아들로 사무엘 하권 2장에서 4장까지에만 기록되어 있습니다.

* 학자들의 의견: 이스위와 에스바알과 이스보셋은 동일 인물이라고 설명하는 학자들도 있습니다. 히브리어 '이스'와 '에스'는 사람이란 뜻입니다. 히브리어 《성경》을 그리스어로 번역한 칠십인역 《성경》에 보면 이스위가 에스우로 바뀌어 있습니다. 번역자들이 이스위를 이스이우 즉 예시우로 읽은 결과라고 합니다. 이스이우는 주님의 사람이란 뜻이고, 에스바알은 바알의 사람이란 뜻입니다. 한편 바알은 주인을 뜻하는 말인데 가나인들의 우상의 이름이기도 합니다. 그래서 이스라엘인들을 바알 이라는 발음을 기피하였습니다. 그 대신에 우상에게 붙여주는 수치(히브어로는 보셋)로 바꾸어 부르기도 했습니다. 그러니까 에스바알(바알의 사람)은 이스 보셋(수치의 사람)과 같은 인물이라는 것입니다. 따라서 이스위와 에스바알과 이스보셋은 바알의 사람을 뜻하며 결국 동일인의 여러 가지 이름이고, 바로 이 사람이 사울의 왕위를 계승한 넷째 아들이라는 것입니다.

* 한편 다윗은 아브네르와의 밀약을 숨기려고 이스 보셋에게 사절을 보냈습니다. 그 사절은 다윗의 말대로 "나의 아내 미칼을 돌려주시오. 나는 필리스티아인들의 포피 100개를 사울에게 바치고 그 여자를 아내로 얻

었소" 하고 전했습니다. 마음이 여린 이스 보셋은 다윗의 정당한 요구를 거절할 수가 없었습니다. 그래서 사람을 보내어 미갈을 그의 남편, 팔티엘에게서 강제로 데려왔습니다. 그의 남편은 울면서 바후림까지 미갈을 뒤따라왔으나, 아브네르가 윽박질러 그를 돌아가게 하였습니다. 다윗은 미갈을 되돌려 받음으로써 사울의 사위 자리를 확보한 것입니다. 다윗은 사울의 왕위 상속권자로서의 자격을 완벽하게 구비한 셈이 됩니다. 마침내 아무도 맞설 수 없는 다윗의 위세를 전국에 떨쳤습니다.

* 다윗은 이미 유다지파 원로들에 의하여 그들의 임금으로 기름 부음을 받았습니다. 그리고 이제 다시 이스라엘의 원로들에 의하여 그들의 임금으로 기름 부음을 받은 것입니다. 그러나 이로써 두 개의 왕국이 하나의 왕국으로 통합된 것이 아니고, 한 명의 임금이 두 나라를 다스리는 것으로 인식되었습니다. 그렇기 때문에 솔로몬이 죽은 다음 BC931년에 북쪽 이스라엘 왕국과 남쪽 유다 왕국으로 쉽게 갈라지게 된 것입니다.

* 임금의 재판: 제2심 판결

다윗의 통치 제도 중에 두드러진 것은 임금의 재판 제도입니다. 그때까지는 각 지파의 족장이나 각 가정의 가장들이 재판하였습니다. 그래서 그 판결이 공정하지 못한 경우가 흔하였고, 특히 가난하고 힘없는 소외계층은 불공정한 판결에 눈물지어야 했습니다. 다윗은 이러한 악폐를 없애려고, 지방 재판의 판결에 불만이 있는 때에는 누구든지 임금에게 상소하여 재판을 받을 수 있도록 하였습니다. 각 지방의 유력자는 그 때문에 자기들의 권위가 떨어졌다고 불만을 품었습니다. 그런 불만 때문에 장차 압살롬의 반란이 가능했다고 볼 수도 있습니다.

* 다윗을 비웃은 미칼

그래서 다윗이 자기 왕궁 안의 여인들을 축복하러 들어 왔을 때 사울의 딸 미칼이 다윗을 맞이하였습니다. 그러면서 "오늘 이스라엘의 임금님이 건달패가 알몸을 드러내듯이, 자기 신하들의 여종들이 보는 앞에서 벗고 나서니, 그 모습이 참 볼 만하더군요! 얼마나 스스로를 영광스럽게 하셨습니까?" 하고 경멸하는 말투로 비꼬았습니다. 다윗이 미칼에게 "주님께서는 당신 아버지와 그 집안 대신 나를 뽑으시고, 나를 주님의 백성 이스라엘의 영도자로 세우셨소. 바로 그 주님 앞에서 내가 흥겨워한 것이오. 나는 이보다 더 자신을 낮추고, 내가 보기에도 천하게 될 것이오. 그러나 당신이 말하는 저 여종들에게는 존경을 받게 될 것이오" 하고 대꾸하였습니다. 사울의 딸 미칼은 다윗이 계약 궤 앞에서 행한 경신례를 비웃은 탓에 주님께 벌을 받았거나 또는 끝끝내 다윗의 사랑을 못 받고 임신하지 못하여 다윗의 후계자를 낳는 기쁨을 맛보지 못하였습니다. 그 결과 사울의 혈통이 다윗을 통하여 이어지지 못하였습니다.

위 두 사람의 책 내용 곳곳에는 다윗이 썼다고 짐작되는 《시편》들이 적잖게 인용되어 있다. 이렇게 저자의 상황과 《시편》을 연결시켜 외우면 《시편》의 뜻을 파악하고 묵상하는 데에도 도움이 많이 된다.

한의사 황인태의

시편을 외우면 치매가 예방된다

초판 1쇄 인쇄 2019년 12월 16일
초판 1쇄 발행 2019년 12월 24일

지은이 황인태

펴낸이 신민식
펴낸곳 가디언
출판등록 제2010-000113호
주소 서울시 마포구 토정로 222 한국출판콘텐츠센터 306호
전화 02-332-4103
팩스 02-332-4111
이메일 gadian7@naver.com
홈페이지 www.sirubooks.com

인쇄·제본 현문자현
종이 월드페이퍼(주)

ISBN 978-89-98480-08-0 (13510)

이 도서의 국립중앙도서관 출판예정도서목록(CIP)은 서지정보유통지원시스템 홈페이지(http://seoji.nl.go.kr)와 국가자료종합목록 구축시스템(http://kolis-net.nl.go.kr)에서 이용하실 수 있습니다. (CIP제어번호 : CIP2019051190)